GUISEZ

La Pratique
Oto=Rhino=Laryngologique

— Maladies —
du Larynx
et du Pharynx

2e Édition   *176 Figures*

PARIS — J.-B. BAILLIÈRE ET FILS — 1913

La Pratique Oto-Rhino-Laryngologique

MALADIES

DU LARYNX

ET DU PHARYNX

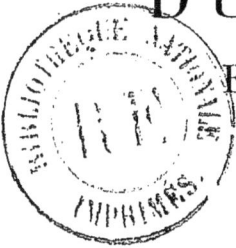

2812. — Corbeil. Imprimerie CRÉTÉ.

La Pratique Oto-Rhino-Laryngologique

MALADIES

DU LARYNX

ET DU PHARYNX

PAR

Le Docteur J. GUISEZ

ANCIEN INTERNE DES HOPITAUX DE PARIS

CHEF DES TRAVAUX D'OTO-RHINO-LARYNGOLOGIE A LA CLINIQUE CHIRURGICALE

DE L'HOTEL-DIEU DE PARIS

Deuxième édition entièrement refondue

Avec 176 figures dans le texte

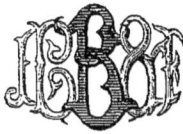

PARIS

LIBRAIRIE J.-B. BAILLIÈRE ET FILS

19, RUE HAUTEFEUILLE, 19

1913

MALADIES
DU LARYNX
ET DU PHARYNX

I. — NASO-PHARYNX

ANATOMIE DU NASO-PHARYNX

Longtemps confondu avec le *pharynx buccal*, le *naso-pharynx*, appelé communément *cavum*, par sa pathologie et par son développement, présente des caractères qui lui sont propres.

Il mérite plutôt d'être décrit comme une véritable *annexe des fosses nasales*, dont il n'est pour ainsi dire que le prolongement en arrière.

On le compare volontiers à une sorte de conduit aplati et recourbé à concavité antérieure, dont une des ouvertures communique avec les fosses nasales, et dont l'autre s'ouvre librement dans le pharynx buccal.

Schématiquement, on lui reconnaît une paroi supérieure ou voûte, une paroi postérieure, une paroi antérieure très courte, deux parois latérales.

La *paroi supérieure* est formée par l'apophyse basilaire de l'occipital et le corps du sphénoïde renfermant dans son épaisseur la portion inférieure du sinus sphénoïdal. L'ostium de ce sinus est, peut-on dire, à la limite des deux régions, mais il est plutôt placé à la voûte des fosses nasales.

Le vomer, s'unissant à la partie tout antérieure de cette paroi, divise en deux la portion antérieure du cavum ; c'est la continuation de la séparation des deux fosses nasales.

La *paroi postérieure* est le prolongement de la paroi postérieure du pharynx ; elle est formée par la face antérieure des deux premières vertèbres cervicales, atlas et axis. Revêtue d'une fibreuse épaisse, elle présente dans sa portion toute supérieure l'*amygdale de Luschka* ou troisième amygdale, et elle *centralise presque toute la pathologie naso-pharyngienne*.

La paroi postérieure, en s'unissant à angle obtus avec la paroi supérieure, laisse souvent en ce point un recessus qu'il importe de connaître dans les interventions sur cette région.

La *paroi antérieure*, très réduite, est formée uniquement par la face postérieure du voile du palais.

Les *parois latérales*, droite et gauche, présentent les *orifices des deux trompes d'Eustache* qui viennent déboucher au fond de deux véritables entonnoirs cartilagineux : les *pavillons tubaires* ; ils laissent au-devant d'eux une gouttière : la *gouttière naso-pharyngienne*. Leur bord postérieur, plus saillant, limite une véritable cavité, dans laquelle on s'égare souvent dans la recherche de l'orifice tubaire, dans le cathétérisme : c'est *la fossette de Rosenmuller*.

L'*orifice antérieur et supérieur*, divisé en deux par le bord postérieur du vomer, s'ouvre dans les *choanes*.

L'*orifice inférieur*, qui s'ouvre dans le pharynx buccal, ne se ferme qu'au moment de la déglutition par relèvement du voile et accolement avec la paroi postérieure.

De par ces rapports, on comprend toute l'importance qu'acquiert le cavum en pathologie : *véritable carrefour* de la bouche, du pharynx et des fosses nasales, ses affections retentissent sur les cavités nasales, et réciproquement. Parties de là, et suivant une marche descendante, les infections peuvent gagner le tube digestif et les voies respiratoires ; par la trompe d'Eustache, elles peuvent remonter vers les oreilles.

A cause du voisinage de l'ostium sphénoïdal, l'examen de cette région présente encore un intérêt tout particulier, car les sécrétions issues de cette cavité vont baigner la muqueuse de la paroi postérieure et leur présence constitue un élément diagnostic de la sinusite sphénoïdale.

Aussi convient-il d'assigner au cavum une autonomie propre, et d'étudier avec soin son exploration, sa thérapeutique et sa pathologie.

EXAMEN DU NASO-PHARYNX

Exploration par la vue.

Le rhino-pharynx est accessible surtout par la voie buccale, c'est par la bouche, par l'ouverture située entre le bord inférieur du voile et la base de la langue, que l'on peut y pénétrer.

Accessoirement, on peut l'explorer par les fosses nasales dans certains cas de largeur exagérée de ces cavités, d'atrophie des cornets (ozène), ou à l'aide de certains subterfuges (cocaïnisation, adrénalisation).

RHINOSCOPIE POSTÉRIEURE. — Elle permet, à l'aide du miroir, d'examiner complètement le cavum. Nous ne reviendrons pas ici sur sa technique toute spéciale (1). Nous insisterons simplement sur la nécessité de cocaïner bien à fond, non seulement le voile, mais aussi la base de la langue, source des réflexes nauséeux.

Le miroir devant être placé entre le voile et la paroi postérieure du pharynx sera toujours très petit. Il ne donnera donc qu'une image partielle du cavum, aussi convient-il de le déplacer ou de l'incliner dans différentes positions pour explorer la totalité de cette cavité.

Nous avons déjà vu, à propos de l'examen des fosses

(1) GUISEZ, Maladies des Fosses nasales et des sinus, 2º édition, p. 34.

nasales, comment le miroir devait être placé pour obtenir
l'image des choanes, en le tenant à quelque distance de
la ligne médiane.

Si on l'incline de côté, on voit les orifices des trompes
avec les fossettes de Rosenmuller.

Pour apercevoir la voûte, il est nécessaire, le miroir
étant placé sur la ligne médiane, de relever le manche
de façon que la surface réfléchissante se rapproche de
l'horizontale. On aperçoit alors une saillie mamelonnée,
lisse, développée, surtout chez l'enfant : c'est l'amygdale
de Luschka (Voy. fig. 8). Cette exploration au miroir nous
montre également si des sécrétions anormales sortent du
sinus sphénoïdal et donnent un élément précieux pour
établir le diagnostic de sinusite de cette cavité.

Lorsqu'un examen minutieux doit être fait, l'appli-

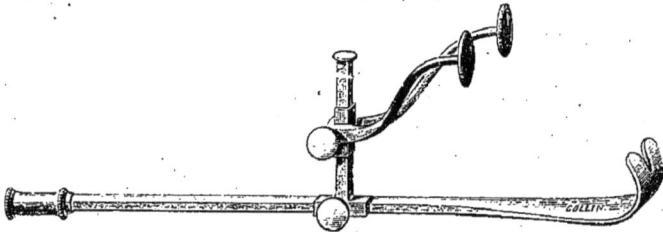

Fig. 1. — Releveur du voile du Dr Moritz-Schmidt.

cation du releveur du voile, en particulier celui de Moritz-
Schmidt (fig. 1), rend les plus grands services.

Il est actuellement possible, grâce au pharyngoscope
de Hays, d'obtenir une vision immédiate et directe du
cavum (Voy. fig. 27, tome I).

RHINOSCOPIE ANTÉRIEURE. — Elle permet d'explorer la paroi postérieure du pharynx nasal dans une
étendue plus ou moins grande, généralement dans sa partie
moyenne ou, en se portant un peu latéralement, les gouttières naso-pharyngées et quelquefois les orifices des

trompes. Elle se pratique en suivant les mêmes règles, dans la même position que pour l'examen des fosses nasales.

Devant aller explorer le cavum à travers les fosses nasales, on conçoit que les renseignéments qu'elle fournit seront purement contingents, négatifs lorsqu'il y a hyper-

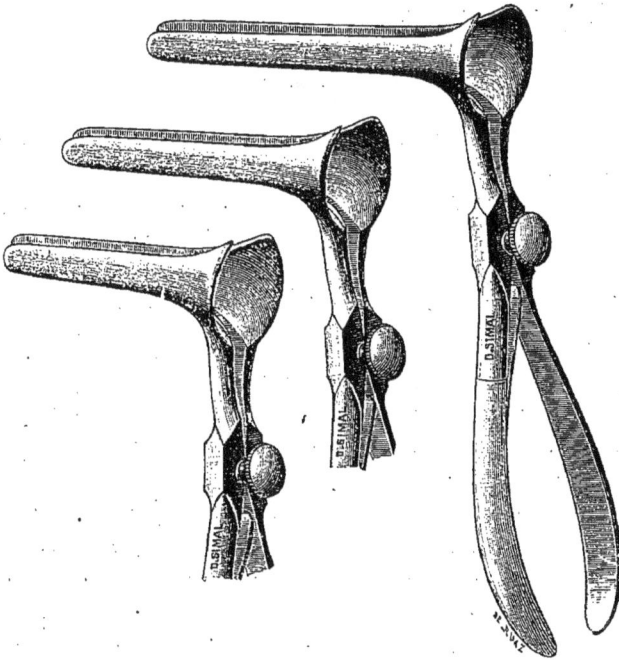

Fig. 2. — Spéculums du Dʳ Killian.

trophie des cornets, épaississement, ou déviation de la cloison. Elle ne donne de résultats positifs que lorsque les fosses nasales sont larges ou que les cornets sont atrophiés (ozène).

La cocaïne ayant pour effet de rétracter la pituitaire, on peut provoquer momentanément son atrophie, et explorer le cavum, en appliquant sur sa surface une

solution à 1/20. Cette rétraction est encore plus marquée
si on joint à la solution quelques gouttes d'une solution
d'adrénaline à 1/1000.

Le spéculum ordinaire de Duplay suffit en général pour
cette exploration. Dans certains cas d'hypertrophie, le
spéculum à longues valves de Killian, refoulant les parties
molles, permet d'arriver directement pour ainsi dire sur la
partie à explorer (fig. 2).

Exploration par le toucher.

TOUCHER RÉTRO-PHARYNGIEN. — Il complète
les données de la rhinoscopie.

Il est d'autant plus indiqué que la rhinoscopie est particulièrement difficile, impossible même, chez certains
sujets nerveux ou chez l'enfant.

Il se pratique suivant les règles et la technique que nous
avons données dans notre premier volume, page 37.

Nous insisterons simplement à nouveau *sur la douceur
avec laquelle il convient de procéder* dans cette exploration,
et nous répéterons : qu'un toucher naso-pharyngien bien
fait ne doit jamais faire mal.

Il permet en outre, et bien mieux que la vue dans le
miroir, de se rendre un compte exact de la forme des
pavillons tubaires, de la profondeur des fossettes, et du
volume des néoformations. Le doigt qui explore doit
remonter le long de la paroi postérieure, tâter la glande
de Luschka, se rendre compte de l'existence ou non de
végétations, de tumeurs dans le cavum.

TOUCHER AU STYLET. — Le toucher peut se pratiquer également par l'intermédiaire du stylet, et il existe
un stylet pharyngien, analogue au stylet nasal (fig. 3).

Les stylets pharyngiens ont une forme variable, mais tous
présentent une double courbure, une aussitôt le manche,
pour ne point gêner la vision, comme tous les instruments

destinés à être maniés dans la bouche, et une autre destinée à contourner le voile du palais, car ils doivent toucher plus haut que celui-ci.

L'examen au stylet se pratique de la façon suivante : On commence par appliquer le releveur du voile, puis, tenant le miroir de la main gauche, et abaissant avec lui

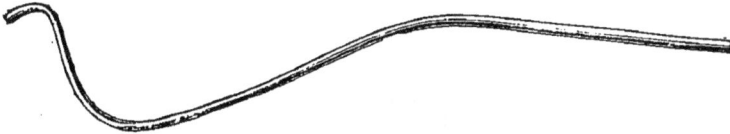

Fig. 3. — Stylet pharyngien.

la base de la langue (ce qui est plus simple que de confier l'abaisse-langue à un aide), avec le stylet promené de la main droite, on peut toucher les tumeurs, reconnaître des points dénudés, etc.

L'exploration au stylet demande une assez grande habitude. Il est assez difficile de se diriger en regardant dans le miroir, l'image étant figurée au delà du plan du miroir et inclinée par rapport à ce qu'elle représente.

Néanmoins, elle doit toujours être faite et elle donne des renseignements très précieux.

Les indications des différents modes d'examen dépendront essentiellement de l'âge du sujet.

Chez l'enfant, la *rhinoscopie postérieure* étant impossible, faites d'emblée le toucher ; facilement, le doigt explore rapidement le cavum en ses moindres recoins et renseigne très bien sur les anomalies de cette région, végétations adénoïdes, etc.

Chez l'adulte, pratiquer avec patience la *rhinoscopie postérieure* ; le toucher doit être exceptionnel.

THÉRAPEUTIQUE GÉNÉRALE

Nettoyage et asepsie du rhino-pharynx.

Tout ce qui agit dans la fosse nasale : l'irrigation, la

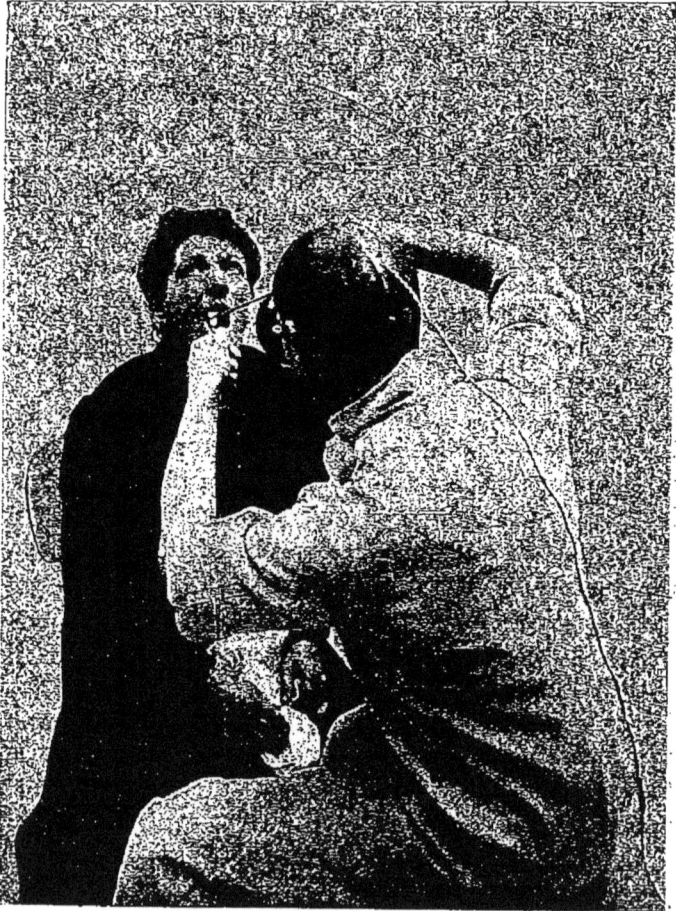

Fig. 4. — Pansement rhino-pharyngien.

douche de Weber, le bain nasal, nettoie également le

rhino-pharynx et a sur lui une action thérapeutique.

Mais il ne faut pas oublier que dans le cavum existent très souvent des concrétions, des mucosités que le malade expulse plus difficilement que dans les fosses nasales, où le courant d'air a toujours beaucoup plus de force. Aussi, dans un grand nombre de cas, convient-il d'agir localement et énergiquement.

Deux moyens sont à notre disposition :

1º Nettoyage avec le porte-coton, pratiqué par le médecin ;

2º Le bain rétro-nasal ou la douche rétro-nasale à l'usage du malade.

NETTOYAGE AVEC LE PORTE-COTON. — Le porte-coton pharyngien doit être recourbé de façon analogue au stylet nasal, présenter un large manche bien en main et une extrémité plus fine, mousse, avec des dents pour retenir le coton (fig. 5).

Il faut le garnir en enroulant le coton et en le fixant solidement, pour qu'il ne se relâche pas.

Le tenant de la main droite, tandis que la gauche maintient la langue, on le glisse derrière le voile du palais, on le passe dans tous les coins du cavum, abaissant le manche pour fouiller jusqu'à la voûte (Voy. fig. 4).

Fig. 5. — Porte-coton pour le pharynx.

Le porte-coton ramène ainsi les sécrétions et nettoie très bien le pharynx.

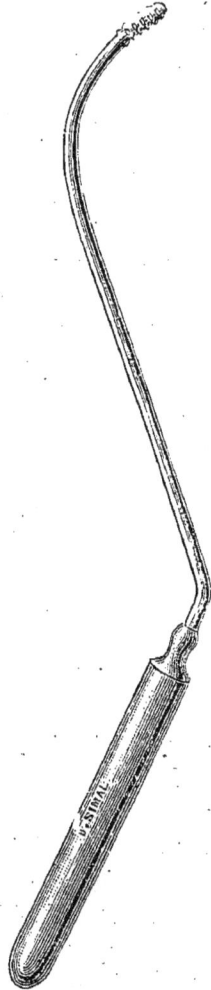

BAIN RÉTRO-NASAL. — Il constitue en réalité une variété de gargarisme qui est pratiqué très aisément par le malade. On lui ordonne de mettre une certaine quantité de liquide dans la gorge, et de pencher la tête en arrière, en lui recommandant de ne faire aucune contraction : dans cette position, le voile du palais pend inerte et le liquide passe dans le cavum. Il se pratique, comme le bain nasal, avec des solutions alcalines tièdes (borate de soude à 1/20, carbonate de soude, 1/40) et constitue un moyen de nettoyage très doux, mais peu énergique, agissant surtout comme dissolvant.

DOUCHE RÉTRO-NASALE. — Bien plus active est la douche *rétro-nasale.* Elle permet d'irriguer et de nettoyer sous pression toute l'arrière-cavité des fosses nasales. Elle peut être pratiquée par le médecin ou par le malade. Celui-ci, tenant la tête penchée au-dessus de sa cuvette, introduit la canule en arrière du voile et fait passer de la sorte un demi-litre ou un litre de solution.

Application des médicaments.

Les médicaments peuvent être portés dans le pharynx, en dissolution dans des liquides, sous forme de *bain nasal,* de *pulvérisation.*

BAIN RÉTRO-NASAL. — C'est un bon mode d'administration ; il laisse longtemps le liquide en contact avec le pharynx et lui permet d'agir. Il est indiqué dans un but de *sédation* ou comme *modificateur.*

PULVÉRISATIONS. — Les pulvérisations de solutions aqueuses ou huileuses sont généralement peu employées dans le pharynx. Elles donnent peu de résultats.

PANSEMENTS DANS LE CAVUM. — Ils constituent, en somme, le mode d'application des médicaments le plus usité.

Ils s'effectuent en trempant dans la solution médicamenteuse l'extrémité garnie d'ouate du porte-coton pharyngien; puis, le portant derrière le voile, et maintenant la langue de la main gauche, avec l'abaisse-langue, on badigeonne tout le cavum. Point n'est besoin de se servir du miroir.

Pour que ce pansement soit toléré, il doit être très rapide, ne durer que quelques secondes, pendant lesquelles le médecin doit se rendre compte qu'il a agi vers la voûte ou la paroi postérieure, suivant le point qu'il désire soigner (fig. 4).

Ce qu'il faut éviter. — C'est de retirer trop vivement le porte-coton, au moment de la sortie de la gorge : on peut de la sorte blesser le voile. C'est également de donner à l'instrument une courbure trop marquée, mais il convient de l'adapter à la région que l'on doit toucher.

OPÉRATIONS QUI SE PRATIQUENT SUR LE PHARYNX NASAL

Anesthésie.

Tout comme dans la chirurgie endonasale, l'anesthésie peut être locale ou générale.

ANESTHÉSIE LOCALE. — Elle se fait également avec une solution de cocaïne à 1/20 ou 1/10.

On peut porter la cocaïne dans le cavum en passant par les fosses nasales, en se servant d'abord du pulvérisateur nasal muni d'une longue canule droite, ensuite on l'applique localement à l'aide de longs porte-cotons glissés le long du plancher de la fosse nasale et introduits jusqu'à la paroi postérieure du cavum.

On complète cette anesthésie par des pulvérisations faites par la bouche, en arrière du voile, et des badigeonnages à l'aide du porte-coton recourbé.

Il convient de répéter ces applications plusieurs fois,

et d'attendre au moins dix minutes avant de commencer l'opération, car l'anesthésie est toujours longue à obtenir. Elle est même difficilement complète, n'atteint pas les couches profondes, si bien que, dans les interventions sur le cavum, les malades ressentent toujours malgré la cocaïnisation des douleurs plus ou moins vives dans la région de la nuque ou de l'occiput.

ANESTHÉSIE GÉNÉRALE. — Pour toutes ces raisons, l'anesthésie générale est souvent nécessaire. Elle est indispensable chez les jeunes enfants.

On peut s'adresser aux anesthésiques à *action courte* (*chloréthyle*), pour les opérations de peu de durée, qui peuvent s'administrer dans la position assise.

Si l'on est obligé de recourir au chloroforme, la position de Rose, tête déclive, est nécessaire pour éviter la chute du sang dans les voies aériennes.

Voie opératoire.

VOIE BUCCALE. — Elle est aujourd'hui la seule employée et la plus pratique pour intervenir sur le cavum.

a) Elle peut être employée *à l'aveugle*, en maniant les instruments au juger, derrière le voile du palais qui empêche la vision directe dans cette région élevée. On s'est rendu compte du reste au préalable, soit par le miroir, soit par le toucher, de ce qu'il convenait d'opérer; on va en réalité presque à coup sûr, véritablement guidé par le toucher à l'aide des instruments et c'est du reste la seule méthode applicable aux JEUNES ENFANTS.

b) Sous *le contrôle du miroir*, on a théoriquement bien plus de précision opératoire. Malheureusement, l'hémorragie qui se produit rapidement masque bientôt le champ et rend toute vision impossible. L'usage de l'adrénaline n'est point ici à conseiller, à cause des hémorragies secondaires possibles, dans une région où il est difficile de tamponner.

Pansements. Hémostase.

Lorsque l'on opère dans le cavum, la règle générale est que l'*hémorragie immédiate* est très abondante, mais elle est toujours très courte et elle cesse rapidement. On ordonne simplement au malade de se moucher, ou on souffle dans les fosses nasales avec la poire de Politzer, pour chasser les caillots qui encombrent l'arrière-nez et qui entretiennent l'hémorragie. L'hémorragie est considérée comme terminée lorsque, en examinant avec l'abaisse-langue, on ne voit plus aucun filet de sang sur la paroi postérieure du pharynx.

Ultérieurement, on conseille au malade le repos, la diète, et on lui fait avaler des bouts de glace pour éviter toute nouvelle perte de sang.

Lorsque l'hémorragie persiste et devient inquiétante, il faut recourir aux moyens d'hémostase ordinaires ; *tamponnement dans le cavum*, tamponnement postérieur des fosses nasales avec fil passant par les narines, fait à l'aide de gaze à la ferripyrine, remplissant exactement la totalité du cavum. On laisse ce pansement le plus longtemps possible, mais rarement plus de quarante-huit heures, et il est bien exceptionnel que l'on soit obligé de le remplacer.

Ce tamponnement est du reste rarement nécessaire, l'hémorragie étant exceptionnelle. Il est très mal toléré par les malades, et souvent difficile à appliquer.

Les *hémorragies secondaires* sont dues au saignement des restes de tumeurs opérées incomplètement. Elles peuvent survenir dans les premiers jours après l'opération ; le meilleur traitement consiste à enlever ces reliquats au plus tôt.

Ce qu'il faut éviter. — Il faut éviter d'opérer des hémophiles ou durant une phase inflammatoire aiguë ; en poussée d'adénoïdite, par exemple. Il convient aussi d'enlever le plus complètement possible les tumeurs, les débris qui flottent encore adhérents, et qui sont souvent l'origine des hémorragies post-opératoires.

MALADIES DU NASO-PHARYNX

Nous devons étudier dans le rhino-pharynx des affections qui lui sont *propres* ou qui, *venues des cavités voisines*, s'y greffent secondairement ou même s'y cantonnent définitivement.

C'est l'inflammation aiguë ou chronique de la muqueuse, et en particulier du tissu adénoïde (*adénoïdite aiguë ou chronique*).

La dégénérescence et l'hypertrophie de ce tissu donnent naissance aux *végétations adénoïdes* qui occupent maintenant une si grande place dans la pathologie infantile.

Des *abcès* peuvent soulever la muqueuse ; ayant pour origine le tissu adénoïde, ou venant des organes voisins, abcès chauds et froids, mais qui s'étendent toujours également au pharynx buccal. Leur étude doit être reportée à celle des abcès du pharynx, où, dans un chapitre d'ensemble, nous étudierons *les abcès rétro-pharyngiens*.

La tuberculose, la syphilis peuvent s'y localiser ; nous verrons les symptômes qui sont propres à leur siège dans le cavum.

Enfin cette cavité peut être le siège de tumeurs toutes particulières que nous décrirons en détail : *les polypes naso-pharyngiens*.

CATARRHE AIGU DU NASO-PHARYNX
ADÉNOIDITE AIGUË

Longtemps méconnue ou confondue dans la pathologie générale du pharynx parmi le groupe des banales angines, ou prise pour un coryza aigu, l'inflammation aiguë du naso-pharynx présente des caractères propres et des conséquences qui méritent d'arrêter l'attention du médecin praticïen.

La dénomination d'*adénoïdite aiguë* semble devoir être définitivement adoptée pour désigner cette affection : car elle a comme localisation de prédilection le tissu adénoïde du rhino-pharynx.

L'adénoïdite joue un rôle tel dans les affections de l'enfant qu'il est indispensable de nous y arrêter avec soin.

Étiologie. Pathogénie.—Étant donnée cette origine, on conçoit très bien que cette affection est surtout fréquente chez l'enfant.

1º Chez l'enfant. — Il faut bien se mettre cette notion dans la tête qu'il n'est point nécessaire, pour qu'il y ait adénoïdite, qu'il y ait auparavant hypertrophie du tissu lymphoïde sur laquelle l'inflammation va se porter. Autrement dit, l'adénoïdite n'est pas toujours greffée sur la glande de Luschka hypertrophiée.

Tout ce que l'on peut avancer, c'est qu'elle est plus fréquente et qu'elle donne lieu à des signes plus marqués lorsqu'elle se développe sur les végétations adénoïdes.

Elle est quelquefois *primitive* ; d'autres fois, elle est *secondaire* à un coryza aigu, c'est le rhume qui, dans sa marche descendante, s'arrête dans le cavum, avant de passer dans le pharynx.

Il est, en réalité, toujours assez difficile, en pareil cas, de dire où a commencé exactement l'affection, mais la glande de Luschka, située au carrefour des voies respiratoires et digestives, doit être atteinte très souvent primitivement, précédant le coryza, la laryngite aiguë.

2º Chez l'adulte. — Elle est toujours secondaire à un coryza, ou symptomatique quelquefois d'une affection viscérale, d'un catarrhe des régions voisines.

Symptomatologie.— Symptômes fonctionnels. —

Cette affection évolue avec un cortège de phénomènes aigus très accentués.

1º Chez l'enfant. — L'enfant est pris de fièvre, de frissons, de céphalée. Il est abattu, perd l'appétit ; tout semble indiquer qu'il commence une véritable maladie infectieuse aiguë.

Il est enchifrené ; la respiration nasale est très difficile et presque impossible. Il a la bouche ouverte et ronfle très fortement en dormant. Sa voix est nasonnée. *S'il est un peu plus âgé*, il accuse dans la gorge de la sécheresse ou même de la douleur vive avec irradiation aux oreilles. Il ne mouche pas au début et ensuite a beaucoup de peine, à cause de l'obstruction qui siège en arrière, à expulser en soufflant par les narines quelques mucosités épaisses, jaunâtres.

Si on examine la gorge, on voit peu de choses dans le pharynx ; que l'on vienne à déterminer une contraction du voile avec l'abaisse-langue ou autrement, on constate que la région supérieure du cavum est rouge, et souvent *il tombe derrière le voile un amas de mucosités jaunâtres, épaisses*, indices de l'inflammation venue de plus haut.

Ce signe est pour ainsi dire pathognomonique et, de plus, très facile à constater.

On voit, en somme, que ce qui domine le plus, c'est moins le mal de gorge que l'enchifrènement nasal (Lermoyez). Aussi est-il difficile, chez les enfants, de faire le départ entre le coryza et la rhino-pharyngite aiguë.

2º Chez l'adulte. — L'affection, beaucoup plus rare, présente des caractères un peu différents : elle est toujours secondaire à un coryza aigu.

Le malade, au début, ressent des picotements, des chatouillements dans l'arrière-gorge, ou plutôt entre le nez et la gorge. Il dit qu'il a là des mucosités qui le font racler et qu'il ne peut décoller malgré tous ses efforts de mouchage et de reniflement. Il se plaint de tintements d'oreilles, d'avoir les oreilles bouchées, de surdité et de sensations de gonflement, de plénitude dans la tête. Son haleine est mauvaise, principalement le matin au réveil.

L'examen de la gorge fait voir chez lui un amas de mucosités. Mais, chez l'adulte, l'exploration est plus complète car l'on peut faire chez lui l'examen du cavum au miroir.

Rhinoscopie postérieure. — Elle montre une muqueuse rouge dans la partie supérieure du naso-pharynx. Sa surface est boursouflée, tomenteuse, recouverte de muco-pus. On reconnaît souvent la forme de la glande de Luschka, qui est tuméfiée et augmentée de volume et qui obture la lumière du pharynx rétro-nasal.

Rhinoscopie antérieure. — Elle révèle du coryza banal aigu, de la tuméfaction des cornets. En tout cas, la rhino-pharyngite aiguë ne s'accompagne que rarement, chez l'adulte, du cortège des phénomènes généraux que nous avons relaté chez l'enfant. Elle présente une autonomie bien moins marquée. Elle évolue bien plutôt comme une complication, une extension du coryza, et ce n'est que dans la suite qu'elle pourra s'y cantonner définitivement, donnant naissance à la forme chronique toujours très difficile à guérir, aussi importe-t-il de savoir la dépister à la phase aiguë.

Pronostic. Complications. — L'adénoïdite aiguë présente en général, tout comme le coryza aigu, une marche naturelle vers la guérison.

Chez l'enfant. — Bien qu'elle affecte chez les enfants l'allure d'une affection très aiguë, elle présente un pronostic bénin.

Mais, tout comme le coryza, elle peut amener des désordres du voisinage : elle peut envoyer par les trompes des germes septiques, déterminer des *otites catarrhales ou suppurées.* Évoluant par *poussées successives,* elle finit néanmoins par devenir inquiétante et peut, par l'inflammation qu'elle

GUISEZ.   2

détermine du côté des oreilles, amener du *catarrhe tubo-tympanique* persistant. C'est là, en effet, la grande cause de surdité des enfants. Elle entraîne aussi, par la déglutition de sécrétions abondantes, des troubles gastriques et intestinaux (entérites), du côté des voies aériennes des laryngites, des bronchites.

Enfin il ne faut pas oublier que ces poussées répétées d'adénoïdite aiguë sont, chez les enfants, le principal facteur du développement des végétations adénoïdes.

CHEZ L'ADULTE. — Cette affection a les plus grandes tendances à passer à la chronicité et est souvent sous la dépendance d'une affection de voisinage qu'il importe de diagnostiquer avant toutes choses, pour établir un traitement rationnel.

Traitement. — Le traitement est différent suivant que l'on observe le malade pendant ou dans l'intervalle des crises, que l'on a affaire à un enfant ou à un adulte.

A. **Traitement d'une poussée aiguë.** — Il doit être sévère, surtout chez l'enfant, où les complications sont souvent à craindre. Il convient d'instituer de suite un traitement général.

TRAITEMENT GÉNÉRAL. — Ordonner le séjour à la chambre, la diète, alimentation uniquement avec du lait et du bouillon. Il faut prescrire des médicaments antifébriles : antipyrine, quinine, qui lutteront contre le processus infectieux. On fera de la dérivation et de l'évacuation intestinale à l'aide des purgatifs salins.

TRAITEMENT LOCAL. — On prescrira les médications calmantes, comme dans le coryza aigu. La voie nasale étant la seule possible chez le tout jeune enfant pour atteindre l'arrière-pharynx, des huiles adoucissantes légèrement antiseptiques, huile d'olives goménolé à 1/200, résorcinée, à 1/50, seront instillées matin et soir dans chaque narine et dans la position couchée, pour qu'elles puissent gagner le cavum. Dans la chambre, on fera bouillir des feuilles d'eucalyptus pour maintenir une atmosphère légèrement humide et aromatique.

Si l'enfant est un peu plus agé, on pourra prescrire des inhalations émollientes, prises avec l'inhalateur de Moura, de vapeurs eucalyptolées très faiblement mentholées, on pourra mettre dans le bol d'eau bouillante une cuillerée à café de la solution suivante :

> Teinture d'eucalyptus..................... 10 grammes.
> Menthol............................... 0gr,25
> Alcool à 60°.......................... 150 grammes.

Si c'est un adulte, on sera moins sévère au point de vue du traitement général, que l'on n'instituera d'ailleurs que dans les formes très aiguës. On lui prescrira une purgation, la diète, potages, lait, œufs.

On lui recommandera l'usage des pommades faiblement mentholées, à renifler consciencieusement le matin et le soir ; les inhalations, et comme tout à fait efficaces les bains de gorge administrés suivant la technique que nous avons indiquée plus haut (Voy. p. 9), et à l'aide de solutions alcalines calmantes :

> Carbonate de soude .... ⎫ ᾱᾱ 10 grammes.
> Benzoate de soude...................... ⎰
> Glycérine .... 50.   —
> Eau de laurier-cerise.................. 160 grammes.

Une cuillerée à soupe pour un bol d'eau bouillie tiède en bains de gorge, trois fois par jour.

B. **Traitement dans l'interva le des crises.** — Le traitement sera à la fois étiologique et prophylactique.

1° Chez l'adulte. — Il faudra rechercher, dans le nez, s'il n'existe pas de cause de suppuration. On inspectera si dans la bouche il n'existe pas quelque chicot dentaire, origine de l'infection. On modifiera son hygiène, on proscrira le tabac, on lui ordonnera de se bien vêtir, d'éviter le froid aux pieds. Il faut, en examinant le cavum, voir s'il n'existe pas une amygdale pharyngée hypertrophiée, dont les recessus sont des foyers de repullulations microbiennes, et procéder, en dehors de toute crise, au traitement CHIRURGICAL, que nous indiquerons plus loin.

2° CHEZ L'ENFANT. — On jugera également du bon état des dents et on veillera à la propreté de la bouche ; on pourra, pratiquant le toucher, reconnaître les végétations adénoïdes ; on les enlèvera, même si elles ne paraissent point très volumineuses, lorsque, malgré le traitement médical, elles semblent être la cause des récidives de poussées aiguës.

Enfin, quand viendra la saison, une CURE THERMALE *sulfureuse* chez les lymphatiques, ou *arsenicale* à la Bourboule chez les anémiques, au Mont-Dore ou à Ems pour les adultes arthritiques, modifiera utilement la muqueuse, point de départ de ces infections, ou l'état général qui y prédispose.

Ce qu'il faut éviter. — C'est, au cours d'une crise aiguë, de *prescrire des lavages du nez*, inutiles et dangereux ; l'eau, rencontrant une résistance dans le cavum, peut pénétrer dans l'oreille et l'infecter. Dans le même ordre d'idées, il faudra recommander à la mère *d'éviter de faire moucher* l'enfant avec force : le pharynx étant bouché par l'inflammation adénoïdienne, il enverrait infailliblement, par le lavage ou le courant d'air sous pression, vers les trompes, les germes septiques qui spontanément ont déjà trop de tendance à s'y porter.

C'est de porter un instrument quelconque dans cette région, porte-coton ou autre, dans un but de pansement : on augmenterait infailliblement tous les phénomènes aigus. Pour la même raison, le toucher naso-pharyngien, dans un but diagnostique, sera sévèrement proscrit.

Encore moins devra-t-on *conseiller l'opération des végétations* dans le cavum pendant une poussée aiguë; on s'exposerait à faire une opération dangereuse et souvent inutile.

Dangereuse, car elle expose au plus graves complications : à une poussée de fièvre intense, à des symptômes généraux inquiétants et à l'éclosion d'otites purulentes.

Inutile, car bien souvent le syndrome adénoïdite se résout spontanément après la crise aiguë et l'opération n'enlève rien car il n'y a rien à enlever.

CATARRHE NASO-PHARYNGIEN CHRONIQUE

Définition. Division. — Tout comme la forme aiguë, le catarrhe naso-pharyngien chronique présente des caractères qui en font une affection tout à fait particulière.

Longtemps décrite sous le nom d'*angine de Tornwald*, comme localisée uniquement dans la bourse pharyngienne de Luschka, cette affection, plus ou moins disséminée dans le tissu adénoïde du rhino-pharynx, *est au contraire diffuse*.

Le catarrhe naso-pharyngien chronique évolue suivant deux formes : la forme hypertrophique humide et la forme sèche atrophique.

1º CHEZ L'ENFANT. — On a toujours affaire à la *forme hypertrophique* et l'histoire du catarrhe naso-pharyngien se confond chez lui avec celle des végétations adénoïdes dont il n'est que le corollaire et nous le décrirons plus loin.

2º CHEZ L'ADULTE. — L'inflammation chronique de la muqueuse du cavum peut être aussi occasionnée par l'hypertrophie du tissu adénoïde, mais celle-ci est en tout cas généralement moins marquée que chez l'enfant : c'est la *forme humide ou molle* du catarrhe naso-pharyngien, s'accompagnant d'hypertrophie adénoïde.

Elle peut, d'autres fois, aboutir à l'atrophie de tous les éléments de la muqueuse, constituant la *forme atrophique ou sèche*.

Etiologie. — A. Le catarrhe naso-pharyngien chronique est souvent SECONDAIRE *à une poussée ou à une série de poussées aiguës.* Tout semble en effet disposé dans le pharynx nasal pour le passage à la chronicité : les recessus de l'amygdale pharyngée ; la persistance des causes qui ont amené l'adénoïdite aiguë : mauvaise hygiène, refroidissement, tempérament arthritique, abus du tabac, de l'alcool ; l'état général du sujet ; lymphatisme ou arthritisme. qui y prédisposent.

B. D'autres fois il est CHRONIQUE D'EMBLÉE sans phase aiguë. Une cause fréquente de ce catarrhe chronique est l'inoculation par du muco-pus issu des fosses nasales, dans le *coryza chronique,* dans *les sinusites purulentes.* La rhino-pharyngite est constante dans les sinusites anciennes, principalement dans les formes ethmoïdales et sphénoïdales. Dans ce dernier cas même, il est assez difficile souvent de savoir faire le départ bien exact de ce qui ressortit à la sinusite sphénoïdale, ethmoïdale ou au catarrhe naso-pharyngien proprement dit.

Beaucoup de ces malades ont eu des *adénoïdes* plus ou moins développées qui, à leur phase d'atrophie, conservent un certain degré d'infection, source du catarrhe. Il n'est parfois que l'extension au pharynx du coryza atrophique, ainsi que nous l'avons vu. Il existe un *ozène du cavum,* comme il y a un ozène des fosses nasales, des voies digestives et respiratoires. On le rencontre également ment dans certaines affections générales : le *diabète,* le mal de *Bright.*

Il est une cause locale sur laquelle, on ne saurait trop insister : c'est l'obstruction nasale : chaque fois qu'il y a rhinite hypertrophique, déviation de la cloison avec occlusion de la fosse nasale, le nez fonctionne mal, le pharynx se dessèche, n'étant plus suffisamment aéré, les sécrétions se déversent ou s'accumulent en arrière. Il en résulte de la pharyngite sèche plus ou moins accentuée, mais qui est constante en pareil cas.

La *respiration dans un air desséché* serait une cause à tenir en considération. Freudenthal prétend en effet qu'il est fréquent dans l'Amérique du Nord, parce que les maisons sont trop chauffées en hiver et que l'air y est trop desséché.

Symptomatologie. — Symptômes fonctionnels. — Qu'il s'agisse de la forme sèche ou de la forme humide, les sensations ressenties par le malade sont toujours à peu près les mêmes.

Le malade se plaint d'une *gêne* qu'il ne peut localiser bien exactement, mais il lui semble que *c'est entre le nez et la gorge*; il a là la sensation de mucosités collées qu'il ne peut arracher. Malgré ses efforts pour cracher et se moucher, il arrive à grand'peine à expulser un crachat grisâtre visqueux ou une croûte grisâtre plus ou moins épaisse. C'est surtout le matin que ces sensations sont le plus accusées, les mucosités s'étant accumulées dans le cavum pendant la nuit, du fait de la déclivité de la tête. D'autres fois il se plaint plutôt de la sensation de sécheresse dans l'arrière-gorge.

Les troubles rhino-pharyngés ont comme conséquence de la *céphalée* à prédominance postérieure, à la nuque ou à la région occipitale, avec douleurs d'oreilles, des nausées, du fait de la présence de croûtes, des troubles gastriques, par la déglutition incessante des mucosités. L'haleine est mauvaise, fétide, surtout le matin au réveil.

Tous ces désordres ne sont point sans retentir sur *l'état général*, surtout s'ils se greffent sur un terrain prédisposé; ils amènent la neurasthénie et l'hypocondrie à plus ou moins bref délai.

Symptômes physiques. — *Si l'on examine la gorge* simplement avec l'abaisse-langue, on constate :

1º Dans la *forme humide*, une nappe de SÉCRÉTIONS muco-purulentes qui tapisse l'arrière-gorge, descendant en arrière du voile, venant du rhino-pharynx.

2º Dans la *forme sèche*, on voit, collée à la paroi postérieure, une CROUTE, grisâtre ou verdâtre, plus ou moins
épaisse.

La *rhinoscopie postérieure* doit toujours compléter ce
simple examen ; elle nous montre que les sécrétions sont
surtout accumulées dans la partie supérieure du naso-pharynx, et, si elles sont peu abondantes, elles sont uniquement
localisées dans les replis, les recessus de l'amygdale pharyngée, dans le fond des fossettes de Rosenmuller.

*Si, avec le porte-coton ou la douche rétro-nasale, on débar-
rasse la* MUQUEUSE des sécrétions qui l'encombrent, celle-ci
nous apparaît avec un aspect différent, suivant la forme
à laquelle on a affaire :

1º *Dans la forme sèche*, la *muqueuse*, s'il n'y a pas atrophie, est simplement rouge, luisante, tuméfiée par places ;
d'autres fois, lorsqu'elle est atrophiée, comme dans l'ozène,
elle est grise, amincie et décolorée : le cavum est trop spa-
cieux, tout comme la fosse nasale à laquelle il fait suite.

2º *Dans la forme humide*, la *muqueuse* est encore rouge,
lisse, boursouflée ; elle garde ici sa sécrétion naturelle plus
ou moins humide. L'amygdale pharyngée est tuméfiée,
augmentée de volume, n'atteignant que très rarement
les proportions que l'on est accoutumé de lui voir chez
l'enfant. Le stylet manié sous le contrôle du miroir pénètre
dans son épaisseur, révèle des sillons profonds. Si on le
garnit d'ouate, il ramène toujours quelques petites croûtes
qui stagnent au fond de ces recessus.

Les pavillons des trompes sont tuméfiés, ils paraissent
augmentés de volume. Les fossettes de Rosenmuller sont
cloisonnées et renferment des sécrétions qui ont échappé
au balayage.

Le *toucher naso-pharyngien*, toujours désagréable, ne doit
être employé CHEZ L'ADULTE que lorsque la rhinoscopie
postérieure, par suite de certaines conditions, nervosisme,
état particulier du voile, a été impossible. Il nous donne

en tous cas des renseignements bien moins précis que ce dernier mode d'exploration.

Diagnostic. — Le diagnostic est en général facile.

Mais il convient, si l'on veut instituer un traitement rationnel, de bien déterminer la cause de la rhino-pharyngite. Il faut examiner les fosses nasales, chercher s'il n'y a pas là de catarrhe muco-purulent, d'obstruction nasale et surtout de *sinusite méconnue*. Un diagnostic sur lequel nous voudrions insister est celui de savoir s'il y a sinusite ou non, si le pus que l'on constate dans le pharynx est dû à de la sinusite, ou simplement à la rhino-pharyngite. Sans doute les sinusites maxillaires et frontales donnent lieu difficilement à cette erreur, ayant des signes bien tranchés qui leur sont propres ; il n'en est pas de même des sinusites à forme postérieure, *ethmoïdale* et surtout *sphénoïdale*, dont le pus se déverse sur la paroi postérieure du pharynx. Si le pus se reproduit rapidement après le nettoyage du cavum et surtout si on le voit sortir d'un orifice, il n'y a pas de doute : il y a bien sinusite sphénoïdale. L'examen rhinoscopique, l'exploration au stylet viennent fortifier ce diagnostic.

Pronostic. — Sans être grave, le pronostic est néanmoins *sérieux*.

Le catarrhe pharyngien se propage tôt ou tard aux oreilles et détermine, à plus ou moins longue échéance, de la *surdité*. C'est là, chez les enfants et les adultes, une des grandes causes de catarrhe tubo-tympanique.

Il peut suivre une marche descendante ; vers le larynx, déterminer les *laryngites chroniques* si tenaces ; vers le tube digestif, si les sécrétions sont abondantes, amener, par leur déglutition, des *troubles dyspeptiques*.

Par sa ténacité, cette affection amène souvent les malades à *l'hypocondrie*, d'autant qu'elle est souvent très difficile à guérir, nécessitant des traitements longs et souvent ingrats.

Traitement. — On conçoit que le traitement, qui est variable suivant les formes et les différents cas, doit être très énergique *et surtout très persévérant.*

Il sera à la fois local, étiologique et général.

1º Traitement local. — Les deux symptômes pénibles de cette affection sont constitués, ainsi que nous l'avons vu, par la *sécheresse* et la *présence de croûtes* dans l'arrière-gorge : il conviendra de diriger contre eux une thérapeutique appropriée.

TRAITEMENT FAIT PAR LE MALADE. — Il faut avant tout débarrasser le cavum de ses sécrétions ; le moyen le plus pratique est, pour les *malades*, de faire des *lavages du nez*, ou mieux de *l'arrière-nez*, avec des solutions alcalines tièdes, carbonatées ou chloratées à 5 p. 100, que le malade répète le matin et le soir avec la canule rétro-nasale, suivant la technique habituelle (V. P. H. p. 10).

Il pourra aussi pulvériser dans le cavum, en arrière du voile, à l'aide d'un pulvérisateur ordinaire muni d'une canule recourbée, des solutions glycérinées et alcalinées dans les *formes sèches* :

Biborate de soude	20 grammes.
Menthol	0^{gr},60
Glycérine	50 grammes.
Eau distillée	150 —

Dans les *formes humides*, on s'adressera de préférence aux liquides astringents légèrement antiseptiques :

Acéto-tartrate d'alumine	3 grammes.
Solution phéniquée à 1 20	10 —
Glycérine	50 —
Eau distillée	150 —

Le matin et le soir, le malade reniflera une pommade boriquée simple ou boriquée-mentholée qui agira tout à la fois et dans le cavum et dans la fosse nasale (à la condition de bien recommander au malade de la renifler très fortement dans chaque narine).

En continuant ce traitement, on peut voir des formes légères s'amender et même guérir, surtout si les conditions d'hygiène sont rendues meilleures.

TRAITEMENT FAIT PAR LE MÉDECIN. — Mais, dans les formes tenaces, le médecin joindra un traitement qu'il fera lui-même : il fera des pansements dans l'arrière-gorge sous forme de *badigeonnages*. L'iode est un bon modificateur dans les *formes sèches et à tendances atrophiantes*. Les solutions glycérinées iodées avec des doses progressivement croissantes d'iode sont généralement employées.

On aura recours à ces deux formules devenues classiques :

Iode	$0^{gr},80$
Iodure de potassium......................	2 grammes.
Menthol.................................	$0^{gr},20$
Glycérine	30 grammes.

et un peu plus tard, *si le catarrhe n'a pas cédé* :

Iode.....................................	1 gramme.
Iodure de potassium......................	4 grammes.
Menthol.................................	$0^{gr},25$.
Glycérine	30 grammes.

Ces pansements devront être faits très énergiquement avec le porte-coton ou même quelquefois avec la brosse de crins : on frottera vivement les parois malades, surtout la paroi postérieure ; on ne craindra pas d'en enlever la surface et de la faire saigner un peu, car des modifications profondes ont besoin de s'effectuer à son intérieur si on veut arriver à la guérir.

Dans les formes très tenaces, les solutions de chlorure de zinc ou mieux de nitrate d'argent à 1/40, puis à 1/20, seront répétées et donneront les meilleurs résultats. Très énergiques, elles n'auront lieu que tous les cinq à six jours au maximum.

Dans les *formes humides hypertrophiantes* à tendance congestive, s'abstenir d'applications iodées. Au contraire, le nitrate d'argent en solution faible, à 1/50, 1/40, est souvent un bon modificateur des formes humides. — Dans les *formes invétérées*, il est nécessaire d'amener des modifications plus complètes, par un *traitement chirurgical*. Dans les *formes hypertrophiques*, il est souvent indiqué d'enlever d'emblée les néoproductions, d'aplanir les recessus où se cantonne l'affection.

Il faut pratiquer un curettage du cavum. — Celui-ci peut être effectué de deux façons différentes.

1º A l'aide du miroir et de curettes étroites sous le contrôle de la vue (curettes de Lubet-Barbon, de Trautmann). Mais l'hémorragie masque rapidement le champ opératoire et l'hémostase, pour continuer d'y voir, est difficile dans le cavum.

2º Bien plus chirurgical est de tout enlever en une fois par deux ou trois coups de curette large (celle de Gottstein). Nous indiquons plus loin comment doit être fait le curettage (adénoïdes). Qu'il nous suffise de dire ici simplement que si la cocaïne est généralement employée dans cette intervention, elle n'en reste pas moins assez douloureuse, et l'anesthésie générale (au chloréthyle) devra être recommandée chez les sujets nerveux et pusillanimes.

Le curettage agit de deux façons différentes : dans la *forme humide, hypertrophique*, il sup-

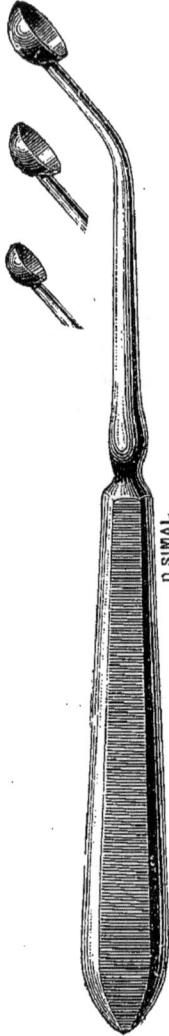

Fig. 6. — Curette de Trautmann.

prime l'amygdale pharyngée avec ses recessus, nids d'infection.

Dans les *formes sèches*, il agit à la façon d'un stimulant révulsif et modificateur de la muqueuse, lui permettant de se reformer.

2ᵒ **Traitement étiologique.** — Il va sans dire que si l'on veut essayer de guérir la naso-pharyngite chronique, il faudra s'adresser à la lésion de voisinage que l'on supposera être la cause de ces troubles. Du côté des fosses nasales, on luttera contre le catarrhe muco-purulent, l'obstruction nasale (rhinite hypertrophique, malformation de la cloison).

Si l'on découvre une sinusite, il conviendra de la soigner par les moyens ordinaires.

Dans les *formes sèches atrophiques*, s'il y a ozène, le traitement en sera institué avant tout autre.

3ᵒ **Traitement général.** — Les mauvaises habitudes hygiéniques, l'usage du tabac, de l'alcool, des mets épicés seront très sévèrement proscrits.

Enfin, pour modifier à la fois et l'état général et l'état local, on conseillera un TRAITEMENT HYDROMINÉRAL approprié. Les scrofuleux lymphatiques se trouveront bien d'une saison sulfureuse (Cauterets, Challes, Luchon). Les arthritiques et les congestifs iront au Mont-Dore, à Ems.

Ce qu'il faut éviter. — Ce sont les lavages répétés et sous pression, qui n'ont aucune action et menacent les trompes ; les cautérisations répétées avec des caustiques, galvaniques ou chimiques, amènent dans la suite des cicatrices très gênantes.

SYPHILIS DU CAVUM

La syphilis, à toutes ses périodes, peut se localiser dans le cavum.

Deux manifestations seulement doivent retenir notre attention, parce qu'elles présentent, de par ce siège tout à fait spécial, une symptomatologie toute particulière, souvent fruste et qu'il faut savoir dépister : c'est l'accident primitif, le chancre ; ou l'accident éloigné : la gomme.

CHANCRE DU CAVUM. — C'est exceptionnellement que l'on rencontre aujourd'hui le chancre dans le cavum. Il mérite le nom de *chancre des auristes*, étant occasionné autrefois, avant l'antisepsie, par le contact impur de sondes d'Itard. Sa localisation de prédilection est la paroi postérieure du pharynx et le voisinage de la fossette de Rosenmüller.

Il évolue donc d'une façon tout à fait cachée.

Peu de signes spéciaux indiquent sa présence et permettent de faire le diagnostic : le malade se plaint d'enchifrènement, de gonflement rétro-pharyngien, de mucosités abondantes ; il ressent des bourdonnements, des douleurs plus ou moins vives dans l'une ou les deux oreilles. Tous ces symptômes, comme on le voit, n'ont rien de bien net.

Seuls, l'examen du cavum, la rhinoscopie postérieure, permettront de laisser entrevoir le diagnostic toujours très difficile, qu'affirmeront les signes généraux de la période secondaire.

LÉSIONS SECONDAIRES. — Bien que n'étant que rarement localisée uniquement au cavum, et que les accidents secondaires soient toujours diffus à tout le pharynx, nasal et buccal, la syphilis secondaire du cavum présente certains signes qui lui sont propres :

1º Elle donne toujours *une poussée aux organes adénoïdiens*, avec exsudation abondante et, *enchifrènement* qui n'existe pas dans la localisation pharyngée inférieure.

2º Les signes auriculaires : *surdité, bourdonnements*, sont rapides et très accusés, et doivent, chez les syphilitiques, attirer l'attention du côté du cavum.

LÉSIONS TERTIAIRES. — Les lésions tertiaires de la syphilis sont, de toutes, les plus importantes par leur fréquence, la difficulté de leur diagnostic et les lésions souvent mutilantes qu'elles laissent à leur suite (nécrose, perforations du voile, rétrécissements cicatriciels).

La *gomme* évolue insidieusement, donnant lieu, au début, à peu de signes. Elle ne se manifeste que par de l'enchifrènement nasal, des troubles auriculaires et des phénomènes de catarrhe rhino-pharyngé plus ou moins intenses.

Elle siège presque toujours à *la paroi postérieure du cavum*, quelquefois cependant à la *face postérieure du voile* (fig. 7). On doit se méfier de cette dernière localisation lorsque, en examinant le voile chez un syphilitique, il apparaît rouge, épaissi, immobile. Cette immobilité donne au sujet une voix nasillarde, et la rhinoscopie postérieure, quand elle est possible, révèle l'ulcération de la gomme.

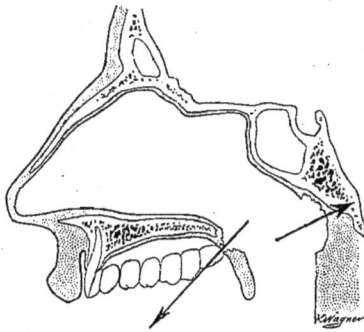

Fig. 7. — Les deux sièges de prédilection de la gomme du naso-pharynx: face postérieure du voile du palais; paroi postéro-supérieure du pharynx.

Lorsqu'elle siège à la *paroi postérieure*, la gomme est rarement diagnostiquée avant l'ulcération. Celle-ci présente ses caractères ordinaires, reposant sur une muqueuse très rouge, tuméfiée, et laissant écouler dans un fond bourbillonneux des sécrétions épaissies. Très haut placée, on ne l'aperçoit bien souvent que dans des contractions du voile, par exemple les mouvements de nausées, ou par la rhinoscopie postérieure.

Évolution. — Si la gomme siège sur le voile, elle en amène rapidement la *perforation*, accident qui se produit le plus souvent à l'insu du malade, et qui est découvert par le médecin, lors d'un examen de la gorge.

Si elle siège en arrière, la gomme érode la charpente

osseuse qui double la paroi postérieure, d'où ulcération profonde et *nécrose* osseuse. Celle-ci peut atteindre l'apophyse basilaire ou le corps du sphénoïde. Quand elle se localise sur le sphénoïde, elle est indiquée par de la céphalée à la nuque et à la région occipitale, qui se manifeste avec une intensité toute particulière et détermine parfois de véritables symptômes méningitiques. Le corps de cet os peut parfois se séquestrer, se détacher et tomber dans les voies digestives et aériennes.

Diagnostic. — L'existence de lésions syphilitiques dans le cavum est toujours facile à diagnostiquer, surtout si l'on prend la peine de faire l'examen au miroir. Ultérieurement, l'existence des perforations dans le voile ou les adhérences entre les différentes parties du cavum entraînent le diagnostic rétrospectif de syphilis : il n'y a que cette affection qui détermine ces lésions.

Le diagnostic précis d'altération osseuse se fait à l'aide du toucher avec le stylet qui gratte au fond de l'ulcération sur l'os dénudé et nous renseigne sur la mobilité du séquestre.

Les ulcérations tertiaires du cavum donnent à leur suite des cicatrices, des brides, des adhérences, qui gênent les fonctions du naso-pharynx ; il peut y avoir véritable accolement du voile à la paroi postérieure, brides dans le cavum, d'où il résulte du nasonnement, par mauvais fonctionnement du voile, et de la gêne respiratoire, les choanes pouvant être plus ou moins obstruées.

Traitement. — 1° Traitement général. — Le traitement local s'efface comme toujours en fait de manifestations syphilitiques devant le *traitement général*.

L'iodure à forte dose, de 4 à 6 grammes, fait merveille, dans les cas de syphilis tertiaire. Le mercure sera associé à l'iodure, en particulier dans les formes avec altérations osseuses (injections d'huile grise) ; on aura naturellement recours au 606 dans les formes graves.

2º **Traitement local.** — On se contentera du minimum : quelques gargarismes émollients ou alcalins au borate de soude ou au chlorate de potasse. *Lorsque les sécrétions sont abondantes*, les grandes irrigations du pharynx ou du rhino-pharynx amèneront rapidement un soulagement chez le malade.

A la période tertiaire, en les mobilisant un peu, on hâtera la chute des séquestres.

A un stade éloigné, les perforations du voile seront, si elles sont petites, justiciables de quelques cautérisations au galvanocautère, ou, si elles sont grandes, de véritables opérations autoplastiques.

Les adhérences sont toujours très difficiles à détruire : elles se reproduisent presque fatalement après les avivements et les cautérisations; l'électrolyse, la dilatation avec des bougies régulièrement croissantes, des opérations plastiques ont leurs indications dans les différents cas, suivant le siège et l'étendue des brides cicatricielles.

TUBERCULOSE DU NASO-PHARYNX

Comme en matière de toute localisation tuberculeuse des voies respiratoires supérieures, il y a lieu de distinguer deux formes principales de tuberculose : la *forme secondaire*, banale ; la *forme primitive*, rare.

FORME SECONDAIRE. — Elle ne représente qu'un stade de la généralisation aux muqueuses ; son étude clinique n'offre rien de bien intéressant : elle se montre chez les tuberculeux, à l'ultime période, coïncidant avec des lésions du pharynx et du larynx. Il s'agit d'ulcérations plus ou moins érosives, toujours très douloureuses, siégeant dans la bouche, le pharynx, le larynx.

Le *traitement local, uniquement palliatif*, ayant la morphine et la cocaïne comme base, n'a d'autre but que de calmer les douleurs, et tout traitement plus actif, inutile d'ailleurs, est absolument contre-indiqué chez les malades.

FORME PRIMITIVE. — Elle mérite de nous arrêter plus longuement.

Comme la tuberculose nasale, elle peut se greffer directement sur la muqueuse du naso-pharynx. On conçoit que cette localisation primitive doit être très rare. Elle semblerait se présenter sous deux formes principales : la forme *végétante*, qui n'est pas autre chose que la tuberculose des végétations adénoïdes, et la forme *lupique*.

FORME VÉGÉTANTE. — Il semble, dans cette forme, que la tuberculose se soit greffée sur l'hypertrophie persistante de l'amygdale pharyngée, où il est possible de retrouver, en beaucoup de cas, l'ordination caractéristique du tissu adénoïde hyperplasié (Lermoyez).

Il ne s'agirait, en d'autres termes, que de la tuberculisation des végétations adénoïdes.

Nous abordons, avec cette question, un problème qui a excité la curiosité des spécialistes et a été l'objet de nombreuses discussions : *la relation de la tuberculose et des végétations adénoïdes.*

Affirmée comme très fréquente par Dieulafoy, qui, à la suite d'expériences, était arrivé à cette conclusion, que 1 p. 15 des végétations adénoïdes étaient tuberculeuses.

Moure et Nicolle l'ont observée dans 12 p. 100 des cas.

Bride (1), d'autre part, n'aurait rencontré ces altérations que dans 3 cas sur 600.

Elles sont en réalité peu fréquentes.

Au point de vue clinique, elles se caractérisent par l'envahissement consécutif des ganglions cervicaux. Objectivement, il est impossible de faire le diagnostic ; les signes fonctionnels sont les mêmes que chez les adénoïdiens.

Une hérédité tuberculeuse très chargée doit toujours faire craindre cette complication. Mais, seul, l'examen au

(1) BRIDE, *Edimb. Medical Journal*, 1897.

microscope d'un fragment enlevé permet d'affirmer le diagnostic.

En tout cas, cette recherche ne présente d'intérêt qu'au point de vue pronostic et complications éventuelles possibles : méningite tuberculeuse ou autre.

Le traitement et les indications opératoires se confondent avec ceux des végétations adénoïdes en général.

FORME LUPIQUE. — Le lupus n'est jamais primitif dans le rhino-pharynx, il s'agit de l'extension secondaire à cette cavité de lésions de lupus existant dans les fosses nasales, dans le pharynx buccal, dans la bouche.

Comme dans la forme nasale, le malade ne ressent aucune douleur ; il se plaint seulement de coryza postérieur, de rhino-pharyngite chronique, avec parfois des troubles auriculaires. On remarque sur la paroi postérieure du voile de petites ulcérations superficielles, reposant sur une muqueuse pâle, entourée de bourgeons grisâtres.

Traitement. — Si l'on a affaire à la forme végétante, le traitement se confond avec celui des végétations adénoïdes et les indications sont les mêmes.

Dans la forme lupique, les pansements modificateurs locaux à l'acide lactique pur, au chlorure de zinc, amènent de bons résultats. Dans les formes rebelles, le curettage méthodique sera pratiqué, réalisant un traitement analogue à celui du lupus du nez (1).

VÉGÉTATIONS ADÉNOIDES

On désigne ainsi l'état pathologique constitué par l'hypertrophie des organes lymphoïdes situés dans le rhino-pharynx. Bien que jouissant aujourd'hui d'une notoriété assez grande, les végétations adénoïdes sont de découverte récente : c'est Wilhelm Meyer, de Copenhague, qui, en 1868, en a donné le premier une description d'ensemble dans une forme magistrale.

(1) GUISEZ, Maladies des Fosses nasales, 2ᵉ édit., page 177.

**Que doit-on entendre par végétations adénoï-
des ?** — Le tissu lymphoïde disséminé dans la paroi postérieure et la voûte du cavum présente à l'état normal un
maximum de développement au niveau de la partie médiane : là se trouve *la troisième amygdale pharyngée de
Luschka*. Cet organe, tout à fait normal chez l'enfant,
disparaît au moment de la puberté. Mais il faut bien
savoir qu'à l'*état normal cet amas lymphoïde doit exister
chez tous les sujets*, qu'il pré-
sente un volume et une forme
toujours appréciables aux moyens d'exploration dont nous
disposons : vue, toucher,
rhinoscopie postérieure ; *son
hypertrophie seule devient pathologique*. Et ce sont les poussées inflammatoires auxquelles
elle est sujette par suite des
coryzas simples ou spécifiques
qui peu à peu amènent ce que
l'on entend par végétations

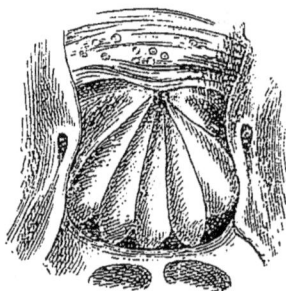

Fig. 8. — Troisième amygdale
(de Luschka).

adénoïdes. C'est là, comme dit Laurens, UN DES PIVOTS DE
LA PATHOLOGIE INFANTILE, extrêmement fréquente chez
les enfants, sorte de véritable amygdale hypertrophiée
siégeant entre le nez et la gorge. Mais il faut bien se garder
de confondre l'*organe normal avec son hypertrophie*, et
en particulier tomber dans l'exagération opératoire qui a
pour résultat d'enlever un organe absolument normal et
utile sans aucun doute.

Étiologie. — **Causes prédisposantes.** — AGE. —
Les végétations semblent parfois *congénitales*, puisqu'on
les rencontre chez de tout jeunes *nourrissons*, de cinq et
six semaines dans des cas que nous avons observés, mais
c'est le plus souvent entre deux et six ans que l'on nous
amène les *enfants* pour les examiner. Les végétations per-

sistent parfois plus tard, déterminant alors des troubles particuliers, c'est la *forme de l'adulte*, avec troubles pharyngolaryngés et déterminations auriculaires.

HÉRÉDITÉ. — Dans certains cas, on doit incriminer l'hérédité et l'on voit des familles entières d'adénoïdiens.

Les lymphatiques et les strumeux, les tuberculeux donnent naissance à des enfants qui deviennent adénoïdiens.

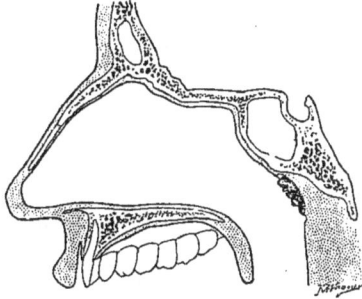

Fig. 9. — Adénoïdes normales chez l'enfant (coupe de cavum).

Les RACES dolichocéphales (anglo-saxons), les CLIMATS froids et humides lui apportent un grand tribut. Cette influence climatérique agit peut-être simplement en amenant des poussées congestives dans le rhinopharynx, des poussées d'adénoïdite aiguë qui déterminent par leur répétition l'hypertrophie du tissu lymphoïde du cavum ; il est en tout cas difficile de le déterminer.

MALADIES INFECTIEUSES. — La rougeole, la scarlatine, la grippe, sans doute par leur détermination

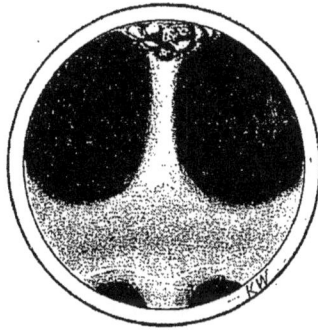

Fig. 10. — Aspect des adénoïdes normales, dans le miroir.

pharyngée, par les coryzas aigus dont elles s'accompagnent, amènent le développement des végétations adénoïdes : il est commun de les voir se manifester pendant la convalescence des fièvres éruptives.

LOCALEMENT le coryza aigu et chronique et les poussées d'adénoïdite aiguë seront la cause de l'hypertrophie des organes lymphoïdes.

Anatomie pathologique. — Siège. — Les végétations adénoïdes prennent leur insertion dans les parois postérieures et supérieures du rhino-pharynx. Elles peuvent être *généralisées et envahir tout le cavum*. D'autres fois elles existent uniquement à la partie médiane, constituant l'*hypertrophie simple de la glande de Luschka*.

Il va sans dire qu'entre ces types extrêmes on observe tous les intermédiaires.

Normalement l'amygdale pharyngée est constituée par une série de bandelettes (fig. 8) disposées en direction radiée. Lorsque la glande s'hypertrophie, les sillons se creusent davantage, formant autant de clapiers où s'accumule le mucopus.

Dans *la forme diffuse*, il existe partout, disséminées dans le cavum des sortes de saillies acuminées, mamelonnées, rouges, entre lesquelles les mucosités purulentes s'accumulent.

Histologie. — Les végétations adénoïdes sont formées de tissu adénoïde recouvert d'épithélium cilié ou pavimenteux et, à part l'hypertrophie, leur tissu ne diffère pas de celui de la glande normale.

Du tissu conjonctif plus ou moins scléreux envahit ces masses, soit avec l'âge, à partir de la puberté, soit à la suite de poussées inflammatoires répétées.

Enfin, ainsi que nous l'avons vu au chapitre précédent, les végétations adénoïdes peuvent renfermer exceptionnellement des cellules géantes, des nodules et des bacilles tuberculeux.

Symptomatologie. — Nous prendrons comme un type de notre description clinique le cas le plus courant, celui de végétations développées chez un enfant de trois à huit ans, nous réservant d'étudier à part les formes un peu spéciales chez les nourrissons et chez l'adulte.

Symptômes fonctionnels. — Les masses adénoïdes déterminent deux ordres de phénomènes bien distincts : des

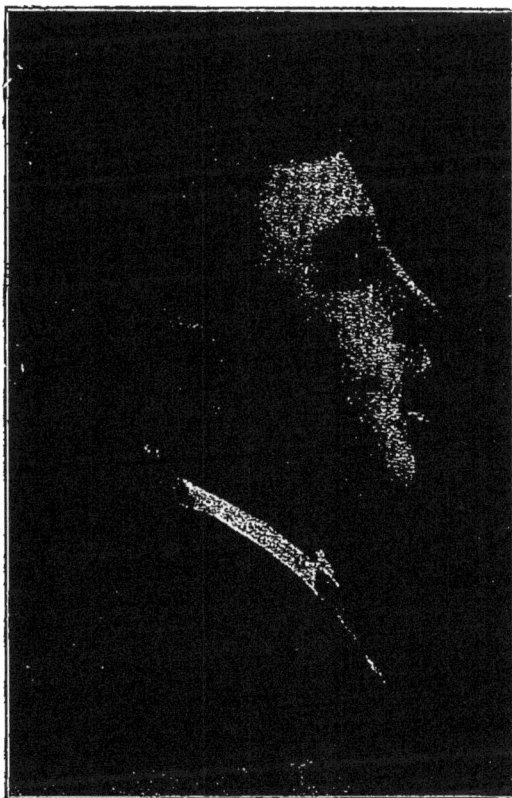

Fig. 11. — Facies adénoïdien.

signes d'obstruction qui se manifestent du côté du nez, de la bouche, des voies respiratoires et des oreilles, et des *signes d'infection* pouvant se propager aux organes voisins.

La *gêne respiratoire* nasale est le premier signe qui frappe généralement les parents : l'enfant respire la bouche ouverte, il ronfle la nuit, et cette gêne respiratoire s'accentue sous l'influence des poussées aiguës d'un rhume. L'enfant ne se mouche pas, s'il est jeune; son nez est encombré de mucosités qui coulent sur la lèvre. S'il est plus âgé, il le fait avec grande difficulté à cause de l'obstruction nasale.

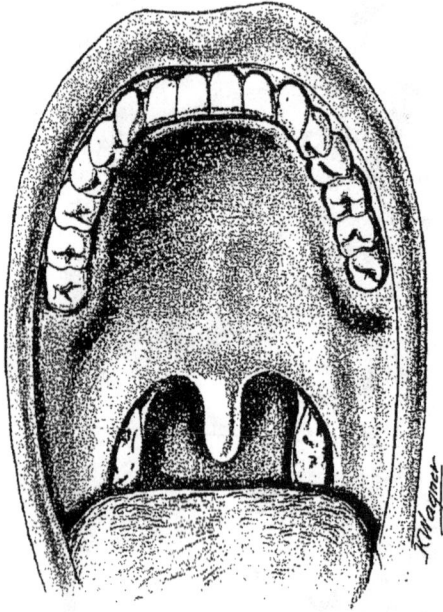

Fig. 12. — Voûte palatine et dents normales.

L'adénoïdien est pâle, chétif, ses yeux sont cernés, sa bouche est ouverte, la lèvre supérieure épaissie laisse passer des dents proéminentes. Les fosses canines sont fuyantes. Le maxillaire supérieur est peu développé comparé à l'inférieur que rien n'a empêché de s'accroître et le menton est saillant. Tel est le FACIÈS ADÉNOÏDIEN, qui permet à l'observateur de faire le diagnostic à première vue (fig. 11).

Comme conséquence de l'obstruction nasale, il se produit des *troubles de la voix et de la prononciation* : la voix a *perdu son timbre* à cause du défaut de résonance dans les cavités supérieures ; elle est nasonnée et le sujet prononce difficilement les nasales n et p, ma ma, ba ba.

Vers les *oreilles*, on constate également des signes tout à fait particuliers. Ce sont même les manifestations auriculaires qui, seules, inquiètent les parents et nous font souvent amener leurs enfants vers l'âge de quatre ou cinq ans : cette localisation est tellement importante que l'on décrit communément une *forme auriculaire* de cette affection. L'enfant entend mal, a de la surdité de façon intermittente, il se plaint de bourdonnements d'oreille et même de véritables otalgies survenant de façon passagère, disparaissant comme elles sont venues, sans laisser de traces autres que la menace de leur répétition. La surdité peut s'installer ensuite définitivement, et c'est là, on peut le dire, une des principales causes de surdité des jeunes enfants.

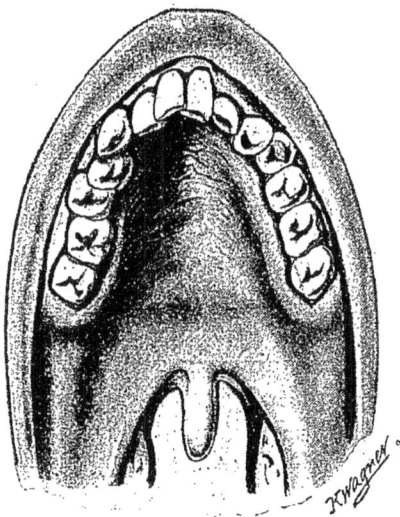

Fig. 13. — Voûte palatine ogivale et implantation vicieuse des dents chez les adénoïdiens.

C'est aussi l'obstruction nasale qui semble être la cause de la *céphalée* adénoïdienne, des lourdeurs de tête et de la paresse intellectuelle que l'on observe chez tous les adénoïdiens et que Guye, d'Amsterdam, a bien décrite sous le nom d'*aprosexie*.

Symptômes physiques. — EXAMEN DIRECT DU PHARYNX. — Un pareil ensemble de signes fonctionnels

commande l'examen du pharynx et des fosses nasales.
A l'ouverture de la *bouche,* on est frappé par l'implantation vicieuse des dents qui chevauchent les unes
sur les autres ; il semble qu'elles n'aient pas eu assez de
place pour se développer par suite de l'atrophie du
maxillaire supérieur. La voûte palatine est très creusée
en ogive, constituant la *voûte palatine ogivale.* Le voile
du palais pend inerte et refoulé en avant. En arrière la
paroi pharyngée postérieure est remplie de muco-pus qui
vient du cavum et tombe dans le pharynx buccal.

De même sur cette paroi, on peut voir des traînées de
granulations qui descendent d'en haut ; véritables organes
lymphoïdes aberrants, on les retrouve sur la paroi postérieure du pharynx : elles indiquent qu'il existe dans le
cavum des végétations.

Les amygdales palatines sont en général (deux fois sur
trois) augmentées de volume.

Rhinoscopie postérieure. — Elle doit être faite
suivant les règles que nous avons indiquées (1). Elle
permet de constater dans le miroir, inséré sur la paroi
postérieure du pharynx et sur la voûte, des masses plus
ou moins étalées, de coloration grisâtre, recouvertes de
muco-pus, séparées les unes des autres par des sillons.
La rhinoscopie postérieure nous donne, non seulement
des renseignements très précieux sur le siège de ces
végétations, en les décelant au voisinage des orifices
tubaires, mais elle nous permet de voir s'il existe des
poussées d'adénoïdite plus ou moins aiguës et si, du côté
des choanes, il n'y a pas d'autres causes d'obstruction
nasale : queues de cornet, etc.

Mais ce mode d'exploration ne peut pas être employé
chez les jeunes enfants ; en outre il nous renseigne
difficilement sur le volume des tumeurs, en les faisant

_____

(1) Guisez, Maladies des fosses nasales et des sinus, 2e édit., p. 34.

toujours paraître plus petites qu'elles ne sont en réalité: dans le miroir incliné dans le rhino-pharynx, le rayon visuel n'atteint pas toute la tumeur, mais ne fait que raser sa portion superficielle.

RHINOSCOPIE ANTÉ-RIEURE. — La rhinoscopie antérieure, faite avec le spéculum ordinaire, permet de voir *in vitro* les végétations, mais elle est souvent impossible à cause de l'hypertrophie et de la congestion des cornets qui accompagnent souvent les adénoïdes. L'usage de la cocaïne adrénalisée permet cependant, par la simple

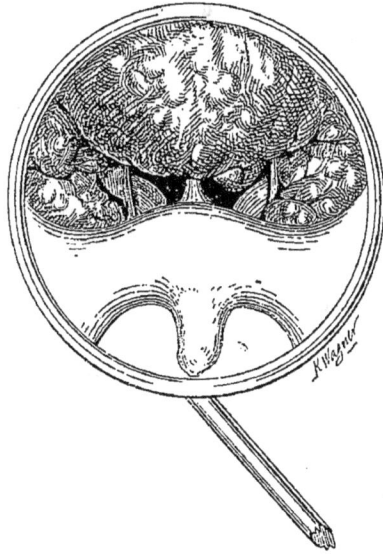

Fig. 14. — Adénoïdes vus dans le miroir.

rhinoscopie antérieure, une vision assez étendue dans le cavum. Elle permet, dans certains cas, de délimiter la limite inférieure des tumeurs. Elle devrait, à notre avis, être systématiquement pratiquée dans tous les cas à cause de sa simplicité et du peu de gêne qu'elle occasionne chez les malades pusillanimes.

. TOUCHER RHINO-PHARYNGIEN. — Mais le véritable moyen d'examiner le cavum d'un adénoïdien, c'est le toucher rhino-pharyngien : lui seul permet d'évaluer exactement le volume, le siège des tumeurs.

Le doigt qui explore sent derrière le voile une masse molle et dépressible, il revient souillé de mucosités ou même de quelques parcelles de la tumeur.

Le toucher bien fait, rapidement et légèrement conduit,

ne doit jamais être douloureux. Il convient néanmoins de prévenir les parents qu'il détermine parfois une légère hémorragie nasale et il ne doit être fait, à notre sens, comme moyen de certitude qu'en dernier ressort, en dehors de toute poussée aiguë.

EXAMEN DES OREILLES. — Il complétera l'exploration du naso-pharynx chez un adénoïdien. Il nous montre souvent un tympan rétracté, grisâtre, avec exsudat de la caisse plus ou moins abondant. On peut constater de l'otite aiguë ou même de l'otite purulente parfois méconnue.

Symptômes généraux. — La présence de végétations adénoïdes dans le rhino-pharynx, l'obstruction nasale, les phénomènes d'infection qui en résultent apportent dans l'organisme tout entier des modifications profondes qui se manifestent du côté des différents appareils et du côté de l'état général.

APPAREIL RESPIRATOIRE. — La *toux* est un symptôme fréquent chez les adénoïdiens ; rauque, surtout marquée la nuit, elle affecte parfois des caractères spasmodiques, s'accompagne d'accès de suffocation, et les végétations rentrent pour une grande part dans la production des accès de laryngite striduleuse ou de *faux croup*. L'*asthme infantile*, la *bronchite spasmodique* ont souvent comme cause un obstacle naso-pharyngé. De même les phénomènes d'infections issus des végétations peuvent amener la production de *laryngites*, de *bronchites* et de *broncho-pneumonies*.

SQUELETTE. THORAX. RACHIS. — Le défaut de respiration nasale amène l'*insuffisance d'expansion thoracique* ; la poitrine s'arrête dans son développement, les adénoïdiens ont le thorax plat, les clavicules et les épaules saillantes. Le sternum est aplati et le ventre est bombé, saillant ; le bassin, que rien n'a entravé dans son développement, paraît bien plus large que le reste du corps. Les déformations du thorax amènent les déviations compensatrices.

Le *rachis* subit certaines altérations dans son évolution, amenant la scoliose, la *cyphose* avec ensellure lombaire. Ziem, de Dantzig, a réussi à reproduire artificiellement ces déformations, en obturant et en ouvrant alternativement les deux narines chez de jeunes lapins : il a vu, à la suite, survenir de l'asymétrie thoracique, de la scoliose avec aplatissement du thorax du côté correspondant.

Par les troubles de la nutrition auxquels elles donnent lieu, les végétations sont une cause fréquente du *rachitisme*. Tous ces troubles de l'ossature commandent un examen complet de l'enfant; déshabillez-le pour vous en rendre un compte exact.

TUBE DIGESTIF. — Le muco-pus sécrété à la suite ou en dehors des crises d'adénoïdite amène des troubles digestifs, des phénomènes d'infection gastro-intestinale, *entérite, entéro-colite*. C'est dans le pharynx supérieur que, bien souvent, il faut rechercher les causes de l'entérite des jeunes sujets. Sur 60 observations prises avec soin nous avons vu tous les signes d'entérite disparaître radicalement par l'ablation des végétations adénoïdes (1).

APPAREIL CIRCULATOIRE. — L'adénoïdien respirant mal, son *hématose* se fait avec difficulté, particulièrement pendant le sommeil. On a trouvé que le sang des adénoïdiens était plus chargé en acide carbonique, moins riche en oxygène que le sang d'un enfant normal. Les phénomènes d'infection peuvent également déterminer de la péricardite, de l'endocardite (Huchard).

SYSTÈME NERVEUX. RÉFLEXES. — Les adénoïdes, en tant qu'obstacle nasal, peuvent être le point de départ de réflexes à manifestations diverses. Ce sont des convulsions, crises épileptiformes, tics, des terreurs nocturnes ; l'enfant se réveille en sursaut, en proie à des cauchemars. D'autres fois, il pisse au lit et l'*énurésie nocturne* des jeunes

---

(1) Voy. *Journal des Praticiens*, juin 1906.

enfants est bien souvent adénoïdienne, elle disparaît radicalement après l'ablation des végétations.

ÉTAT GÉNÉRAL. ARRÊT DE DÉVELOPPEMENT. — L'enfant mange bien et ne profite pas, nous disent les parents : il a le ventre dilaté et gros, l'ombilic saillant ; le haut du corps semble être arrêté dans son développement.

Ces raisons réunies font qu'il ne se développe pas ; il semble qu'il y ait là quelque chose qui l'empêche de partir, de grandir et qui est une entrave à sa vie normale.

Formes. — A. Telle est la *forme clinique la plus courante*, celle d'un *enfant de quatre à six ans* avec les manifestations les plus diverses qui peuvent exister à différents degrés chez le malade que l'on observe.

B. Mais les végétations peuvent exister dans le tout jeune âge, chez le *nourrisson*. Il est assez difficile, dans ce cas, de savoir si elles sont *acquises* dans les premières semaines de la vie, ou *congénitales* ; en tout cas on les rencontre à l'âge de deux ou trois semaines. Elles prennent alors une physionomie un peu particulière. L'enfant paraît très gêné dans sa respiration, il fait entendre *du cornage*, suppléant mal à l'obstruction nasale par la respiration buccale. Il a, en plus, de la peine à téter, il refuse le sein, ou ne peut continuer la succion, obligé de respirer par la bouche, qui seule est libre. Il marche rapidement à l'athrepsie par insuffisance d'alimentation.

Chez lui, le diagnostic est peu aisé, le toucher, difficile à faire, n'est possible qu'avec le petit doigt. Mais on doit y songer chaque fois que l'on observe ces symptômes, même au bout de quelques semaines : en dehors d'un coryza aigu, qui est alors passager, il n'y a que les végétations qui les produisent de façon aussi nette.

C. L'*adulte* présente souvent des végétations qui peuvent persister jusqu'à un âge avancé, quarante à quarante-cinq ans et même plus. Il vient nous consulter, soit pour de la gêne et de l'enchifrènement nasal, soit parce qu'il est devenu sourd progressivement, ou bien parce que sa voix se perd s'il est chanteur, ou se couvre et se fatigue s'il est orateur. Si on examine la gorge, on constate que la paroi postérieure du pharynx est rouge et parsemée de granulations. La rhinoscopie postérieure fait voir une hypertrophie de la glande de Luschka ; il existe du catarrhe naso-pharyngien chronique, cause de tout le mal.

D. Enfin, suivant que tel trouble prédomine, on décrit la forme à *type respiratoire* avec prédominance des signes d'obstruction nasale et ses conséquences, troubles de développement du squelette du thorax ; *type auriculaire*, avec surdité précoce, bourdonnements ; *les formes infectantes*, avec les otites suppurés, entérites, appendicites, bronchites, broncho-pneumonie, ces manifestations survenant en particulier à chaque poussée d'adénoïdite aiguë.

Diagnostic. — Il est facile de faire le diagnostic exact de végétations adénoïdes, à la condition de procéder par ordre : et l'on a dans le toucher naso-pharyngien un moyen de certitude.

Méfiez-vous d'un diagnostic fait à première vue et pensez que le *facies dit adénoïdien* se retrouve dans tous les obstacles des fosses nasales, éperons, polypes, déviations de la cloison, rhinite hypertrophique. Il mériterait bien plutôt le nom de *facies d'obstruction nasale*.

Il suffit de placer un spéculum dans le nez pour faire le diagnostic différentiel avec ces diverses affections.

Pronostic, Marche, Durée, Terminaison. — Le développement des végétations adénoïdes *est progressif* elles semblent parfois grossir rapidement au cours ou dans la convalescence d'une fièvre éruptive, à la suite d'un rhume ou d'un coryza aigu, de la grippe. Dans leur évolution, surviennent de temps à autre des *poussées aiguës*, des crises d'adénoïdite aiguë, durant lesquelles tous les phénomènes auxquels elles donnent lieu s'exagèrent.

Les végétations *s'atrophient vers l'âge de douze à qua-*

torze ans. Mais après avoir entraîné combien de troubles plus sérieux ! Elles peuvent du reste persister chez l'adulte, ainsi que nous l'avons vu, envahies plus ou moins par le tissu fibreux qui enferme dans ses mailles autant de clapiers purulents.

Les végétations adénoïdes, avec leur cortège de complications, par l'obstacle au développement, les déformations thoraciques auxquelles elles donnent lieu, les sécrétions septiques qu'elles déversent dans les appareils digestif et respiratoire, ont un *pronostic* plutôt *sérieux*.

C'est la grande cause de surdité des jeunes enfants, amenant parfois l'otite purulente avec toutes ses conséquences.

Enfin il est une notion dont il faut bien se pénétrer, c'est qu'il *n'y a pas toujours de rapport entre le volume des végétations et les troubles observés* : ces infections descendantes ou otiques étant dues aux clapiers purulents que les végétations même moyennes renferment tout aussi bien.

Heureusement la gravité de ce pronostic tombe devant le traitement qui, par la suppression des végétations, amène la cessation immédiate de tous les symptômes et le relèvement physique et moral du jeune sujet.

Traitement. — Quel traitement doit-on conseiller en présence d'un enfant chez qui on a diagnostiqué des végétations adénoïdes ?

Traitement médical. — On doit toujours instituer tout d'abord un traitement médical, qui est simplement *calmant*, fait cesser les poussées aiguës et permet de se rendre compte de l'état exact des parties en dehors de toute inflammation. Il consistera :

1° Chez les tout jeunes enfants, en l'administration par les fosses nasales d'huiles faiblement antiseptiques et astringentes, à la condition de les donner dans la position couchée à l'aide d'un compte-gouttes ou de la seringue de Marfan : avec de l'huile mentholée à 1/100, de l'huile résorcinée à 1/50.

2º CHEZ LES SUJETS PLUS AGÉS, on ordonne de la pommade mentholée boriquée à 1/100, en leur enjoignant de bien la renifler :

Vaseline	30 grammes
Acide borique	5 —
Menthol	0^g,25

Tel est le seul traitement médical qu'il convient d'indiquer aux malades. C'est-à-dire un traitement qui permette aux poussées aiguës de disparaître, de faire cesser l'adénoïdite aiguë, mais qui n'a aucune action sur l'hypertrophie vraie, pas plus d'ailleurs que les badigeonnages du cavum avec différentes substances astringentes qui, en outre, sont douloureuses et difficiles à appliquer chez les jeunes enfants.

Le seul traitement rationnel, c'est le traitement *chirurgical*, l'*ablation des végétations*. Le traitement médical ne doit servir en cas d'hypertrophie vraie adénoïdienne que de préparation au traitement chirurgical.

Traitement chirurgical. — INDICATIONS OPÉRATOIRES. — Quand est-il indiqué d'opérer les végétations ?

Les indications opératoires sont tirées :

1º *Chez l'enfant*, des troubles occasionnés par les végétations sur le développement, la gêne respiratoire nasale, les troubles auriculaires, surdité, ou poussées d'otite avec suppuration ou non, et de tous les troubles que nous avons énumérés plus haut.

2º *Chez le nourrisson*, de l'impossibilité de prendre le sein, de l'athrepsie en résultant, et de la dyspnée nocturne, qui commandent une intervention immédiate.

3º *Chez l'adulte*, du catarrhe naso-pharyngien chronique, qui entraîne, soit la surdité, soit la laryngite chronique avec perte de la voix.

A QUEL AGE DOIT-ON OPÉRER ? — Si l'indication est formelle, il faut agir très rapidement, même si l'on a

affaire à un nourrisson : l'opération est possible sans
grand danger, même à cet âge, à condition de prendre
certaines précautions.

Mais il vaut mieux n'opérer qu'à partir de trois ans.
L'enfant supportera en effet mieux, s'il est un peu plus
âgé, le traumatisme d'une opération que l'on doit faire
le plus complètement possible pour éviter toute récidive.

Tout dépend du reste de l'état général de l'enfant et,
chez un enfant bien constitué, plus tôt l'opération sera
faite, plus vite il en profitera. Il convient donc de s'élever
contre le dicton encore trop courant, qu'un *enfant est
trop jeune pour supporter l'opération s'il n'a pas cinq ou
six ans.*

Doit-on user de l'anesthésie (locale ou générale),
ou opérer l'enfant sans l'endormir ? — *Au-dessous
de deux ans*, on ne doit recourir à aucun anesthésique,
dangereux à cet âge, et inutile, car le nourrisson est toujours
très facile à manier.

Chez l'enfant de deux à douze ans, on ne peut songer à
l'anesthésie locale, car les intoxications cocaïniques se
produisent chez lui avec une grande facilité; en outre,
l'anesthésie locale n'assure pas une immobilité suffisante,
qui est le principal avantage de l'anesthésie générale.

Chez l'adulte, l'anesthésie locale est toujours suffisante,
sous forme de badigeonnages du cavum avec un porte-
ouate que l'on imbibe d'une solution de cocaïne à 1/20
ou 1/10.

Peut-on se passer d'anesthésie générale chez
l'enfant ? — Cette question divise encore le monde des
spécialistes, et il y a des partisans comme des détracteurs
absolus de l'anesthésie générale pour opérer les végétations.

Il est évident qu'on peut se passer d'anesthésie. Si l'on
a affaire à un enfant docile, lorsque les parents consentent
à l'opération sans anesthésie, il est possible d'opérer sans
l'endormir. Mais comme l'usage du chloréthyle bien ad-

ministré rend les chances d'accidents presque nulles, nous sommes partisan de l'anesthésie chloréthylique qui permet de faire facilement une intervention complète, condition *sine qua non* pour éviter toute récidive (1).

Il est évident qu'en cas de lésions cardiaques ou pulmonaires, il faut écarter toute idée d'anesthésie.

POUR PRATIQUER L'ANESTHÉSIE. — On n'emploie aujourd'hui que des anesthésiques à action courte, le *brométhyle*, ou mieux le *chloréthyle*.

Nous ne nous servons plus que du chloréthyle qui a comme grand avantage une élimination rapide ; administré avec l'appareil Décolland, il permet, avec des doses de 1 centimètre cube, d'endormir les petits malades. Nous ne reviendrons pas ici sur la technique de la chloréthylisation, l'ayant déjà exposée en détail (2). Mais nous ne saurions trop répéter de se conformer bien exactement à toutes les règles, si l'on veut ne pas avoir d'accidents.

L'enfant doit être assis, maintenu sur les genoux d'un aide en position rhinologique, solidement maintenu. Ou mieux, si possible, un aide supplémentaire lui tient la tête.

Que l'on se contente d'un seul aide ou de deux, il faut que celui qui tient l'opéré sur ses genoux soit très au courant de l'anesthésie, qu'il connaisse le moment où *l'enfant mollit*. C'est à ce moment précis qu'il convient de cesser l'administration du chloréthyle ; qu'il sache aussi les différentes manœuvres à exécuter pendant l'opération à chacun des divers temps, cela est indispensable pour la réussite de l'intervention.

TECHNIQUE OPÉRATOIRE. — *L'ablation en un seul temps* est le seul procédé à recommander. Elle doit se faire tou-

(1) En particulier si l'on se sert d'appareil doseur comme l'appareil de Décolland ; depuis six ans, sur plus de deux mille anesthésies, nous n'avons jamais observé le moindre incident.

(2) GUISEZ, Maladies des Fosses nasaes, p. 65.

jours par la voie buccale, qui est la voie d'accès vers le cavum la plus facile et la plus large.

Instruments. — On peut enlever les végétations en se servant de la pince à cuillers ou mieux de la curette.

Les *pinces* à employer doivent présenter pour contourner le voile une double courbure. Devant couper sur place, les cuillers sont tranchantes, mais seulement sur leurs bords postérieurs et supérieurs ; en avant elles s'écartent l'une de l'autre pour ne pas pincer le voile du palais. En plusieurs prises, on enlève dans le cavum tout ce que l'on peut saisir. Mais cette méthode est insuffisante : elle n'enlève pas suffisamment la tumeur au ras de son insertion, laissant des points adhérents à la paroi postérieure, sources d'*hémorragies secondaires* et de *récidives*. Elle ne doit être employée, comme nous le verrons, que dans certaines conditions spéciales, chez le nourrisson et chez l'adulte.

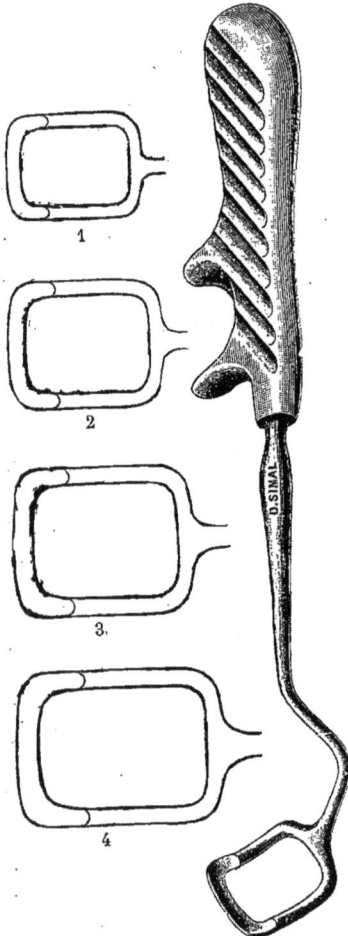

Fig. 15. — Curette de Fein pour l'ablation des végétations.

La *curette* annulaire est l'instrument de choix pour l'abla-
on des végétations : elle se compose d'une sorte d'anneau
iangulaire, dont la partie interne est tranchante et
ontée sur un manche bien à la main. Cet instrument, ima-
né par Gottstein, a été modifié par Moritz-Schmidt, qui

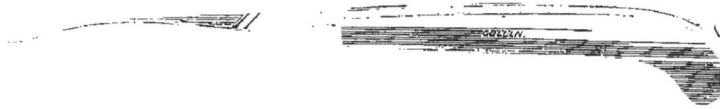

Fig. 16. — Curette de Moritz-Schmidt.

a reporté la lame en avant. Elle ne fait ainsi qu'enlever
qui dépasse de la muqueuse, sans mordre sur elle, ne
lésant pour ainsi dire pas.
Le tranchant de ces curettes doit être légèrement émous-

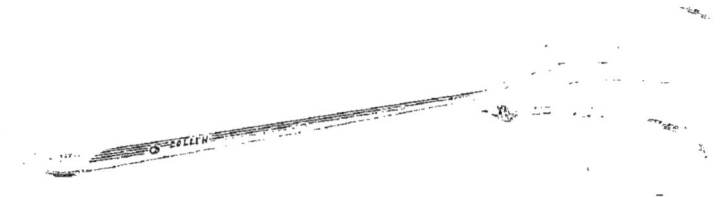

Fig. 17. — Pince de Châtellier.

; trop vif, il amène des hémorragies plus abon-
tes (1).
omme instruments accessoires, disposer dans un plateau
cé sur une table, à droite de l'opérateur, un ouvre-
che, un abaisse-langue, une pince de Châtellier, une

) La curette de Fein (fig. 15), par sa forme et son « action en mani-
e », permet, pour certains auteurs, un curettage facile du cavum
une ouverture moins grande de la bouche ; elle est toutefois moins
en main que la curette droite à laquelle nous avons gardé notre
érence.

pince à langue en cas de besoin. Le tout doit être soigneusement stérilisé, bouilli, ou passé à l'autoclave.

Technique. — L'enfant étant tenu comme nous avons dit, endormi ou non, rapidement on saisit l'abaisse-langue de la main gauche, et, s'en servant comme d'un coin, on l'introduit entre les mâchoires et on le fait tourner un peu pour les écarter; par la fente ainsi produite, on introduit les mors fermés de l'ouvre-bouche, que l'on ouvre de cinq ou six crans et non à fond (fig. 18); une trop grande ouverture de la bouche pouvant amener une luxation et le spasme de la glotte.

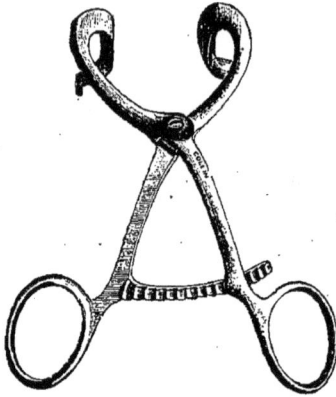

Fig. 18. — Ouvre-bouche de Doyen.

Maintenant la langue avec l'abaisse-langue de la main gauche, et l'appuyant fixement sur la paroi postérieure du cavum, ayant bien en vue le cavum, on saisit la curette de la main droite à pleine main, l'index allongé le long de l'instrument pour le guider. La curette est dirigée dans le fond de la bouche horizontalement (fig. 20), en contournant le voile, elle est insinuée dans le pharynx, elle est ensuite redressée, et abaissant le manche, elle va gagner la voûte du cavum en remontant le plus haut possible (fig. 21). On appuie fortement sur la paroi postérieure, on relève vivement le manche. La curette exécute son mouvement de descente que l'on prolonge le plus bas possible pour bien sectionner les tumeurs à enlever (fig. 22 et 23). Ce coup médian étant donné, appliquer ensuite de la même façon deux ou trois fois la curette à la voûte et sur les parties latérales, de façon qu'aucun coin n'échappe au curettage.

Dès que celui-ci est terminé, retirer vivement les instruments, *pencher très rapidement la tête de l'enfant en avant*, pour éviter la chute des végétations et du sang dans les voies aériennes, car l'hémorragie immédiate est toujours

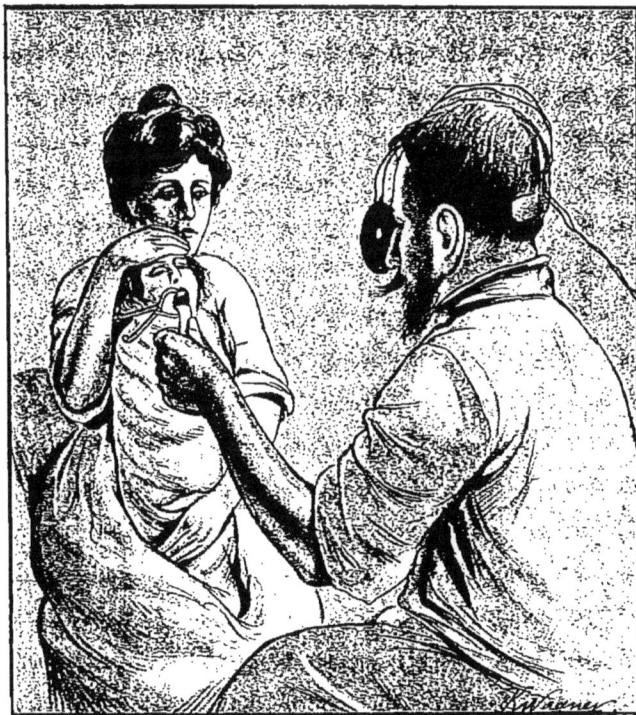

Fig. 19. — Examen du pharynx d'un enfant tenu par une aide avec l'ouvre-bouche et l'abaisse langue.

abondante. On le redresse, on attend que l'hémorragie cesse, ce dont on s'assure par un examen du cavum : l'opération, qui n'a duré qu'une à deux minutes, est terminée.

Les végétations, au moment du curettage, tombent dans la bouche, et il est possible de les maintenir sur le dos de l'abaisse-langue. En faisant exécuter à celui-ci un mouvement rapide d'élévation, en le retirant, il est élégant de

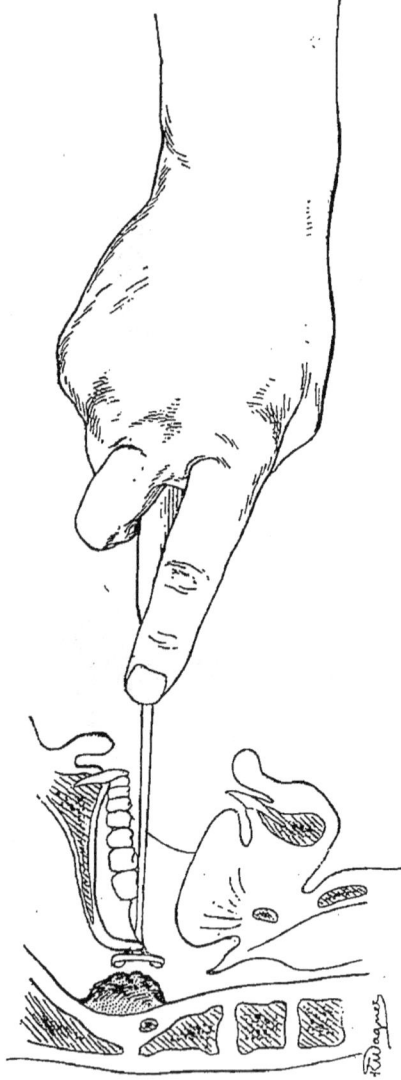

Fig. 20. — Premier temps d'ablation d'adénoïdes. Curette incurvée entre le voile et la tumeur.

les faire sauter hors de la bouche pour présenter ensuite la totalité de la masse enlevée ; sinon elles sont dégluties; parfois elles peuvent tomber dans les

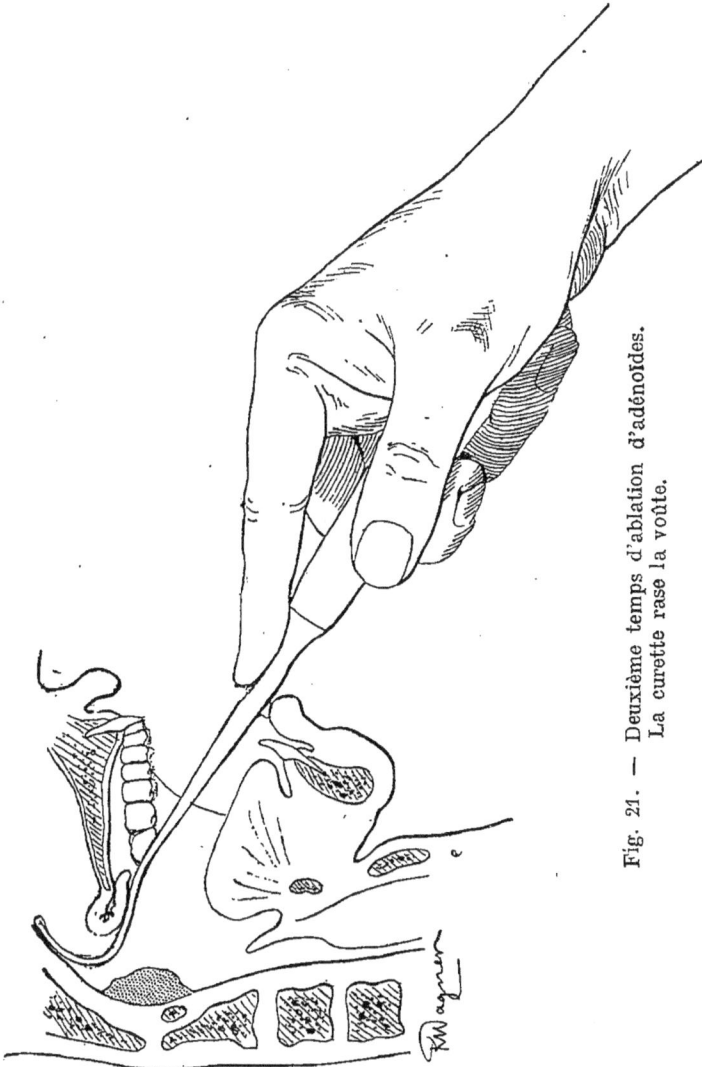

Fig. 24. — Deuxième temps d'ablation d'adénoïdes.
La curette rase la voûte.

voies aériennes, éventualité qu'il faut surtout éviter,
en particulier chez le nourrisson ; la chute des

végétations peut entraîner chez lui des phé-

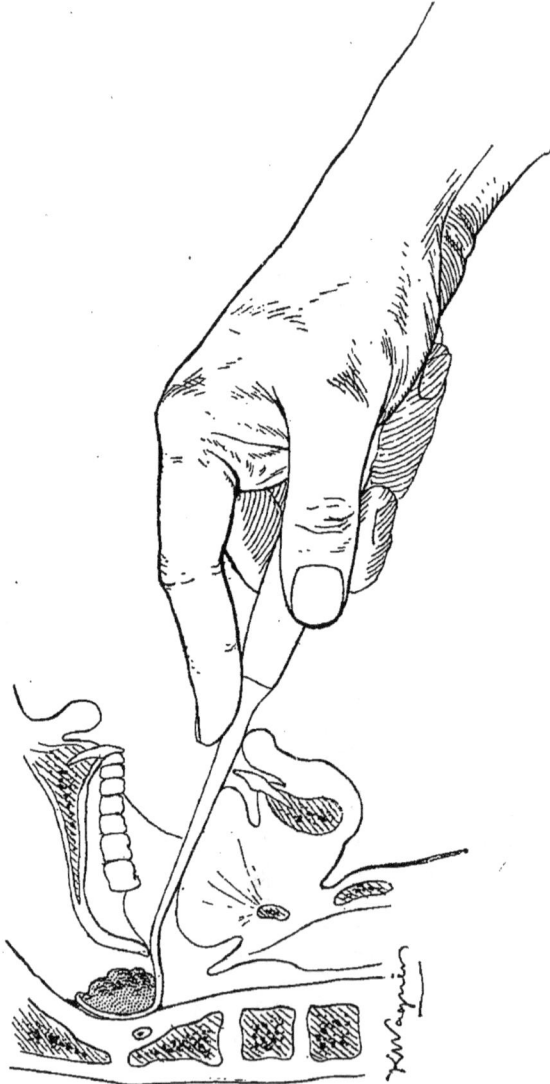

Fig. 22. — Troisième temps d'ablation d'adénoïdes. La tumeur est prise dans la curette.

nomènes d'obstruction et de spasme glottique graves.

Chez l'enfant plus âgé elle peut être cause de complications broncho-pulmonaires.

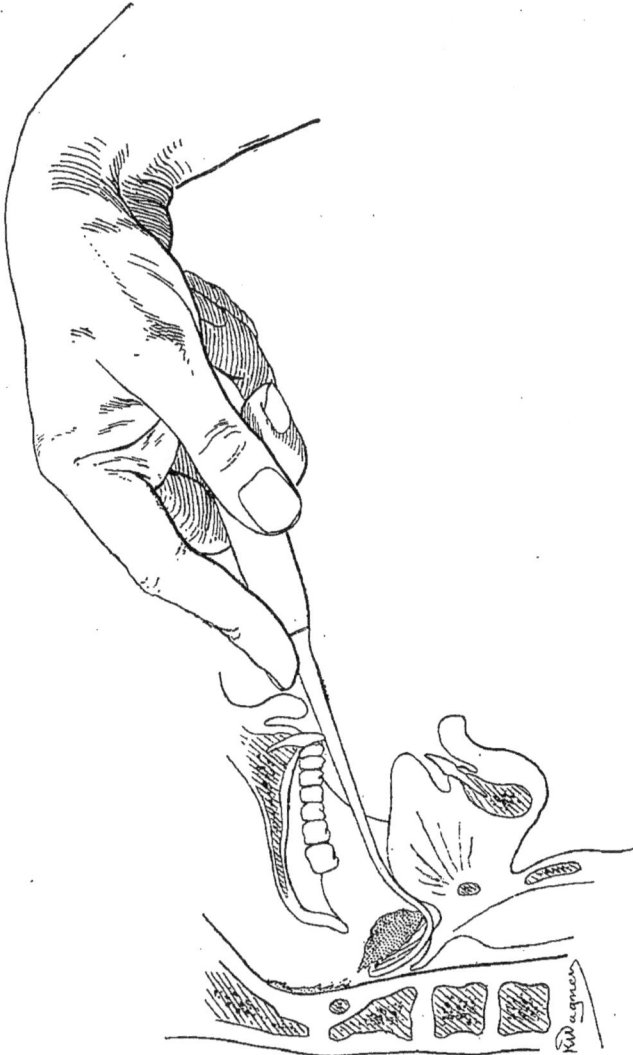

Fig. 23. — Quatrième temps d'ablation d'adénoïdes. La tumeur tombe sur la langue.

On évite cet accident : 1° en maintenant exactement l'abaisse-langue au fond de la bouche pendant l'intervention; 2º en abaissant la tête rapidement en avant aussitôt le curettage terminé (1).

L'hémorragie doit cesser rapidement : sinon, c'est qu'il reste des débris saignants appendus à la voûte du cavum : quelques bonnes prises avec la pince de Châtellier, ou mieux un coup de curette supplémentaire ont bien vite fait de le débarrasser.

Nous ne recommandons aucun lavage immédiat, aucune irrigation de la gorge, comme inutile ou même dangereuse pour les trompes.

Le petit malade est ensuite couché dans un lit bien chaud ou sur une chaise longue.

On prend la peine d'écrire les recommandations pour les soins consécutifs *sur une note que l'on remet aux parents.*

«L'enfant doit *garder le repos et la chambre pendant quatre ou cinq jours.* Ne prendre, le jour de l'opération, que de la glace et du bouillon froid par petites quantités.

« Le lendemain, alimentation légère liquide; les jours suivants, alimentation demi-solide. Sortie et vie normale le sixième ou septième jour ; pendant tout ce laps de temps, ne prescrire aucun lavage, aucun gargarisme, comme inutile et favorisant l'hémorragie. »

Suites opératoires. — Les suites opératoires sont très simples ; l'enfant reste engourdi pendant quelques heures, ou, s'il crie aussitôt l'opération, il se calme et se rendort bientôt. En somme, il souffre peu, et d'autant moins qu'il est plus jeune, les tissus étant très friables dans le jeune âge.

Il convient de prévenir les parents que le petit opéré peut avoir des vomissements noirâtres le jour de l'opération, dus à la déglutition du sang qui, mêlé aux mucosités stomacales, ne manquerait pas d'effrayer l'entourage. *S'il se produit une légère hémorragie,* ce dont on est averti par

(1) Voir Guisez, De la chute des végétations dans les voies aérienne (*Congrès de la société française de laryngologie,* mai 1912).

une légère épistaxis ou des crachements de sang : conseiller de verser dans chaque narine, et dans la position couchée, quelques gouttes d'eau oxygénée à 12 volumes ; si elle continue, faire venir l'opérateur.

Résultats opératoires. — Les hémorragies graves sont très rares. Elles sont dues à un curettage incomplet. 1º S'assurer avec la pince qu'il ne reste pas de végétations. 2º Si l'hémorragie continue, injectez ergotine, sérum gélatiné. Tamponner le cavum.

Les *complications d'infection* sont exceptionnelles s l'on a opéré en dehors de toute poussée d'adénoïdite, et si l'on a suivi rigoureusement la technique énoncée plus haut pour éviter la chute dans les voies aériennes.

En réalité il s'agit d'une opération qui ne présente aucune gravité, et les dangers qu'elle présente son bien minimes comparés aux troubles qui résultent de la présence des végétations adénoïdes.

L'enfant reprend sa mine et profite rapidement de l'opération ; on en voit qui gagnent plusieurs kilos dans les mois qui suivent l'opération. Du côté des fosses nasales, la rhinite hypertrophique naso-congestive disparaît, et il ne reste plus trace de l'obstruction nasale. La surdité, l'otite purulente récentes guérissent spontanément. Il n'est besoin d'un traitement local que si ces lésions sont trop anciennes.

S'il coexiste des amygdales palatines, doit-on ces opérer en même temps, ou remettre leur ablation à une séance ultérieure ? Les partisans de l'opération en deux temps pensent qu'une fois les adénoïdes enlevées, les amygdales peuvent régresser : cela est bien rarement vrai, et mieux vaut opérer le tout en une séance, le traumatisme par l'ablation des amygdales avec les instruments dont nous disposons est insignifiant : il suffit de se presser un peu pour mener à bien les deux interventions.

Voici une question qui est souvent posée au médecin :

Les adénoïdes, une fois enlevées, repousseront-elles ? La plupart des *récidives*, à notre sens, proviennent d'opérations incomplètes, faites à la pince en particulier, ou du curettage peu soigneux de la voûte. Cependant, chez les enfants strumeux ou opérés très jeunes, chez les nourrissons, où l'opération est forcément incomplète, les récidives ne sont pas rares.

OPÉRATION CHEZ LE NOURRISSON. — Chez lui, on doit *toujours opérer à la pince*, à cause de la gravité particulière de la chute des végétations dans les voies aériennes. On se sert d'une pince à mors courts, et dont la partie prenante est seule recourbée (pince de Lubet-Barbon) (fig. 24). L'opération se fait également l'enfant étant assis, et l'on se sert d'un petit abaisse-langue. On ne prend dans la pince que ce qui offre peu de résistance, sinon on peut léser les bourrelets tubaires et l'extrémité postérieure de la cloison.

OPÉRATION CHEZ L'ADULTE. — Chez l'adulte, nous conseillons l'ablation à la pince ; point n'est besoin d'user du contrôle du miroir, lorsque l'on a repéré bien exactement à l'avance la tumeur à enlever. *La curette* est en effet d'*application très*

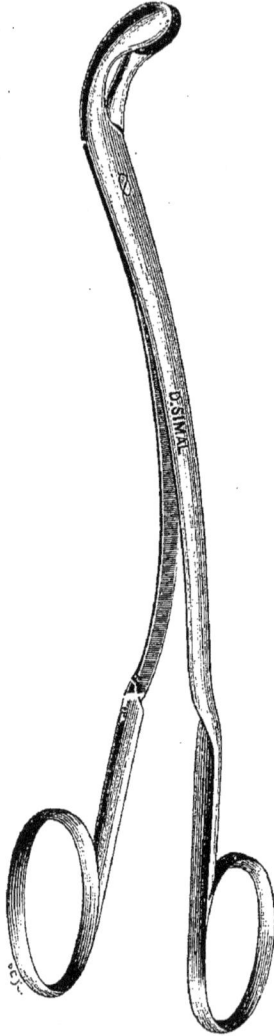

Fig. 24. — Pince de Lubet-Barbon pour nourrissons.

douloureuse chez lui, laissant des douleurs dans le cou, du torticolis dans les heures qui suivent, et un arrachement de la fibro-muqueuse postérieure, très long à cicatriser.

Ce qu'il ne faut pas faire. — I. C'est à propos des végétations adénoïdes que le *primum non nocere* doit faire réfléchir le praticien. C'est d'abord, au point de vue diagnostic, de **méconnaître les végétations**, de ne point leur rapporter des crises de surdité, des poussées d'otite aiguë, de laryngite striduleuse, d'énurésie nocturne, de prendre de la rhinite vaso-congestive pour de l'hypertrophie vraie et de réduire les cornets par exemple, alors que l'obstacle siège dans le cavum. C'est, erreur inverse, donnant une valeur absolue au facies adénoïdien par exemple, de méconnaître un éperon nasal, des polypes, de la rhinite hypertrophique, qui amènent les mêmes déformations faciales (*facies d'obstruction nasale*). Donc pas de diagnostic à première vue, et n'intervenir qu'après un examen complet.

II. Avant de prendre une décision opératoire, il convient de toujours soumettre les malades à un *traitement médical* préparatoire antiseptique local :

1º Pour ne point prendre une *poussée d'adénoïdite aiguë* pour de l'*hypertrophie vraie*, laquelle disparaît d'ailleurs généralement après des soins très courts.

2º Le toucher lui-même, lorsque l'on se méfie d'une poussée d'adénoïdite, ne devra pas être fait au premier examen ; il ne sera fait qu'à une date ultérieure, après traitement médical, si l'on veut éviter une poussée d'otite et des phénomènes infectieux parfois très sérieux.

3º A plus forte raison, ne devra-t-on jamais opérer un malade d'emblée et en pleine poussée d'adénoïdite : les lésions aiguës les plus graves, des phénomènes d'infection en seraient la conséquence.

III. L'opération doit toujours être faite autant que possible à domicile ou, si c'est dans une clinique, on doit laisser les malades alités quelques heures. Mais n'opérez jamais des végétations dans votre cabinet, vous vous exposeriez aux plus graves mécomptes.

IV. *Faire prendre exactement la température* des enfants avant l'opération, pour ne pas opérer dans la période d'incubation d'une fièvre éruptive, si commune chez les enfants, ou au début de l'évolution d'une otite aiguë, ce dont on sera averti par l'examen systématique des oreilles avant l'opération.

V. Enfin, si, *à l'âge de la puberté*, vous constatez des végétations chez l'enfant, ne poussez pas trop à l'opération, car spontanément ou avec un traitement médical qui réduit les poussées aiguës, les végétations régresseront.

VI. Pour l'opération, la faire le plus complètement possible, et *se méfier des opérations incomplètes*. Ne pas se servir uniquement de la pince, qui, encore trop employée, morcelle la tumeur au lieu de l'enlever, en rasant la muqueuse, exposant partout à laisser des fragments adhérents, sources de récidives et d'hémorragies parfois graves.

Le *toucher, fait immédiatement après l'intervention*, nous renseigne de façon sûre, et nous montre s'il existe des débris adénoïdiens, qu'il convient d'enlever immédiatement.

VII. Éviter la chute des végétations dans les voies aériennes au moment du curettage, accident assez fréquent exposant aux infections broncho-pulmonaires à forme grave. Nous avons vu par quel artifice de technique on peut se mettre à l'abri de cette complication.

FIBROMES NASO-PHARYNGIENS

On désigne ainsi des tumeurs *spéciales* à l'adolescence et au sexe masculin, développées sur la paroi postérieur et la voûte du cavum et présentant une consistance *fibreuse* et même *fibro-sarcomateuse*, évoluant comme de véritables *néoplasmes malins*. Ce sont du reste des tumeurs rares dont la fréquence semble avoir beaucoup diminué dans ces dernières années (1).

Anatomie pathologique. — Au point de vue de leur constitution, ce sont des *fibromes*, mais des fibromes en voie d'évolution. Les cellules conjonctives peuvent rester à l'état embryonnaire et se manifester à l'état d'éléments cellulaires sarcomateux. Ce sont donc *presque des sarcomes*. Ces caractères histologiques nous expliquent le caractère malin de ces tumeurs et leur rapidité de développement que rien ne semble arrêter.

D'après les classiques, la tumeur unique, largement sessile, prendrait son *point d'insertion* principal sur le trousseau fibreux prévertébral ou sur la face antéro-inférieure de l'apophyse basilaire de l'occipital, accessoirement sur le plafond de la fosse nasale, l'aile interne de l'apophyse ptérygoïde. Aujourd'hui, au contraire, depuis les recherches de Jacques et Escat, c'est dans la fosse nasale que l'insertion d'origine semble être la plus fréquente. Il est assez difficile, à cause des adhérences contractées ultérieurement, de savoir le point exact d'insertion de la tumeur, lorsque celle-ci a pris un très grand développement.

En effet, par son accroissement progressif, elle ne tarde pas à remplir d'abord tout le cavum, puis elle envoie des prolongements exubérants qui refoulent les organes, les font sortir de leurs cavités, détruisent les os, la cloison, les cornets.

Les prolongements se font : soit du côté des fosses nasales et de là dans les cavités accessoires et le sinus, soit vers le pharynx buccal et la bouche, soit vers les fosse zygomatiques et temporales, soit dans le crâne à travers la lame criblée, soit dans l'orbite.

(1). Nous verrons plus loin (Étiologie), la raison de cette diminution de fréquence.

Étiologie. — Causes prédisposantes. — Sexe. Age. —
C'est chez le jeune homme de quinze à vingt-cinq ans que
l'on rencontre presque exclusivement le polype naso-
pharyngien. Il est exceptionnel de le rencontrer chez la
femme, et, lorsqu'il existe chez celle-ci, il peut se développer à tout âge.

Causes déterminantes. — Le polype naso-pharyngien
semble être l'analogue du fibrome chez la femme. Nous ne
connaissons aucune cause déterminante bien établie de
cette affection, mais il semble y avoir une relation étroite
entre le développement *des végétations adénoïdes* et celui
de ces fibromes. Peut-être seraient-ils la dégénérescence
de celles-ci. Les fibromes naso-pharyngiens en effet, qui
étaient autrefois si fréquents, ne sont plus aujourd'hui
que de véritables raretés, sans doute parce que maintenant
on opère beaucoup plus les végétations adénoïdes.

Symptomatologie — On peut reconnaître schématiquement dans l'évolution des fibromes naso-pharyngiens
trois périodes :

Une première période *latente de début ;*

Une deuxième période *d'état ;*

Une troisième période *d'envahissement,* avec déformations et *cachexie.*

1º **Période latente de début.** — Les symptômes auxquels
donne lieu *au début* le fibrome sont tout à fait insidieux.
Ce sont, pendant très longtemps, des signes de *coryza
chronique,* avec cependant ce caractère tout à fait particulier que l'enchifrènement est *unilatéral.*

Le malade mouche des mucosités purulentes et épaisses ;
il est sujet de temps à autre à des épistaxis, il se plaint aussi
de gêne dans la gorge ; il a du nasonnement et parfois
aussi de la céphalée sourde, tenace, à localisation postérieure.
Mais il n'y a, en réalité, rien là qui puisse faire supposer
l'évolution d'une tumeur de nature maligne.

Si, à cette période, on a l'idée de pratiquer systématiquement l'examen des fosses nasales et du cavum, on constate une petite tumeur rouge, sessile, arrondie, lisse, qu'il est facile d'aborder par les voies naturelles.

2° **Période d'état.** — Mais bien souvent pareille constatation n'est pas faite, on ne prend point garde à tous ces symptômes qui paraissent être l'apanage d'un coryza vulgaire : la tumeur se développe, et amène alors des troubles tout à fait caractéristiques.

L'OBSTRUCTION NASALE devient complète et force le malade à respirer par la bouche, il dort la bouche ouverte et ronfle bruyamment en dormant.

La *voix*, de ce fait, devient nasillarde, l'*odorat* et bien souvent le goût sont supprimés. L'*ouïe*, par compression des trompes d'Eustache, est altérée ou même supprimée d'un ou des deux côtés.

Les SÉCRÉTIONS PURULENTES sont très abondantes, et comme, par le défaut de courant d'air, l'acte de se moucher est devenu impossible, elles stagnent et deviennent fétides, s'écoulant constamment sur la lèvre supérieure.

Les ÉPISTAXIS surviennent de temps à autre, inquiétantes par leur répétition et leur abondance, amenant le sujet rapidement à un très grand degré d'anémie. Le volume de la tumeur qui refoule le voile du palais gêne la *déglutition*, et les boissons ingérées repassent par le nez.

Il existe aussi une *céphalée* constante, sourde, gravative ; enfin parfois, du fait des phénomènes de compression, des *névralgies* dans le domaine du trijumeau.

SIGNES PHYSIQUES. — Si on examine le pharynx du malade, on voit que le *voile du palais est abaissé et refoulé en avant, convexe sur la partie médiane ou latéralement* ; il est immobile. Quelquefois le simple examen avec l'abaisse-langue, surtout dans les mouvements des narines, fait voir le bord et la face antérieure d'une tumeur lisse, rouge.

La rhinoscopie postérieure, quand l'introduction du miroir est encore possible, montre mieux cette tumeur qui, au lieu d'un aspect lisse et unilobé, présente souvent plusieurs lobes, origines de prolongements ultérieurs, et quelquefois on note à sa surface des arborisations vasculaires. Le toucher rhino-pharyngien, que l'on doit faire très prudemment et très légèrement, à cause des hémorragies parfois graves qui en résultent, permet de sentir la présence de cette volumineuse tumeur lisse, dure, immobile. Rarement le toucher renseigne sur le point d'insertion. Mais, en le combinant avec l'examen au spéculum et en se servant de l'exploration au stylet, on peut arriver parfois à délimiter exactement son pédicule d'insertion.

3° **Période de déformation, d'envahissement et de cachexie.** — Rapidement, si l'on n'intervient pas, le polype envahit toutes les régions qui se trouvent à sa portée, et les signes dès lors observés varient suivant les cavités qu'il envahit, les organes qu'il comprime et détruit.

Du côté de la *gorge*, il l'obstrue et refoule le voile du palais.

Du côté des *fosses nasales*, il amène des déformations faciales tout à fait caractéristiques ; il fait rapidement saillie au dehors des narines, le nez, dévié dans sa direction, paraît aplati, épaté, élargi. Il comprime le canal lacrymo-nasal, amenant de l'épiphora et une tumeur lacrymale. Pénétrant dans le sinus maxillaire, il déforme la joue, en repoussant la paroi antérieure de cette cavité, il peut effacer la concavité du palais osseux qu'il détruit et perfore quelquefois.

Les *prolongements orbitaires* amènent de l'exophtalmie. Les paupières ne peuvent plus se fermer sur le globe oculaire, il en résulte des kératites ; le nerf optique peut être détruit par compression, d'où cécité.

Quand la fosse *zygomatique* est envahie, il en résulte de l'empâtement de la région parotidienne, de l'effacement unilatéral du creux qui existe normalement dans cette région.

Les prolongements *intracraniens* sont pour ainsi dire latents et ne sont la plupart du temps que des trouvailles d'autopsie. Le coma est souvent le seul signe qui révèle, trop tard, hélas! cette complication. Parfois cependant la céphalée intense, la somnolence, les douleurs frontales pourront la laisser supposer.

La difficulté de l'alimentation, la gêne de la déglutition, les hémorragies répétées, les sécrétions purulentes qui s'écoulent dans l'œsophage, tous ces symptômes réunis amènent le malade à un degré de *cachexie* que révèlent l'extrême pâleur de la face et l'amaigrissement très marqué.

Marche. Durée. Terminaison. — La tumeur évolue sourdement et progressivement ; elle met souvent des mois à atteindre la période d'envahissement.

L'*évolution* marche d'autant plus vite que le sujet est plus jeune. Sa durée moyenne est de un an à dix-huit mois.

La terminaison est généralement *fatale*, soit progressive du fait de la cachexie, soit parfois brusque par le coma, par les complications cérébrales.

La *guérison* est possible cependant par deux mécanismes différents :

1º Ou bien, fait très rare (cas de Gérard Marchant), le polype se *sphacèle* et est éliminé spontanément.

2º La *régression spontanée du polype naso-pharyngien* vers l'âge de vingt-cinq ans est un fait bien établi, et Velpeau fait remarquer qu'il doit se produire dans ce cas un phénomène analogue à ce qui se passe pour les fibromes utérins au moment de la ménopause.

Pronostic. — Néanmoins, ce ne sont que des circonstances exceptionnelles et le pronostic de semblables tumeurs est de la plus haute gravité. Il est, on le conçoit d'autant plus grave que le sujet est plus jeune, ainsi que nous venons de le voir.

Diagnostic. — 1º C'est dans cette affection que l'utilité des connaissances rhinologiques s'affirme au plus haut point.

Si l'examen rhinoscopique était mieux connu des médecins ; si, au lieu de considérer comme un coryza chronique banal et de le traiter comme tel, on faisait systématiquement, chez un jeune homme qui se plaint d'obstruction nasale, de petites épistaxis, l'examen du nez et du naso-pharynx, on pourrait diagnostiquer plus souvent la tumeur à la *période de début* et intervenir simplement et utilement en se servant des voies naturelles.

2º Lorsque la tumeur a acquis un volume moyen, le diagnostic est des plus simples, l'ensemble des signes fonctionnels et physiques permet de l'établir d'une façon tout à fait affirmative : l'âge du malade, l'évolution, les épistaxis, l'aspect rouge lisse de la tumeur font poser le diagnostic. Tous ces caractères nettement tranchés empêchent de la confondre avec une tumeur *maligne des fosses nasales ou du pharynx*, qui n'a pas du tout le même aspect et se développe à un tout autre âge ; avec un *abcès froid* des premières vertèbres cervicales. Il est impossible de confondre le fibrome avec des *végétations adénoïdes*, même volumineuses, le toucher donne une sensation et la rhinoscopie un aspect tout différents.

Peut-on reconnaître les *prolongements* émis par le polype naso-pharyngien ?

Cela est très facile pour tous ceux qui se portent vers l'orbite, le sinus maxillaire, la fosse zygomatique, mais il n'en est pas de même des prolongements intracraniens, qui évoluent insidieusement et ne se révèlent que par des symptômes foudroyants. Si, à l'examen de la pupille, on trouve de l'atrophie, cela indique qu'il y a évolution du côté de l'encéphale et compression des nerfs ou des couches optiques, mais la valeur de ce signe est contestée par beaucoup d'auteurs (Michaux).

Traitement. — Le traitement *doit être uniquement chirurgical* ; il varie suivant le volume du polype.

Tantôt, en effet, on peut l'atteindre et l'extirper par les *voies naturelles ;* d'autres fois, au contraire il faut se créer une *voie artificielle* pour arriver à enlever la totalité de la tumeur.

OPÉRATION PAR LES VOIES NATURELLES. — Les progrès et la diffusion de la rhinologie permettent d'escompter aujourd'hui une thérapeutique beaucoup plus simple qu'autrefois : bientôt les opérations mutilantes ne seront plus décrites qu'à l'état historique.

L'opération par les voies naturelles ne doit pas être en effet palliative, mais *curative ;* elle doit ambitionner la cure radicale de la tumeur.

Indications. — Ici, comme toujours en thérapeutique spéciale, il faut respecter cette règle absolue : *user autant que possible des voies naturelles* pour pratiquer l'intervention.

Mais l'opération par les voies naturelles ne doit être employée que si la tumeur est exactement limitée au cavum et si les prolongements n'envahissent que l'arrière-portion des fosses nasales.

Les hémorragies, autrefois si redoutables, ne sont plus à craindre maintenant, grâce à l'emploi d'instruments et d'une technique beaucoup plus perfectionnés. Elles se produisent avec autant d'abondance, sont aussi malaisées à combattre par une brèche artificielle que par les orifices naturels.

L'opération par les voies naturelles ne doit être entreprise que lorsque le diagnostic de siège, de volume, et d'étendue aura été exactement posé.

C'est par les *fosses nasales*, mais surtout par la *bouche* et le *naso-pharynx* que l'opération se pratique. Chacune de ces voies présente ses indications, suivant le siège et le volume de la tumeur ; si la tumeur est petite, haut placée, on pourra l'aborder par la voie nasale ; au contraire, si elle est grosse, adhérente, c'est la voie pharyngée qui est préférable.

Sans parler de toutes les anciennes méthodes successivement préconisées et délaissées, trois moyens sont actuellement employés pour enlever ou détruire la tumeur.

On a le choix entre deux méthodes non sanglantes : la cautérisation et l'électrolyse, et une sanglante, qui comprend l'arrachement et la rugination du polype.

L'*anesthésie locale* est suffisante pour ce qui concerne les ablations par les fosses nasales, mais le procédé sanglant de l'arrachement avec rugination nécessite l'*anesthésie chloroformique*.

1º Cautérisation. — Elle peut se pratiquer de deux façons différentes :

a) A l'aide du cautère galvanique, on fait une série de CAUTÉRISATIONS INTERSTITIELLES, qui ont pour but la destruction et la rétraction de la masse, mais cette méthode est très lente, difficile à appliquer, expose aux hémorragies et ne doit être aujourd'hui considérée que comme un moyen d'exception : elle ne doit être employée *que comme traitement complémentaire* destiné à détruire des parcelles de la tumeur, qui auraient échappé à l'intervention sanglante par exemple.

b) C'est plutôt sous la forme D'ANSE GALVANIQUE que le galvanocautère doit être employé. Ce procédé consiste à enserrer le pédicule du polype à l'aide d'un fil dans lequel on fait passer un courant qui, le portant au rouge sombre, sectionne le polype.

On engage l'anse par la fosse nasale la plus libre et on la guide avec le doigt dans le pharynx qui la fait glisser autour de la tumeur.

Cette section doit donc théoriquement se faire sans hémorragie, mais, pour que cette dernière condition soit réalisée, il faut avoir soin de chauffer au rouge sombre en graduant suffisamment le courant électrique à l'aide du rhéostat. On doit procéder lentement, en interrompant de temps à autre le courant pour ne pas brûler le fil.

La section à l'anse ne présente en somme que des indications restreintes ; il faut en effet, pour qu'elle soit applicable, que la tumeur soit pédiculée, ce qui est rare en matière de polype naso-pharyngien. De plus, il est difficile, à travers la fosse nasale, toujours étroite, de façonner l'anse pour entourer la partie à sectionner.

2º **Électrolyse.** — L'électrolyse, faite en de nombreuses séances à l'aide d'aiguilles électrolytiques, peut amener la destruction de la tumeur. Les deux aiguilles de platine sont introduites par les fosses nasales ou par la bouche, ou en combinant ces deux voies d'accès. Elles doivent être implantées le plus près possible du pédicule, de façon que les vaisseaux nourriciers soient les premiers détruits. Les séances doivent durer de quinze à vingt minutes chacune ; on commence avec des courants de 10 *milliampères* jusqu'à 40. La destruction de la tumeur est obtenue très lentement, d'autant que les séances devront être très nombreuses et suffisamment espacées. Mais ce traitement a donné de véritables succès dans les mains de tous ceux qui ont la patience de l'entreprendre, et il doit être recommandé en première ligne de toutes les opérations non sanglantes, comme inoffensif et d'une application indolore.

3º **Méthode sanglante.** — 1º ARRACHEMENT. — L'arrachement pur et simple se fait à l'aide d'une pince à forme recourbée et à mors puissants, introduite généralement par la bouche ; il doit être aujourd'hui généralement délaissé : il agit à l'aveugle, enlevant les os adhérents au néoplasme, ouvrant parfois la cavité cranienne ; il est insuffisant, laissant subsister des débris qui peuvent être l'origine de récidives.

Il ne doit être employé que précédé de la désinsertion

de la tumeur au niveau de son pédicule, à l'aide de
rugines (fig. 25 et 26).

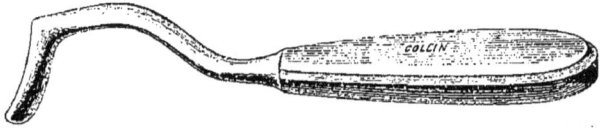

Fig. 25 . — Rugine à double courbure de Doyen, pour détacher
le pédicule du fibrome naso-pharyngien.

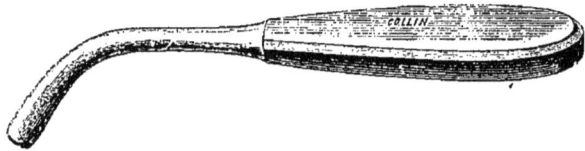

Fig. 26. — Rugine spéciale de Doyen, pour détacher le pédicule.

2° ARRACHEMENT COMBINÉ A LA RUGINATION. — Ce
procédé combiné constitue la méthode de choix pour
l'extirpation rapide et radicale des polypes naso-pharyngiens par la bouche.

Le malade, chloroformé, est placé dans la position de
Rose, tête déclive. On dispose dans un plateau des rugines
de courbures appropriées, destinées à détacher la tumeur
à son point d'implantation, des pinces à fibrome, soit la
pince de Doyen, soit la pince d'Escat (fig. 27), un abaisse

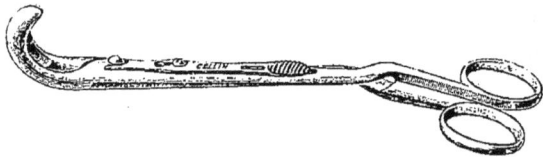

Fig. 27. — Pince coupante d'Escat, à verrou.

langue, des pinces de Museux ; dans une autre cuvette, une
grande quantité de compresses, de grosses éponges montées

destinées à faire l'hémostase, car l'opération va être dramatique par l'hémorragie.

C'est par le toucher surtout que l'on manœuvre au fond de la bouche. La langue étant tirée à l'aide d'une pince, l'abaisse-langue étant placé (1), on saisit la tumeur avec une pince de Museux, rapidement avec la rugine maniée d la main droite on la désinsère de son insertion et de ses adhérences, un flot de sang se produit, qui inonde la tête du malade, sortant à la fois par le nez et par la bouche. Pressez-vous car, dès que la désinsertion sera finie, l'hémorragie cessera instantanément. Avec la pince, dès que le décollement est jugé suffisant, on étreint ce qui reste du pédicule et par torsion on pratique d'un seul coup l'extraction de la masse ainsi libérée.

La perte de sang sera d'autant moins abondante que l'opération aura été plus rapide, l'extraction plus complète.

Lorsque celle-ci persiste, un tamponnement serré du cavum, fait simplement à l'aide de compresses et d'éponges montées sur des pinces courbes maintenues avec force dans le cavum, en a facilement raison. Ce tamponnement est enlevé au bout de quelques minutes. On repasse la pince pour enlever les débris qui peuvent être l'origine d'hémorragies ultérieures et on ne laisse de pansement compressif que si celle-ci persiste.

Bien conduite et rapidement exécutée, lorsque les adhérences ne sont pas nombreuses et lorsque les prolongements ne sont pas trop étendus du côté des fosses nasales, elle donne les meilleurs résultats. Avec une bonne technique, les cas d'hémorragies graves au cours de cette opération seront très rares.

OPÉRATION PAR UNE VOIE ARTIFICIELLE. — Elle comprend : 1° une opération préliminaire permet-

____

(1) Après avoir de préférence fendu le voile du palais pris de la ligne médiane pour se donner du jour.

tant d'aborder la tumeur ; 2º l'extirpation de la tumeur proprement dite.

Plusieurs voies permettent de l'aborder : *nasale, faciale transmaxillaire, palatine.*

1º La *voie nasale* a pour but d'atteindre la tumeur en passant pas les fosses nasales. On fait : 1º soit une incision *médiane du nez* avec écartement des os propres ; 2º soit, suivant le procédé d'Ollier, on pratique l'*ostéotomie verticale* du nez et son renversement de haut en bas.

Cette méthode donne une voie d'accès profonde et étroite ; elle ne convient qu'aux tumeurs à développement surtout nasal.

2º La *voie transmaxillaire* avec résection temporaire du maxillaire, partielle ou totale, donne un large accès sur la tumeur et ses prolongements.

3º La *combinaison des deux méthodes précédentes : la voie transmaxillo-nasale* (Faure) est à notre avis *la méthode de choix.* Elle combine la résection des os propres, de l'apophyse montante des parois antérieures et internes du sinus maxillaire : elle a sur la voie maxillaire simple l'avantage d'une hémorragie beaucoup moindre ; elle ne donne ultérieurement qu'une déformation squelettique tout à fait insignifiante ; c'est la voie qui doit être adoptée pour toutes les tumeurs volumineuses du nez et du cavum.

4º La *voie palatine* comporte : 1º soit la simple section du voile du palais ; 2º soit la résection osseuse de la voûte palatine.

a) La *section simple du voile du palais* par une incision antéro-postérieure pratiquée en dehors de la luette ne donne que peu de jour sur le cavum par l'écartement des deux lambeaux ainsi obtenus.

b) La *résection osseuse temporaire de la voûte* par le procédé à trappe de Chalot est une extension du précédent, comportant la résection temporaire d'une bonne partie de la voûte palatine osseuse.

En somme, et *pour conclure*, les opérations par voie artificielle ne seront à conseiller qu'en dernier ressort ; elles donnent en effet lieu à des hémorragies souvent considérables et à des cicatrices toujours visibles et, parmi elles, la voie palatine ou l'opération transmaxillo-nasale méritent seules d'être conservées.

Aujourd'hui, grâce au progrès et à la diffusion de la rhinoscopie, comme il nous est donné d'intervenir toujours à temps : l'extraction par les voies naturelles, en particulier par la bouche avec incision ou non du voile du palais, sera *la méthode de choix*.

II. — PHARYNX

ANATOMIE DU PHARYNX

Lorsque l'on examine la bouche et que l'on déprime la langue avec une cuiller, on aperçoit immédiatement au fond le *voile du palais* dont le bord inférieur présente sur la ligne médiane un appendice, la *luette*.

Le bord inférieur du voile va se dédoubler de chaque

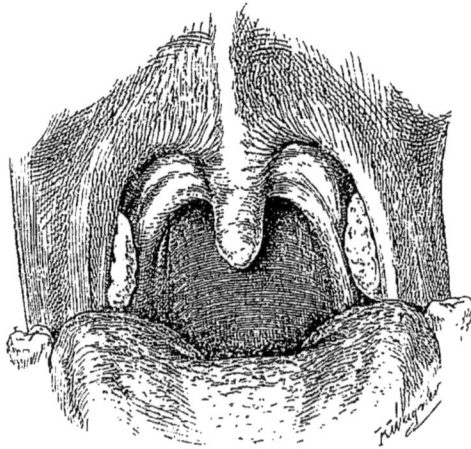

Fig. 28. — Pharynx.

côté pour constituer les *deux piliers* du pharynx ; l'un, le pilier antérieur, se dirige vers la base de la langue ; l'autre, le pilier postérieur, vers la paroi postérieure du pharynx. Leur écartement circonscrit *une loge, la fosse amygdalienne*, où est placé un amas lymphoïde qui joue le plus grand rôle dans la pathologie pharyngée : *l'amygdale palatine*.

La base de la langue, les piliers et le bord inférieur du voile circonscrivent une sorte d'anneau, l'*isthme du pharynx*, qui mène de la bouche dans le pharynx, et par où le bol alimentaire passe dans les voies digestives.

Le pharynx, situé immédiatement en arrière, fait suite en haut au naso-pharynx, et descend en bas en arrière du pharynx, jusqu'au chaton cricoïdien où il se continue avec l'œsophage.

Aussi, communément, divise-t-on le pharynx proprement dit en deux *portions* : *l'une supérieure,* située en arrière de la base de la langue : *pharynx buccal* ; *l'autre inférieure,* placée en arrière du larynx : *pharynx inférieur* ou *hypopharynx,* division toute schématique mais qu'il est commode de conserver.

Si nous passons en revue les différentes parois du pharynx : nous voyons que la *paroi antérieure* est surtout constituée par la base de la langue qui présente à sa partie moyenne

Fig. 29. — Les trois divisions schématiques du pharynx : naso-pharynx, pharynx buccal, hypopharynx.

un amas de follicules clos, c'est l'*amygdale linguale* ou quatrième amygdale dont l'hypertrophie joue un rôle certain en pathologie. Plus bas, le pharynx est limité en avant par l'épiglotte, les replis ary-épiglottiques, la face postérieure des aryténoïdes et du chaton cricoïdien.

La *paroi postérieure* présente un squelette constitué par la paroi antérieure des corps vertébraux, doublés des mus-

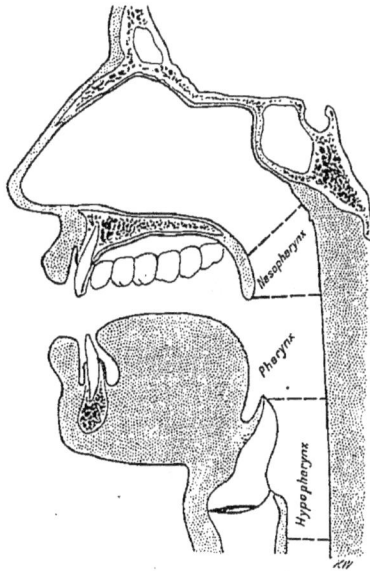

cles prévertébraux. L'aponévrose pharyngienne recouvre un espace celluleux dans lequel on trouve deux ganglions, origines du phlegmon rétropharyngien : les *ganglions de Gillette*, qui n'existent que dans l'enfance.

Les *parois latérales* renferment les *amygdales* dans la loge amygdalienne que circonscrivent les piliers antérieur et postérieur. L'amygdale ne remplit pas toute la loge et laisse en haut un espace libre, *la fossette sus-amygdalienne*, très importante à connaître en clinique. Sa face interne présente une série d'orifices qui mènent dans des cavités appelées *cryptes amygdaliennes*.

En dehors, l'amygdale répond aux gros vaisseaux du cou, en particulier à la carotide interne, dont elle n'est séparée que par un espace d'un centimètre et demi ou deux, occupé par l'aponévrose pharyngée, un petit muscle et du tissu cellulaire ; de là l'indication de ne pas porter d'instruments tranchants directement en dehors de l'amygdale.

EXPLORATION. — EXAMEN

Il ne suffit pas de faire ouvrir la bouche pour examiner la gorge du malade. Cet examen nécessite une technique comme celui de toute région cavitaire, et nous désirons attirer l'attention des médecins sur certains points tout à fait particuliers.

Examen sans instruments.—Il est possible, chez certains sujets qui ont la faculté de déprimer la langue, d'examiner sans le secours d'instruments le pharynx postérieur (Voy. fig. 30).

Si l'on fait tirer la langue, on ne découvre bien que la région des amygdales et non la paroi postérieure du pharynx (Voy. fig. 31).

Aussi est-il généralement nécessaire d'abaisser la langue avec des instruments dits abaisse-langue.

Examen avec abaisse-langue. — Il convient de savoir

faire choix d'un bon abaisse-langue. Ceux-ci présentent différentes formes, mais doivent avoir un angle obtus très voisin du droit. L'abaisse-langue de Lermoyez (fig. 32) ou celui coudé à angle droit (fig. 33) pour les interventions et les examens sur le cavum seront ceux que l'on devra choisir de préférence. L'abaisse-langue à crochets laryngo-

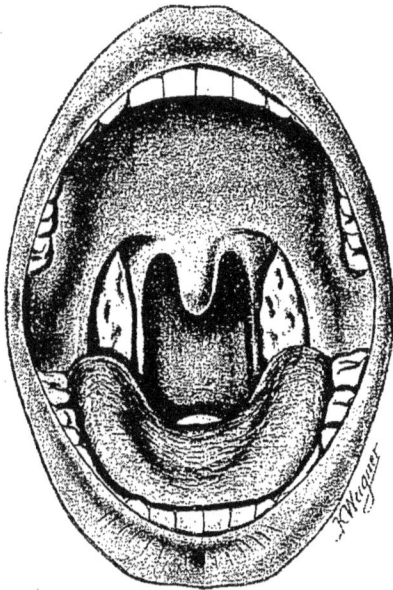

Fig. 30. — Examen du pharynx sans abaisse-langue, en faisant *creuser* le dos de la langue.

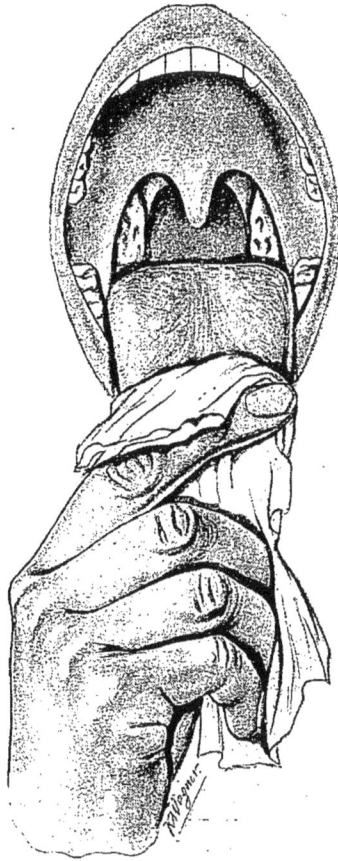

Fig. 31. — Examen du pharynx en tirant la langue du malade.

scopique, tel que celui d'Escat ou celui de Kirstein, peut être utilisé chez certains sujets dont la base de la langue est immobilisée par une tumeur et qui ne peuvent la tirer

hors de la bouche, pour l'examen de la partie inférieure
du pharynx et du laryngo-pharynx (fig. 34).

Technique. — Si l'on veut examiner le pharynx d'un
malade, on doit lui recommander d'ouvrir naturellement
la bouche, sans effort, de maintenir
la langue contre les arcades dentaires sans la contracter et de respirer tranquillement par la bouche.

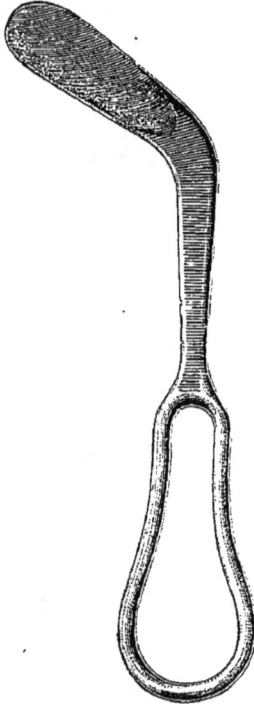

Fig. 32. — Abaisse-langue
de Lermoyez.

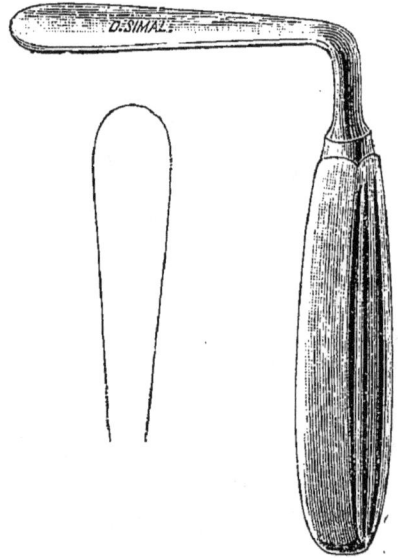

Fig. 33. — Abaisse-langue
de Châtelier.

On introduit ensuite l'abaisse-langue préalablement légèrement chauffé, tenu de la main droite, dans la bouche
et on le porte sur la portion convexe de la langue jusqu'au
tiers moyen, *pas trop loin* car on déterminerait infailliblement des nausées. Il faut non seulement abaisser la
langue, mais la ramener légèrement en avant par un
petit mouvement de bascule qui l'attire. Le tout doit être

fait très légèrement, en s'y reprenant à plusieurs fois pour éviter les nausées et même les vomissements.

Le *miroir laryngoscopique* renseigne sur l'état du pharynx inférieur et, si on l'incline suffisamment, sur celui de la base de la langue.

Avec le crochet amygdalien (fig. 50) on soulève les piliers, on examine la région amygdalienne, les fossettes sus et sous-amygdaliennes.

La cocaïnisation de la base de la langue, du voile, chez les sujets nerveux, à réflexes est parfois nécessaire.

Toucher. — Le toucher doit compléter cet examen. Il peut être fait directement, soit avec *un seul doigt* introduit dans le fond de la bouche ; il permet alors de reconnaître la fluctuation d'une collection, l'induration

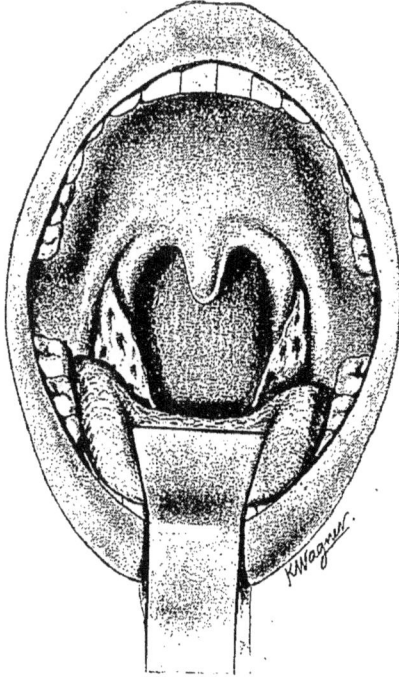

Fig. 34. — Examen du pharynx avec abaisse-langue.

d'un chancre, la consistance d'une tumeur. Il peut être aussi *bidigital* : il se pratique alors en combinant le toucher pharyngien avec la palpation externe, il rend compte de l'étendue des lésions, de l'infiltration, d'une adénite concomitante, etc.

Le stylet boutonné devra être aussi employé pour examiner les cryptes amygdaliens, juger de l'adhérence des piliers. On l'emploie ou droit ou recourbé, suivant les besoins.

Chez l'enfant docile, l'examen est le même que chez l'adulte ; chez l'enfant indocile, l'usage d'ouvre-bouche (fig. 19), d'écarteurs, et de la position assise solidement maintenue, est souvent nécessaire.

Enfin n'oubliez pas de palper la région du cou et la région des ganglions, en particulier les ganglions sous-maxillaires.

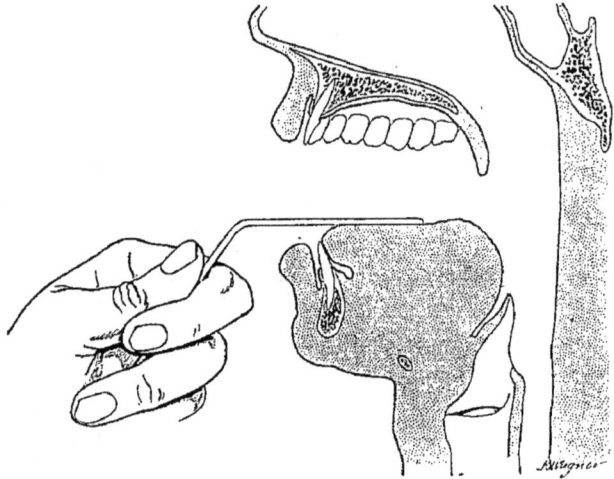

Fig. 35. — Bonne manière de tenir l'abaisse-langue.

Tel est l'examen du pharynx qu'il convient de faire aussi méticuleusement et aussi complètement que possible pour établir un ferme diagnostic.

Ce qu'il faut éviter. — Dans un examen du pharynx, ce qu'il faut éviter, c'est de se contenter, comme trop souvent, d'un *examen superficiel*, en faisant, pratique encore trop courante, tirer simplement la langue des malades ; ou d'introduire l'abaisse-langue trop brusquement ou trop au fond de la bouche ; il en résulte des *réflexes nauséeux* avec contraction du voile des piliers qui dénaturent complètement l'aspect normal des régions à examiner. Exemple : les contractions masquent la région postérieure du pharynx, font saillir les amygdales vers la ligne médiane, faisant croire à de l'hypertrophie, alors qu'il n'en existe pas.

Faites chauffer l'abaisse-langue avant de l'introduire, le froid déterminant facilement des nausées.

Si la langue se contracte, se met en boule, n'insistez pas et n'employez pas la force ; essayez plusieurs fois, vous

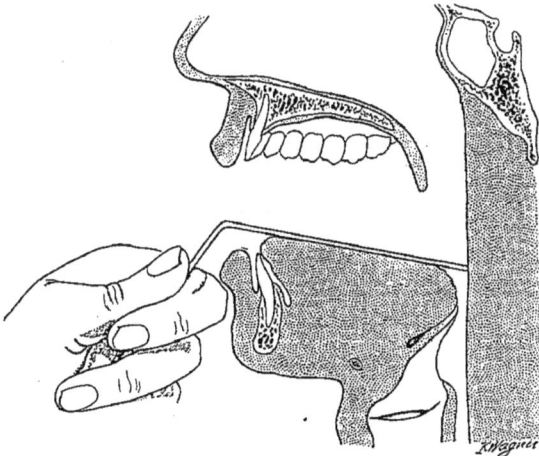

Fig. 36. — Mauvaise position de l'abaisse-langue (trop enfoncé).

réussirez sûrement. Ne prolongez pas l'examen, qui éveillerait des nausées, mais répétez au besoin plusieurs fois la manœuvre.

Enfin n'oubliez pas de compléter toujours votre examen par l'exploration au miroir en haut du rhino-pharynx, en bas du laryngo-pharynx.

THÉRAPEUTIQUE GÉNÉRALE

L'administration locale de médicaments, le nettoyage de l'arrière-gorge se font de différentes manières, soit par le malade, soit par le médecin.

Thérapeutique faite par le malade.

Gargarismes. — Chacun sait ce qu'est le garga-risme, cette manœuvre qui consiste à prendre et à main-tenir dans le fond de la bouche une gorgée de liquide, à ren-verser la tête en arrière, pour qu'il baigne l'arrière-gorge, puis, faisant une expiration prolongée, à déterminer une sorte de mouvement de glou-glou qui agite le liquide ainsi maintenu.

Bains de gorge. — Dans le bain de gorge, au con-traire, le malade maintient le liquide au contact du fond de la gorge et le conserve aussi longtemps que le besoin de respirer le permet, car, pour passer en arrière du voile et des piliers, il est nécessaire que la glotte soit fermée.

Le gargarisme agit surtout sur la région amygdalienne, la base de la langue, par suite de la contraction des piliers.

Le bain de gorge au contraire, se faisant dans le relâche-ment du pharynx laisse le liquide en contact avec le fond de la gorge et lui permet de remonter en arrière du voile.

Chacun d'eux, comme on le voit, comporte ses indica-tions spéciales.

Pulvérisations. — La pulvérisation peut se faire à froid, à l'aide d'appareils que nous avons déjà décrits pour le nez, et suivant la même technique (pulvérisateurs de Richardson, de Vacher) ; ou plutôt à chaud, à l'aide du petit *pulvérisateur à chaudière.* Il repose sur le princip · de l'aspi-ration exercée par un courant de vapeur d'eau qui entraîne avec elle des particules de solution médicamenteuse placée dans un récipient.

Le sujet se tient la bouche ouverte, devant le jet de vapeur, à 10 ou 15 centimètres de son issue, en se tirant la langue pour que le fond de la gorge soit bien imbibé de liquide médicamenteux (fig. 37). Le jet de vapeur est plus commodément recueilli par un entonnoir en verre.

Inhalations. — Parfois ordonnées dans un but sédatif

ou en vue d'une modification locale, les inhalations se

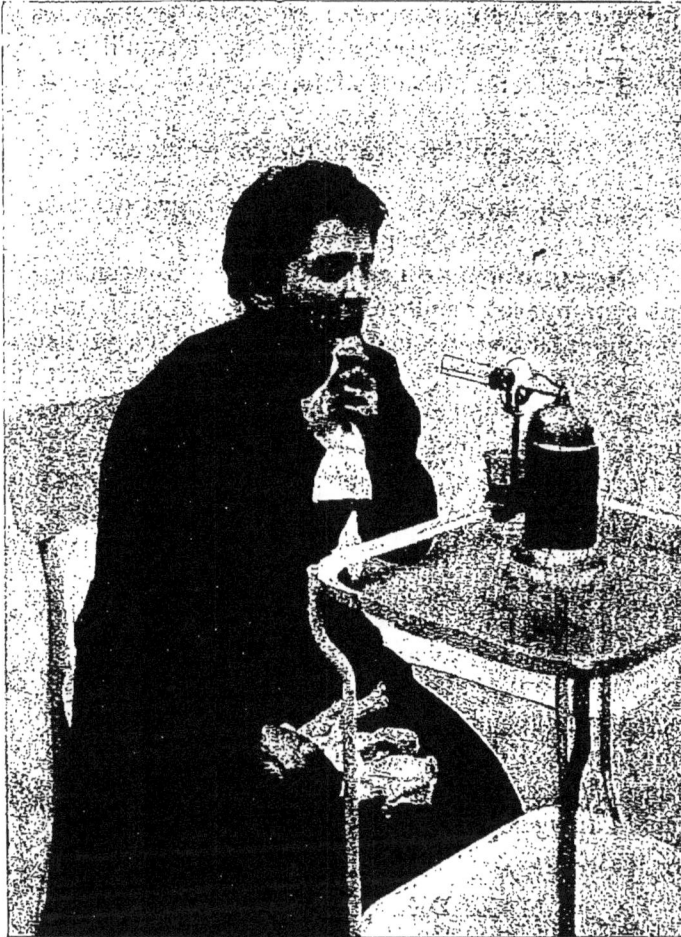

Fig. 37. — Comment on doit faire une pulvérisation pharyngo-laryngée.

font à l'aide de l'inhalateur de Nicolaï et de Moura (1).

(1) Voy. Guisez, Maladies des Fosses nasales et des sinus, 2ᵉ édit., p. 55.

Lavages, injections, lavage rétro-nasal. — Généralement exécutés par le malade à l'aide d'un bock et d'une canule, ils sont employés, tièdes ou chauds de préférence, pour déterger l'arrière-gorge, lorsqu'il y a des fausses membranes, des exsudats.

Thérapeutique faite par le médecin.

Le médecin lui-même pourra faire certains pansements locaux dans un but thérapeutique.

Badigeonnages ou collutoires. — Ces pansements sont couramment employés par le médecin ou le malade, qui peut exécuter cette manœuvre lui-même en se plaçant devant une glace. Ces badigeonnages se font avec un porte-ouate rectiligne ou coudé à angle oblique, monté sur une tige et imbibé de la solution modificatrice. Si c'est le médecin qui exécute cette manœuvre, il doit la faire rapidement, bien frotter toutes les portions malades sans brutalité, et cesser dès que le mouvement nauséeux se produit.

Quelquefois on l'exécute assez fortement lorsque la muqueuse doit être modifiée ; on se sert même de brosses plus ou moins dures, de pinceaux (*brossage*).

Galvanocautérisation. — Le galvanocautère est souvent employé dans le pharynx, sous forme de pointes, pour détruire des granulations par exemple, ou sous forme d'anses pour enlever des excroissances, de l'hypertrophie amygdalienne.

MALADIES DU PHARYNX
ANGINES AIGUËS

Angine catarrhale aiguë.

On désigne ainsi l'inflammation aiguë de la gorge ; son point de départ est presque toujours amygdalien, qu'il s'agisse de l'amygdale palatine ou adénoïdienne. On conçoit que cette angine puisse parfois rester localisée à l'une de ces amygdales, constituant alors soit l'*angine tonsillaire*, l'*amygdalite catarrhale palatine*, soit l'*adénoïdite*.

Étiologie. — Au point de vue *étiologique*, l'angine aiguë peut être *secondaire*, survenant comme manifestation de certaines pyrexies, par exemple grippe, scarlatine, rougeole, variole, érysipèle, rhumatisme. Nous n'avons pas à parler ici de ces angines secondaires, leur description se confondant avec celle de la maladie qui les engendre.

Nous ne nous occuperons que de l'*angine primitive*, qui peut être diffuse ou localisée.

La distinction entre la forme diffuse et la forme localisée amygdalienne n'est pas nettement tranchée et l'amygdalite n'est souvent que le premier stade de l'angine diffuse.

C'est surtout dans la seconde enfance et dans l'adolescence que l'on rencontre les *angines tonsillaires*. Elles sont surtout fréquentes au printemps et à l'automne et dans les climats froids, c'est-à-dire chaque fois que les changements de température sont brusques. Citons encore, au nombre des causes prédisposantes, le lymphatisme et toutes les maladies générales débilitantes (rhumatisme, goutte).

Comme cause locale, citons : l'état cryptique amygdalien, laissant l'amygdale chroniquement enflammée entre chaque poussée aiguë. L'infection venue du dehors va y trouver un terrain tout prêt pour la culture de l'agent microbien qui amène le développement de l'angine.

Symptomatologie. — Début. — Le début est en général brusque, le malade ressent, en même temps que du malaise, de la courbature, souvent de la céphalée et des frissons, une sensation de cuisson, de sécheresse à l'arrière-gorge, ou plus marquée dans les deux zones amygdaliennes. Le malade a de la sécheresse de la gorge, de la dysphagie ; la fièvre est dès le début très élevée.

Tous ces symptômes s'exagèrent à la période d'état.

La température monte et atteint souvent 40°, il existe un état saburral du tube digestif.

CHEZ L'ENFANT, l'affection prend des allures tout à fait dramatiques, avec fièvre très élevée faisant croire au début d'une fièvre infectieuse.

Signes physiques. — A l'examen de la gorge, on constate une rougeur qui, dans la *forme localisée*, atteint les piliers, s'accompagne de gonflement amygdalien et qui, dans la *forme diffuse*, s'étend au voile du palais et à la paroi postérieure du pharynx. La luette est œdématiée, ses bords sont transparents.

Il n'y a à la surface de la muqueuse pharyngée aucun exsudat, aucune fausse membrane.

Évolution. Pronostic. Complication. — L'évolution de l'affection est toujours assez rapide, la durée varie de deux à trois jours à sept ou huit jours. Ces poussées se terminent parfois sans laisser de traces locales, mais souvent aussi elles affaiblissent les malades, qui restent très anémiés. Les récidives sont faciles. Si la lésion superficielle disparaît, il reste souvent un état catarrhal cryptique, avec amygdale volumineuse (*à cryptes*), sujette à de nouvelles poussées.

D'autres fois, la pharyngite chronique peut en être la conséquence.

Le *pronostic*, pour toutes ces raisons, bien qu'en général bénin, doit être quelquefois réservé. D'autant que certaines *complications* peuvent se produire soit par la propagation de l'inflammation aux oreilles, par la trompe d'Eustache, ou par transport de l'agent infectieux aux différents points de l'organisme, par l'intermédiaire du système circulatoire, pouvant amener sa localisation dans les ganglions (adénophlegmon), les articulations (pseudo-rhumatisme articulaire).

Diagnostic. — Le diagnostic est en général facile. Il est impossible de la confondre avec une *angine à exsudat* *ou à fausses membranes.* Il faut se méfier aussi que cette angine ne soit que le prélude, en particulier chez l'enfant, d'une scarlatine, dont l'éruption va suivre dans quelques jours.

Traitement. — Localement on prescrit les *garga-rismes alcalins* aussi chauds que le malade pourra les supporter. On les fait répéter deux ou trois fois par jour :

```
Borate de soude .........................  )
Benzoate de soude.......................  } āā  8 grammes.
Glycérine ...............................       50    —
Décoction de feuilles de coca ...........      150    —
```

une cuillerée à soupe pour un verre d'eau bouillie tiède, en gargarismes à faire le matin et le soir.

Ce gargarisme est émollient et calme la douleur.

Le *salicylate de soude* est également un bon calmant en paquets de 1 gramme, dissous dans un verre d'eau très chaude.

Localement le malade pourra faire des collutoires : badigeonnage de la gorge et des régions amygdaliennes avec des solutions glycérinées, boratées, résorcinées à 1/40, ou le phénosalyl à 1/30.

On laissera le malade à la diète lactée avec des boissons tièdes.

S'il existe de l'embarras gastrique, administrer un purgatif qui agit comme dérivatif et décongestionnant. L'état général, souvent déprimé à la suite des poussées répétées d'amygdalite, en particulier chez les sujets lymphatiques, aura besoin d'être remonté.

Chez les enfants, les *lavages* alcalins ou les collutoires sont seuls indiqués et possibles.

Angines pseudo-membraneuses.

Nous décrirons successivement au nombre des angines pseudo-membraneuses :

1º Les angines herpétiques ;

2º Les angines pseudo-membraneuses non diphtéritiques ;

3º Les angines diphtériques.

ANGINES HERPÉTIQUES. — L'angine herpétique, que certains auteurs groupent au nombre des angines vésiculeuses, est une inflammation vésiculeuse localisée à l'arrière-gorge, donnant ultérieurement naissance à des petits disques pseudo-membraneux, plus ou moins abondants.

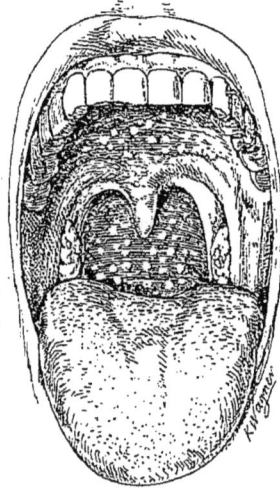

Étiologie. — Ce n'est pas une affection spécifique : elle n'est qu'un mode de réaction spéciale de la gorge contre divers microbes ; elle peut être engendrée en effet par des espèces microbiennes des plus variées (staphylocoques, streptocoques). C'est une fièvre herpétique à localisation gutturale, quelquefois même un véritable zona de l'arrière-gorge (Lermoyez).

Comme la fièvre herpétique, elle frappe surtout les jeunes sujets, se manifeste au printemps et dans les climats froids. Il existe pour certains sujets une prédisposition manifeste aux rechutes dans cette affection.

Fig. 38. — Angine herpétique.

Symptomatologie. — Le début est brusque, sans autre cause apparente qu'un refroidissement.

Symptômes fonctionnels. — Le sujet est pris de fièvre à 39º, de frisson, de courbature généralisée avec céphalée violente. En même temps le malade se plaint de sécheresse de la gorge avec sensation de cuisson, qui va s'accentuant et offre son maximum d'intensité le lendemain et le surlendemain, au point que le malade ne peut avaler ni solides, ni liquides.

Symptômes physiques. — Si l'on examine la gorge du malade tout à fait au début de l'affection, on constate que la muqueuse est rouge vif, on voit disséminées dans toute l'étendue du pharynx, sur tous les replis, de petites vésicules remplies de sérosité transparente, grosses comme un grain de millet.

Les vésicules sont entourées d'une petite auréole plus rouge que le reste de la muqueuse. Leur existence est éphémère ; au bout d'un ou deux jours, elles se rompent, laissant à leur place de petites plaques pseudo-membraneuses blanches, opaques, à contours irréguliers. Ces petites fausses membranes sont assez adhérentes et difficiles à détacher. Elles peuvent être groupées par cinq ou six et la lésion prend alors l'*aspect polycyclique*. Les fausses membranes, par leur confluence, donnent lieu à des plaques d'une certaine étendue pouvant faire croire, n'étaient leurs bords festonnés et polycycliques, à de la diphtérie.

L'herpès de la gorge n'est que rarement isolé, il s'accompagne presque toujours de manifestations sur les lèvres, la face interne des joues, la base de la langue.

Symptômes généraux. — Les symptômes généraux sont toujours très marqués ; la fièvre est très élevée : 39 à 40°. L'abattement et l'inappétence sont extrêmes.

Marche. Durée. — Malgré ce tableau un peu dramatique, les symptômes cessent brusquement le quatrième ou le cinquième jour et tout rentre dans l'ordre très rapidement· Quelquefois, fait plus rare, l'affection évolue par poussées successives et elle peut alors durer deux à trois semaines.

On a même décrit une forme cataméniale spéciale à certaines femmes et survenant au moment des règles, s'accompagnant de poussées de fièvre.

Le pronostic est, comme on le voit, tout à fait bénin.

Diagnostic. — Le diagnostic est basé surtout sur

le début brusque, la fièvre élevée, et particulièrement l'existence des vésicules tout à fait caractéristiques.

Ces caractères empêchent de prendre cette affection pour de l'*angine érysipélateuse, rhumatismale*, une *amygdalite lacunaire* ou catarrhale.

L'*angine diphtérique*, dans ses formes nettement constituées, lorsqu'il existe des fausses membranes, de l'engorgement ganglionnaire, ne peut certes pas être confondue avec une angine herpétique ; mais il n'en est pas de même dans les formes frustes, sans fausses membranes bien nettes. Il n'y a, en réalité, aucun signe clinique qui permette de faire le diagnostic, l'*examen bactériologique* est le seul juge déterminant l'existence ou non du bacille de Lœffler.

Certains auteurs (Lermoyez, Escat) ont décrit sous le nom de *zona bucco-pharyngé* une éruption, s'accompagnant également de vésicules, mais caractérisé par son unilatéralité, le peu de symptômes généraux et les phénomènes névralgiformes qui l'accompagnent.

Traitement. — Local. — C'est le même à peu de chose près que celui que nous avons indiqué pour l'angine catarrhale aiguë. Il consiste en gargarismes alcalins tièdes, répétés plusieurs fois par jour.

On insistera ici tout particulièrement sur les badigeonnages des vésicules et des fausses membranes à l'aide d'un collutoire alcalin :

Glycérine .... 50 grammes.
Résorcine .... 0^{gr},50
Phénate de soude..................... 1 gramme.

Général. — On combattra l'état saburral du tube digestif par l'administration d'un purgatif.

ANGINES PSEUDO-MEMBRANEUSES NON DIPHTÉRIQUES. — Cette angine est caractérisée par des fausses membranes et une série de symptômes analogues à ceux de l'angine diphtérique, *elle ne s'en distingue que par l'examen bactériologique.*

Il n'existe aucun microbe spécifique de cette affection, attendu que l'on peut y trouver le staphylocoque, le pneumocoque, mais c'est surtout le streptocoque que l'on y rencontre le plus souvent et qui semble donner à l'affection son allure clinique (Escat).

Elle peut être *primitive*, survenant à la suite d'un refroidissement, comme une angine banale.

Ou *secondaire*; on connaît les angines à fausses membranes de la rougeole, de la variole, de l'érysipèle. Mais c'est dans la scarlatine surtout qu'elles peuvent prendre rapidement une grande extension, survenant soit au début, soit pendant la convalescence de l'affection.

Symptomatologie. — Dans sa forme ordinaire de moyenne intensité, le *début* est brusque, violent, avec frissons, fièvre élevée ; rarement il est lent et insidieux, avec peu de température. La dysphagie est toujours très marquée.

Symptômes physiques. — Si dès le début on examine la gorge, on constate que la muqueuse est rouge ; elle est comme gonflée, tuméfiée. Puis, dès le second jour, apparaissent, sur les amygdales, les piliers, pour gagner ensuite le reste de la gorge, des *fausses membranes.* Celles-ci engainent parfois le voile et la luette comme d'un doigt de gant. Elles présentent une couleur blanche translucide.

Lorsqu'on les enlève, la muqueuse saigne, paraît parfois érodée. En tout cas, elle est très rouge, enflammée et tuméfiée.

L'adénopathie est très marquée ; elle occupe l'angle de la mâchoire et s'accompagne de périadénite.

Symptômes fonctionnels. — Il existe souvent du nasonnement, quelquefois même du reflux des liquides par le nez.

L'haleine est fétide, bien plus que dans les angines ordinaires ; l'expectoration est muco-purulente et même sanguinolente. La température s'élève à 39°, mais elle tombe assez rapidement.

Marche. Durée. Complications. — L'évolution de l'affection est en général très courte : au bout de quatre ou cinq jours, la muqueuse se déterge et reprend peu à peu son aspect normal.

Rarement cette affection prend les allures d'une angine grave : *avec haleine très fétide, teint plombé*, aspect grisâtre et sanieux des fausses membranes, adénite très étendue. La mort peut même survenir dans l'adynamie au milieu des symptômes généraux qui rappellent les diphtéries les plus graves.

Rarement aussi on note l'extension de la fausse membrane à la face postérieure du voile, à la fosse nasale ou au larynx (croup pseudo-diphtéritique).

Les adénophlegmons peuvent compliquer ces angines, en particulier dans les infections streptococciques, et être très étendus.

Diagnostic. — Le diagnostic dans les formes ordinaires est assez facile à établir : la fausse membrane épaisse, blanche, la distingue de l'*angine herpétique* vésiculeuse.

Son aspect n'est point le même que dans la *diphtérie*. Mais dans les formes graves ou très légères, la distinction ne pourra guère être établie avec l'angine diphtérique que par l'examen bactériologique, examen sur lamelle et ensemencement pour culture, des fausses membranes et par l'existence ou non du bacille de Lœffler.

Traitement. — Le traitement consiste à déterger le pharynx de ses exsudats et à favoriser l'élimination des fausses membranes.

On prescrira des lavages de gorge avec le bock et des solutions faiblement alcalines, antiseptiques, au phénosalyl à 1/100, phéniquées à 1/200.

Des gargarismes alcalins, des attouchements avec des

collutoires glycérinés faiblement antiseptiques, complèteront le traitement.

ANGINES DIPHTÉRIQUES. — Sous la dénomination d'angine diphtérique on entend une inflammation aiguë du pharynx provoquée par le bacille de Klebs-Lœffler.

C'est la localisation la plus fréquente et généralement la première de l'infection diphtérique.

Étiologie. — Aujourd'hui, et depuis les recherches de Klebs et Lœffler (1884), il est démontré que l'angine diphtérique est une affection spécifique, contagieuse, due à un *bacille spécial*, qui se présente au microscope sous la forme de bâtonnets allongés, renflés aux deux extrémités.

Pour se développer, il faut que le microbe vienne au contact d'une muqueuse excoriée, amenant ainsi la production de fausses membranes dans lesquelle il va évoluer. Il s'y cantonne exclusivement, mais sécrète des toxines qui vont se répandre dans l'économie tout entière et faire de la diphtérie *une affection générale*, avec accidents plus ou moins graves.

La recherche de ce bacille se fait :

1º *Sur culture*, en touchant légèrement avec un fil de platine flambé au rouge vif la fausse membrane et en ensemençant en série plusieurs tubes de sérum gélatinisé ; on les met à l'étuve pendant seize à dix-huit heures. Colorant ensuite un peu de ces colonies délayées dans l'eau avec le bleu de Roux ou le violet de gentiane, on a une préparation toute faite pour l'examen au microscope qui révèle l'existence de colonies composées de bâtonnets renflés aux deux extrémités.

2º On peut, mais moins sûrement, faire la recherche simplement *sur lamelle* en grattant avec le fil de platine la surface des amygdales, les piliers ou le voile. Déposer le produit du raclage sur lame, colorer et recouvrir d'une lamelle.

S'il existe une *diphtérie pure* dans laquelle on ne trouve que le bacille de Klebs-Lœffler, d'autres bactéries peuvent ajouter leur action à celle de celui-ci, donnant lieu aux *formes associées* polymicrobiennes avec *infections secondaires*.

Ces notions sont indispensables pour comprendre l'étude clinique de cette affection.

La diphtérie se transmet par contagion, par l'intermédiaire du mucus, de la salive, des fausses membranes, ou par les linges, vêtements, jouets ayant servi au malade et qui sont souillés de bacilles.

Elle évolue à la faveur de véritable *épidémies* ; toute fois elle est à l'état *endémique* dans les grandes villes.

C'est une affection de tous les *âges*, mais elle est surtout fréquente chez l'enfant de deux à sept ans.

Elle se développe de préférence chez les sujets présentant certaines *prédispositions locales*, chez les enfants atteints d'affections aiguës ou chroniques de la gorge, chez les amygdaliens, les adénoïdiens. Les fièvres éruptives, les maladies infectieuses, les mauvaises conditions hygiéniques y prédisposent. La question de terrain a une grande influence à la fois sur le développement et le pronostic de l'affection.

Symptomatologie. — On peut, se basant sur les données de la bactériologie et se conformant aux constatations de la clinique, observer et décrire trois types de diphtérie : la *forme bénigne*, qui évolue comme une affection locale ; une *forme maligne*, où les symptômes généraux dus aux toxines passent au premier plan, et une *forme associée*, où d'autres bactéries, en particulier le streptocoque (*strepto-diphtérie*), interviennent, ajoutant leur virulence et donnant une tournure spécialement grave à la maladie.

1º **Angine bénigne**. — Le début est habituellement insidieux. L'enfant ne joue plus, ne mange plus ; il se plaint de malaises, de maux de tête. Il a peu de fièvre, mais ce mauvais état général est persistant. Il accuse bientôt de la gêne à la déglutition, de la sécheresse de la gorge. Le timbre de la voix est enroué, nasonné. Si l'on examine alors la gorge du malade, on constate de la rougeur diffuse du voile et des amygdales. Puis bientôt apparaît un petit point blanc grisâtre, une sorte de pellicule transparente au pourtour et blanche au centre, qui peut être détachée facilement, mais se reproduit rapidement en dépassant les régions primitivement envahies : la fausse membrane est constituée. Gagnant l'amygdale du côté opposé, les piliers, le voile du palais, encapuchonnant la luette, les fausses membranes restent localisées au pharynx. Elles présentent une coloration jaune grisâtre ; elles sont épaisses, adhérentes à la muqueuse qui forme une sorte de bourrelet autour d'elles. L'adénopathie est constante : les ganglions cerviceaux et sous-maxillaires sont tuméfiés et augmentés de volume.

Cette forme retentit peu sur l'état général ; la température est peu élevée ; il n'y a pas d'albumine dans les urines ; cependant le petit malade est pâle, abattu, ce qui indique un certain degré d'intoxication.

Au bout de cinq à six jours, les membranes se détachent, la fièvre tombe et tout rentre dans l'ordre. Quelquefois cependant, même dans cette forme bénigne, la paralysie s'installe pendant la convalescence.

Il existe aussi, suivant l'expression de Trousseau, des *formes frustes*, dans lesquelles l'angine se traduit par une simple rougeur de la gorge ; les fausses membranes n'existent pas ou sont à peine ébauchées, ressemblant à des dépôts pultacés. Ce sont ces formes qui sont uniquement reconnues par l'examen microscopique et qui cependant peuvent transmettre par contagion des diphtéries plus graves, et elles-mêmes donnent lieu à des complications paralytiques.

2º **Angine maligne.**. — Les phénomènes généraux prennent ici une grande intensité et la diphtérie évolue plutôt comme maladie générale que comme affection locale.

Le début est tout aussi insidieux ; mais les fausses membranes sont *plus envahissantes* : elles recouvrent rapidement la gorge, le pharynx, gagnant le larynx (*croup*), ou les fosses nasales (*diphtérie nasale*) avec écoulement de liquide fétide par le nez. Les fausses membranes sont grisâtres, jaunâtres, elles sont moins denses, moins résistantes, pulpeuses, diffluentes.

L'haleine est fétide, la langue est recouverte d'un enduit saburral. Le gonflement ganglionnaire est très marqué et le cou prend souvent l'aspect *proconsulaire* ; la précocité et l'étendue de cette adénite sont même regardées comme un signe de mauvais pronostic. La douleur et la dysphagie sont intenses.

Les symptômes généraux prennent ici une place prépondérante. L'anémie est profonde, le teint est pâle, plombé ; les yeux sont cernés, l'anorexie est complète. La température est élevée à 39 ou 40°, le pouls fréquent, parfois irrégulier. L'albuminurie est constante et la quantité d'albumine est souvent considérable. La diarrhée coïncide parfois avec les vomissements.

L'évolution est généralement rapide, en six ou sept jours ; la mort peut survenir dans l'adynamie, le malade meurt empoisonné par la toxine diphtérique, ou par l'apparition de complications.

Il existe même une *forme foudroyante*, qui emporte le malade en deux ou trois jours.

Lorsque la guérison survient, elle est lente ; la convalescence est très longue, et durant celle-ci des paralysies diphtériques peuvent se déclarer.

3° **Angine diphtéro-streptococcique.** — A côté de ces formes pures, bénignes et toxi-infectieuses, il en existe d'autres où des microbes associés, les streptocoques par exemple, impriment leur action aux symptômes, à la marche de l'affection et lui donnent une tournure toute particulière.

La gravité de l'affection semble résulter non seulement de l'addition, mais aussi de l'exaltation de la virulence des deux agents microbiens mis en présence. Le tableau clinique emprunte ses caractères aux deux agents pathogènes qui créent l'infection (Escat).

L'envahissement est ici très rapide. Les fausses membranes se reproduisent très rapidement. L'adénite et la périadénite sont très marquées. La fièvre est élevée. Les suppurations produites par l'infection streptococcique envahissent les ganglions, parfois les articulations. Les phénomènes d'intoxication sont également intenses. La mort peut survenir rapidement du fait de l'état général, ou du fait de l'apparition de complications.

Complications. — Ces complications sont de plusieurs ordres :

Ou bien *elles sont dues à la propagation du processus membraneux aux muqueuses* : au larynx (*croup*), aux fosses nasales, à la trachée, à la bouche, à l'œsophage, à l'anus, au prépuce, au gland ;

Ou bien *elles relèvent directement de l'intoxication et de l'infection générale spécifique* : myocardites, néphrites. Du côté du système nerveux, celle-ci atteint le bulbe, donnant lieu à des *paralysies bulbaires* périphériques, *paralysies* du voile, du pharynx, du larynx, de l'œsophage. Elle atteint aussi la peau, amenant des *érythèmes* plus ou moins étendus.

Les *infections secondaires*, en particulier par le streptocoque, sont pour beaucoup dans l'éclosion des suppurations ganglionnaires et articulaires, des broncho-pneumonies, de l'otite suppurée.

Diagnostic. — Le diagnostic est aujourd'hui singulièrement facilité par l'examen bactériologique. Toutefois il est utile de savoir fixer d'abord ce diagnostic par les signes cliniques, car ce sont eux qui vont permettre d'établir un pronostic de gravité.

Facile dans les cas typiques, il est beaucoup plus difficile dans tous les cas frustes ou mal caractérisés.

L'*angine herpétique*, avec son dépôt pseudo-membraneux, peut faire penser à la diphtérie, mais l'allure brusque de l'affection, les vésicules et les plaques polycycliques sont souvent typiques.

Les *angines pseudo-membraneuses de la scarlatine* survenant pendant la période de convalescence, alors que la rougeur de la gorge, l'aspect spécial de la langue ont disparu peuvent être difficiles à distinguer de l'angine diphtérique.

Dans tous les cas, il faut toujours faire *l'examen bactériologique* qui réserve souvent les plus grandes surprises, révélant de la diphtérie là où l'ensemble clinique ne permettait pas de le supposer, et réciproquement.

Marche. Durée. Pronostic. — La marche et la durée sont variables, ainsi que nous le voyons par le tableau qui précède. Même lorsque la guérison survient, la convalescence peut se prolonger pendant de longs mois. Les rechutes ne sont pas rares. Les récidives peuvent s'observer, mais elles ne se voient jamais avant la première ou la deuxième année.

Le pronostic doit être, comme on le voit, très réservé ; il dépend de beaucoup de facteurs : de *l'âge* du sujet, la diphtérie est souvent mortelle avant deux ans ; du *terrain* sur lequel elle se développe, chez les enfants lymphatiques elle prend facilement une allure maligne. Lorsqu'elle est *secondaire*, consécutive à la rougeole, à la scarlatine, elle est également grave.

Mais depuis l'introduction de la sérothérapie, le pronostic s'est singulièrement amendé.

Traitement. — Il comprend deux indications.

1° **Traitement général.** — Le traitement général avec le *sérum de Roux*, à la dose de 10 à 40 centimètres cubes suivant l'âge, doit être appliqué de façon précoce, et répété quotidiennement (1).

(1) Nous n'avons pas à en faire ici la technique, renvoyant aux manuels spéciaux.

Il comportera, en outre, l'isolement du diphtérique dès que le diagnostic sera établi, des pulvérisations dans la chambre d'acide phénique à 1/100, pour éviter les complications secondaires.

2º **Traitement local.** — On fera dans la gorge de grandes *irrigations* avec le bock et une solution, soit de permanganate de potasse à 1/2000, soit de liqueur de Labarraque à 5 p. 100, soit au phénosalyl à 2/1000. Les lavages sont répétés toutes les trois ou quatre heures et faits dans la position assise.

Si le sujet est plus âgé, on pourra joindre des gargarismes phéniqués, ou avec la solution suivante (Escat) :

Salol .... 3 grammes.
Alcool à 90º............................ 60 —

Une cuillerée à café dans un verre d'eau bouillie.

ANGINE ULCÉRO-MEMBRANEUSE (1)
ANGINE DE VINCENT

Sous le nom d'angine de Vincent, on désigne une affection spécifique, contagieuse, produite par un bacille décrit pour la première fois par Vincent en 1898. Caractérisée par la présence de fausses membranes et d'ulcérations, elle serait, d'après Brindel et Raoult, une localisation à l'amygdale de la stomatite ulcéro-membraneuse.

Étiologie. Bactériologie. — Cette affection s'observe surtout dans le sexe masculin et de dix-huit à trente ans ; mais elle a été signalée parfois chez l'enfant.

Elle éclate surtout chez les sujets débilités, affaiblis, surmenés.

La *carie dentaire* en est une des causes prédisposantes ; l'évolution de la dent de sagesse, en particulier, la détermine, tout comme elle cause de la stomatite ulcéro-membraneuse

(1) Encore dénommée *chancriforme.*

Le *bacille fusiforme de Vincent* peut être considéré comme l'agent pathogène de cette affection ; il se présente, dans les préparations entre lame et lamelle, associé à des spirilles et à des microbes divers, sous la forme de bâtonnets fusiformes renflés au centre, effilés aux deux extrémités.

Symptomatologie. — D'une manière générale, le début est marqué par un peu de fièvre, de l'inappétence, du malaise, de la gêne à la déglutition, puis la fausse membrane et l'ulcération apparaissent.

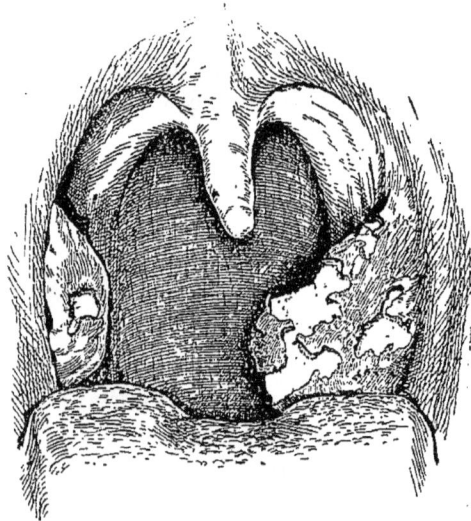

1° **Période pseudo-membraneuse**. — Il apparaît sur l'amygdale *une fausse membrane*, de couleur blanche, légèrement saillante sur les bords, ressemblant à une tache de bougie à bords irréguliers (Raoult), et qui est unique dans la plupart des cas.

Fig. 39. — Angine de Vincent. Phase ulcéreuse.

La fausse membrane a une couleur blanche ou blanc grisâtre. Elle est entourée d'une auréole inflammatoire, rouge ou violacée. Peu adhérente, elle se détache facilement, laissant une surface saignante, érodée, mais elle se reproduit très rapidement.

Les ganglions sous-angulo-maxillaires sont tuméfiés.

2° **Période ulcéreuse**. — Si l'affection continue à évoluer, elle envahit la profondeur ; *une ulcération* plus ou moins large, de forme ovalaire, à bords taillés à pic, souvent très profonde, entame l'amygdale. Elle est remplie d'un exsudat pseudo-membraneux, d'un gris roussâtre ; au fond la paroi cavitaire est granuleuse. L'amygdale est rouge, tuméfiée, mais n'est pas indurée.[1]

La dysphagie est toujours très marquée, surtout à la période d'ulcération ; l'haleine est fétide.

La fièvre n'est jamais très élevée, mais l'état général est mauvais, le facies est déprimé.

Marche. Durée. Pronostic. — La marche de l'affection est *toujours lente* ; elle évolue entre deux et trois semaines et peut se prolonger beaucoup chez les individus dont la bouche est en mauvais état. Le pronostic, en général bénin, mérite parfois d'arrêter le médecin à cause de l'étendue des ulcérations pouvant atteindre les piliers, le voile, des pertes de substance qu'elles laissent, de la ténacité de l'affection, des récidives possibles et du mauvais état général sur lequel elles se greffent.

Diagnostic. — Le diagnostic de l'angine de Vincent est surtout difficile à faire avec l'*amygdalite cryptique ulcéreuse*. Il est à noter cependant que, dans celle-ci, le processus est uniquement amygdalien, dans l'angine de Vincent, l'ulcération envahit souvent les piliers. Dans les deux cas, la marche est tout à fait différente : dans l'amygdalite ulcéro-membraneuse, le processus escarrotique marche de la profondeur vers la superficie ; au contraire, dans l'affection amygdalienne, il s'agit d'un kyste lacunaire qui vient s'ulcérer à la surface de l'amygdale.

Il est de même parfois difficile de diagnostiquer l'ulcération de cette angine avec le *chancre syphilitique*, la *gomme*.

L'examen d'un frottis sur lamelle doit toujours être fait, lui seul autorise à poser le plus franchement le diagnostic d'angine ulcéro-membraneuse.

Traitement. — L'angine de Vincent étant, comme on le voit, une affection parasitaire, réclame un traitement *antiseptique local*.

Divers médicaments ont été prônés par différents auteurs comme spécifiques. Les uns recommandent les collutoires au chlorate de potasse; Ruault conseille le phénol sulfo-riciné.

Après avoir essayé ces différents médicaments, nous avons obtenu, sur le conseil de Lermoyez, les meilleurs résultats, et la disparition très rapide de cette affection souvent très tenace, avec les insufflations et les *badigeon-nages* locaux de *bleu de méthylène*.

L'*état général*, souvent très déprimé, sera remonté, et autant que possible le malade sera placé loin de tout milieu hospitalier favorable à l'évolution des lésions de ce genre. On y joindra également une bonne hygiène de la bouche, le soin des dents, l'ablation des chicots, toutes causes qui favorisent le développement de la stomatite ul-céro-membraneuse, dont l'angine de Vincent ne semble qu'une localisation spéciale.

ADÉNO-PHLEGMON DU PHARYNX

Les collections purulentes peuvent, dans le pharynx, prendre trois localisations bien distinctes, et nous devons décrire successivement :

1º Abcès amygdalien ou péri-amygdalien ;

2º Abcès de la base de la langue ;

3º Abcès rétro-pharyngien.

Abcès amygdalien et péri-amygdalien.

Le tissu amygdalien peut s'enflammer et suppurer pour son propre compte, c'est l'*abcès amygdalien proprement dit*.

Mais le plus souvent, la localisation de l'abcès se fait dans le tissu cellulaire péri-amygdalien.

Suivant qu'il pointe en avant (cas le plus fréquent), on

décrit l'*abcès péri-amygdalien antérieur*, ou en arrière, sous le pilier postérieur, *abcès péri-amygdalien postérieur*, ou en dehors de la loge amygdalienne, *abcès externe ou latéro-pharyngien*.

La cause est toujours la même et les phéno- mènes inflammatoires partent d'un crypte amygdalien infecté par les différents agents microbiens.

La suppuration suc- cède à une poussée ou à une série de poussées d'amygdalite catar- rhale aiguë, ou à une amygdalite cryptique plus ou moins latente. Aussi l'existence de volumineuses amyg- dales, en particulier d'amygdales crypti- ques, est-elle favorable au développement des abcès.

C'est une affection de *l'adulte*, car c'est chez lui seulement que les cryptes sont très développés. Survienne une cause occasionnelle, refroidissement, infection grippale, et le foyer sera allumé.

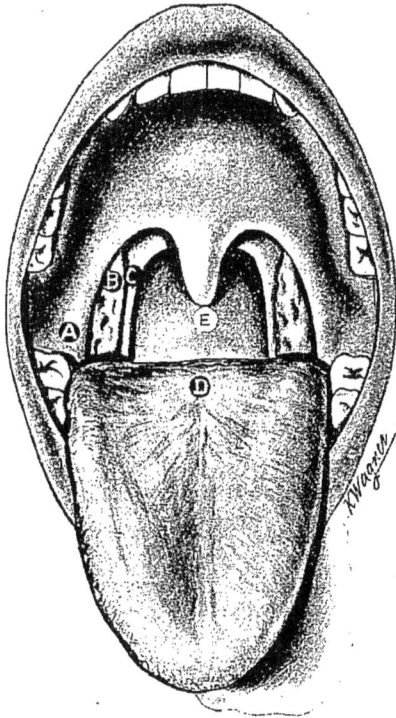

Fig. 40. — Les points d'élection des abcès pharyngiens

A, sous le pilier antérieur ; C, sous le pilier postérieur ; B, intra-amygdalien ; D, à la base de la langue ; E, rétro-pharyngien.

Symptomatologie. — Des symptômes généraux constitués par des frissons, de la fièvre, de la courbature, de la céphalalgie, annoncent le début de la maladie. Le

malade avale difficilement ses aliments. Sa voix est nasonnée et bientôt il localise nettement une très vive douleur
du côté de la région amygdalienne malade.

Si le malade ouvre la bouche, on est frappé par une
fétidité spéciale de l'haleine qui présente une odeur aigrelette. La déglutition est difficile, souvent même les aliments liquides repassent par le nez. Plus tard, il y a de la
difficulté à ouvrir la bouche, et de la contracture des
mâchoires (*trismus*) qui peut être très marquée et est souvent caractéristique. Il existe même, à une période avancée,
de la contracture des
muscles du côté corres-
pondant du cou et l'im-
mobilisation de la tête.
Ces phénomènes sont
surtout marqués dans les
formes de péri-amygda-
lite.

**Symptômes physi-
ques.**—*Si l'on examine la
gorge du malade au début,*
on constate que la région
amygdalienne est rouge,

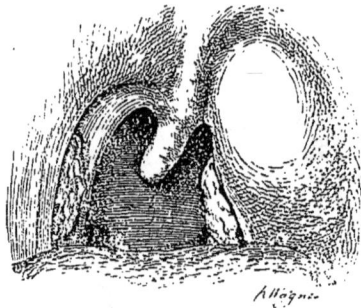

Fig. 41. — Abcès pré-amygdalien
antérieur.

tuméfiée, tout comme dans l'amygdalite catarrhale aiguë.

Il existe à l'exploration au doigt ou au stylet une douleur
très vive. Celle-ci a son point d'élection à maximum dans
l'amygdale, dans la forme d'amygdalite phlegmoneuse
proprement dite, ou sur le rebord antérieur de l'un des
piliers dans les formes péri-amygdaliennes.

Bientôt surviennent les symptômes caractéristiques de
la suppuration.

Si l'abcès est intra-amygdalien, la rougeur est très vive
et l'amygdale est augmentée de volume, elle semble sortir
de sa loge ; les piliers sont indemnes ; elle offre un point
où la douleur présente son maximum d'intensité.

Si l'abcès est péri-amygdalien antérieur, ce qui est la circonstance la plus fréquente, le pilier antérieur est alors rouge, refoulé en avant. Si la collection est volumineuse, le voile lui-même est œdématié, rouge et bombé d'un côté en avant ; il paraît asymétrique. La luette prend part à cet œdème. L'amygdale est rejetée en bas et en arrière, et elle est cachée par le pilier antérieur (Voy. fig. 41). Le pilier, lorsque la collection est abondante, présente une voussure à convexité supérieure, limitée par son point d'attache à la voûte du pharynx.

Dans l'*abcès postérieur*, le pilier est tuméfié, prend un aspect bouduné et la collection refoule l'amygdale en bas et en avant.

Dans la *localisation externe* de l'abcès, le pus a des tendances à sortir de la loge amygdalienne, à gagner en particulier la gaine vasculo-nerveuse du cou, donnant lieu alors aux *phlegmons latéro-pharyngiens*.

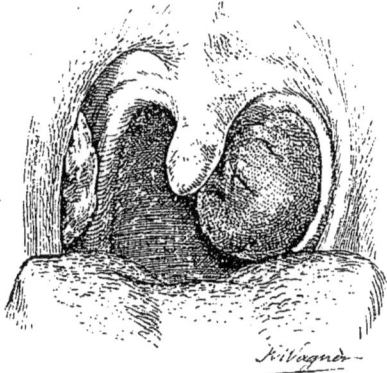

Fig. 42. — Abcès intra-amygdalien. Amygdalite phlegmoneuse.

Il existe de la tuméfaction douloureuse très marquée de toute la région cervicale latérale, de l'adénite cervicale ; l'amygdale tout entière est portée en dedans. Cette forme est de toutes la plus difficile à reconnaître et la plus grave à cause de la profondeur de l'abcès et de la production éventuelle d'un phlegmon latéro-pharyngien.

Marche. Durée. Terminaison. — La résolution avant la période de suppuration est rare. Nous en avons observé plusieurs cas très nets où il existait tous les signes imminents d'une suppuration : gonflement, douleur, refoulement du pilier et où tout a disparu spontanément du sixième au huitième jour. Le plus souvent, la collection purulente est formée du quatrième au cinquième jour.

L'évacuation spontanée de l'abcès se fait très lentement, au bout du huitième au dixième jour ; elle peut se faire soit par l'amygdale, dans les formes intra-amygdaliennes, soit à travers le pilier antérieur ou la fossette sus-amygdalienne. Les abcès externes ont peu de tendance à s'ouvrir spontanément et se transforment facilement en phlegmons latéropharyngiens pouvant fuser le long des gros vaisseaux.

Lorsque l'ouverture spontanée est faite, le soulagement est immédiat et la guérison peut survenir ; ou bien il peut rester très longtemps une cavité qui continue à suppurer, à déverser son pus dans la gorge, c'est l'*abcès chronique avec fistule interminable*.

D'autres fois les abcès reviennent chez le même sujet, et il n'est pas rare de voir des malades qui, chaque année, font dans leur amygdale et dans le tissu cellulaire périamygdalien des *abcès à répétition*.

Complications. — Si la suppuration évolue ainsi spontanément, on peut voir survenir des *complications* parfois graves.

C'est par la présence et la *diffusion du pus* dans cette région : des ulcérations et des hémorragies de la jugulaire, des adéno-phlegmons du cou à localisation externe beaucoup plus fréquents, des phlegmons péri-pharyngiens à forme très grave (Merklen), des œdèmes laryngés avec phénomènes d'asphyxie.

Ce sont aussi des *phénomènes infectieux* qui, en particulier chez les sujets déprimés, donnent à ces phlegmons une allure parfois très grave : ictères, péricardites, endocardites et phénomènes de septicémie ; nous avons vu plusieurs malades, mourir de phlegmon amygdalien à *forme septico-pyohémique*, malgré une intervention large, d'abord interne, puis externe. Ces faits ne sont point signalés, et mériteraient d'être mieux connus.

Diagnostic. — Le diagnostic est facile à établir : le trismus, le nasonnement de la voix le font soupçonner ; l'œdème, la tuméfaction de la région et surtout la douleur vive élective au toucher avec l'abaisse-langue le font diagnostiquer. Il est important, au point de vue pronostic et thérapeutique, de savoir exactement distinguer les différentes variétés d'abcès.

L'*abcès pré-amygdalien* est le plus fréquent. Le trismus et la dysphagie sont intenses. Le pilier antérieur est très tuméfié, le voile est fortement asymétrique.

Dans l'*abcès rétro-amygdalien*, le trismus est moindre, la dysphagie plus accentuée, le pilier postérieur seul est gonflé mais toujours moins que l'antérieur dans l'abcès pré-amygdalien ; en tout cas, le voile du palais prend moins part à cet œdème.

La douleur vive en un point, le gonflement en masse de l'amygdale avec intégrité des piliers indiquent l'*abcès intra-amygdalien*.

Enfin l'adénopathie, le gonflement latéro-cervical, joint au refoulement en dedans de l'amygdale, feront penser à l'*abcès latéro-pharygien*.

Traitement. — 1º **Traitement médical.** — Le traitement, purement médical à la première période, se bornera, durant les deux ou trois premiers jours, à être antiphlogistique et calmant. *Intérieurement,* on prescrira des bains de gorge alcalins, tièdes ou assez chauds ; *extérieurement,* et sur la région amygdalienne, des applications de compresses ou d'éponges imbibées d'eau chaude.

2º **Traitement chirurgical.** — Il faut que le médecin favorise l'évacuation du pus, dès qu'il a acquis la certitude que celui-ci est collecté.

INDICATIONS D'OUVERTURE. — Mais à quels signes peut-on voir que la suppuration est collectée ? L'œdème localisé, le gonflement d'un des piliers, la douleur exquise en un point indiquent la suppuration sans pouvoir l'affirmer ; en tous cas, *une incision hâtive n'expose à aucun danger ;*

elle crée, même si elle ne découvre pas de collection, une sorte de mode de décongestionnement par saignée locale. Donc, ne craignez pas l'*incision précoce*, qui prépare du reste une voie à l'ouverture spontanée, le pus ayant beaucoup moins d'épaisseur de tissus à franchir.

L'anesthésie locale sera difficile à obtenir. Les badigeonnages cocaïnés agissent peu en région enflammée, l'application locale du liquide de Bonain est plus efficace, mais une piqûre avec seringue et aiguille longue et courbe de novocaïne à 1/100 avec 2 gouttes d'adrénaline à 1/1000 donnera la meilleure anesthésie.

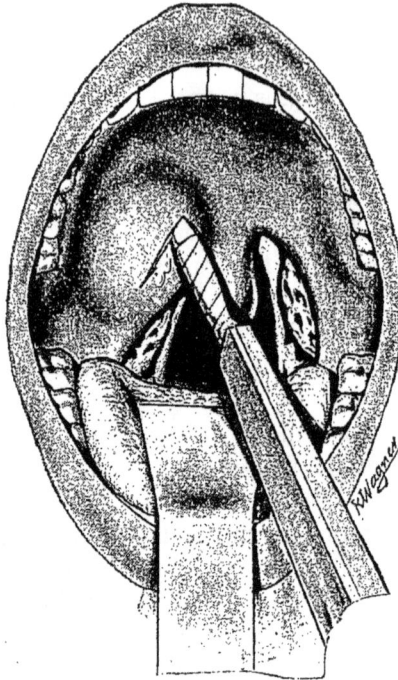

L'incision portera sur le pilier antérieur (partie supérieure), si la collection est péri-amygdalienne (fig. 43);

Fig. 43. — Incision d'abcès antéro-amygdalien. La lame du bistouri est dirigée en haut et est garnie d'une bande de toile.

sur l'amygdale elle-même, si elle est intra-amygdalienne ; sur le pilier postérieur dans les collections rétro-amygdaliennes.

L'incision sera franche, faite au bistouri, en limitant la profondeur d'introduction de la lame à l'aide d'une compresse enroulée autour de lui et n'en laissant dépasser que les deux derniers centimètres. Il faut faire l'incision large-

ment, directement de bas en haut la pointe dirigée en
dedans vers le raphé médian pour éviter la zone dangereuse
des gros vaisseaux situés en dehors de l'amygdale. On incise
à 1 centimètre ou
1 centimètre et de-
mi de profondeur ;
la sonde cannelée ou
mieux la pince de
Cochert dont on
écarte les mors fait
le reste, si l'on n'a
pas trouvé de col-
lection purulente à
cette profondeur (1).

L'*ouverture cuta-
née externe* n'est que
rarement indiquée :
on y aura recours
lorsque l'on n'a pu
atteindre la collec-
tion par la voie
pharyngée et s'il
existe des phéno-
mènes infectieux
graves. Les abcès
amygdaliens à loca-
lisation externe doi-

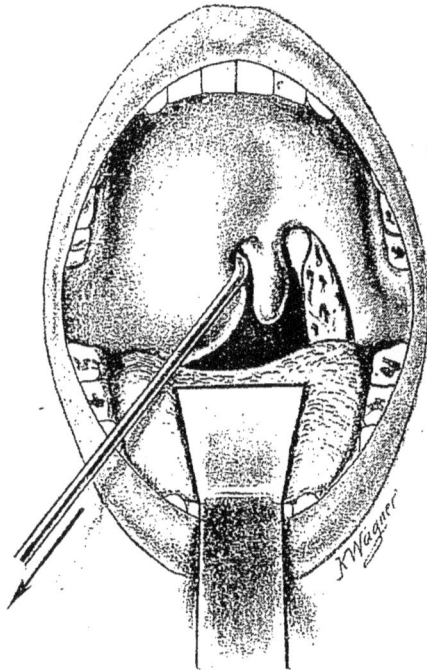

Fig. 44. — Ouverture d'un phlegmon antéro-
amygdalien avec le crochet.

vent quelquefois être évacués par cette voie ; il convient
alors de faire un large débridement le long du bord du
sterno-mastoïdien pour attaquer la loge amygdalienne par
le dehors.

(1) Certains auteurs préconisent l'ouverture au crochet insinué entre
le pilier et l'amygdale, tout aussi douloureuse d'ailleurs que l'incision
elle-même et moins efficace. La pointe de galvanocautère peut remplacer
l'incision au bistouri, si la plaie se referme.

GUISEZ.   8

Le *traitement consécutif* consistera soit en *gargarismes*, soit en *irrigations* avec le bock et de l'eau oxygénée coupée d'eau boriquée. Lorsque l'abcès est profond, nous laissons communément une mèche qui, plongeant dans sa cavité, empêche l'incision de se fermer.

3° **Traitement prophylactique.** — Enfin, lorsque la guérison de l'abcès aura été obtenue, il faudra, d'une façon prophylactique, et pour éviter les récidives, inspecter le tissu amygdalien, et ne pas hésiter à *en pratiquer le morcellement* si l'on constate que les cryptes sont malades, cause générale de ces phlegmons.

Ce qu'il faut éviter. — C'est, lorsque le diagnostic de collection purulente est établi ou qu'on la suppose telle, de différer l'intervention, s'en remettant à l'espoir d'une guérison par ouverture spontanée. Il ne faudra pas perdre de vue qu'en agissant ainsi par la crainte d'un simple coup de bistouri sur une région évidemment vasculaire, mais où il est facile de se repérer, on expose le malade aux pires complications *locales* (œdème de la glotte, ulcération des vaisseaux) et *générales* (septico-pyohémie) dont certaines sont parfois mortelles.

C'est de se borner, dans la recherche du pus, à la timide incision ou ponction. Les abcès de l'amygdale ont les plus grandes tendances à se reformer. Si l'incision n'est pas large, on est obligé rapidement de recommencer l'intervention.

Méfiez-vous de la région externe de l'amygdale, c'est la zone dangereuse (carotide), et dirigez la pointe du bistouri vers la ligne médiane. Dès que vous arrivez dans la profondeur, remplacez le bistouri par la sonde cannelée.

Péri-amygdalite phlegmoneuse linguale.

L'abcès de la base de la langue peut avoir pour siège soit l'amygdale linguale, soit le tissu cellulaire péri-amygdalien.

Étiologie. — L'étiologic est assez obscure ; on peut incriminer dans certains cas des poussées d'angines, l'introduction de corps étrangers septiques dans la base de la langue (os, arêtes). L'inflammation catarrhale de l'amygdale peut être reconnue comme cause de ces abcès, tout comme pour une amygdalite palatine.

Symptomatologie. — On retrouve ici les mêmes phénomènes généraux infectieux que dans l'amygdalite palatine phlegmoneuse.

Le malade se plaint d'une *douleur* très vive dès le début, douleur qui est exagérée par la pression au niveau des grandes cornes de l'os hyoïde. La *déglutition* est très douloureuse, souvent même impossible. Cette *dysphagie* est caractéristique. La *voix* est sourde, nasillarde, il existe

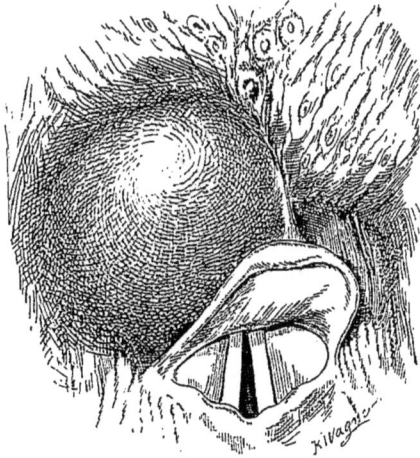

Fig. 45. — Abcès de la base de la langue.

une grande difficulté d'articulation des mots, le malade ne pouvant remuer la langue à cause de la tuméfaction et de l'infiltration de la base de la langue. La *respiration* est souvent difficile par gêne mécanique ou œdème du voisinage.

Si l'on lui fait ouvrir la bouche on constate qu'il tire difficilement la langue. Le contact de l'abaisse-langue est très douloureux.

Au miroir, on aperçoit une tuméfaction généralement unilatérale, rouge, lisse, tendue, cachant partiellement l'épiglotte (Voy. fig. 45).

Le toucher est pénible et inutile, car il ne renseigne pas sur la fluctuation.

Cette affection générale bénigne peut être parfois grave. Elle peut se compliquer d'adéno-phl gmon du cou et parfois aussi d'œdème de la glotte.

Traitement.—Aussi, dès que le diagnostic en est établi, il convient d'inciser l'abcès sans tarder. L'incision se fait en s'aidant du toucher, ou mieux sous le contrôle du miroir : le long bistouri, la faux à amygdale sont tout indiqués pour cette intervention.

Abcès rétro-pharyngien.

Étiologie. Pathogénie. — On désigne ainsi la suppuration qui envahit l'*espace rétro-pharyngien* ou *prévertébral*.

Cet espace, ainsi que le décrit Escat, est limité en avant par la tunique fibreuse du pharynx, en arrière par l'aponévrose prévertébrale, sur le côté par un feuillet fibreux. Dans l'étage supérieur rétronasal, cet espace est séparé en deux compartiments par un raphé médian ; en bas dans le pharynx, cette division n'existe plus. Donc, en haut la collection pourra être unilatérale, en bas elle sera toujours médiane, ou plus ou moins étalée.

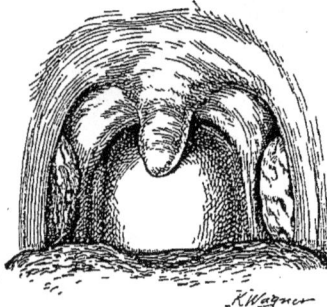

Fig. 46. — Phlegmon rétropharyngien.

Dans cette cavité se trouvent les *ganglions de Gillette*, qui reçoivent les lymphatiques de la pituitaire et du voile du palais. Ce sont eux qui sont pris à l'origine ; l'adénite entraîne la suppuration de toute la loge et l'abcès rétro-pharyngien est constitué.

Il a comme cause une inflammation issue des fosses nasales, du naso-pharynx. L'abcès froid qui peut exister dans cette région provient d'une carie vertébrale, mal de Pott, et ne doit pas nous occuper ici. Une adénoïdite, une rhinite aiguë amèneront cet abcès ; de même les fièvres éruptives, érysipèle, scarlatine, peuvent avoir le même résultat. Exceptionnellement, une otite peut déverser son pus dans l'espace rétro-pharyngien ou enflammer secondairement les ganglions de Gillette (1).

L'abcès rétro-pharyngien constitue une affection de l'enfance, et *surtout du nourrisson*, de six mois à un an. Les ganglions de Gillette disparaissant avec la croissance, on observe très rarement cet abcès chez l'adulte.

Symptomatologie. — Les premiers symptômes passent presque toujours inaperçus, surtout chez l'enfant ; d'autres fois il s'agit des signes d'un simple coryza aigu, d'adénoïdite.

Puis des symptômes généraux apparaissent (fièvre, convulsions) auxquels se joint de la dysphagie ; l'enfant refuse le sein ou cesse brusquement de le prendre en poussant des cris, dès les premières succions.

La gêne respiratoire s'accentue ; il s'ajoute de la dyspnée avec cornage et tirage, avec même de véritables accès de suffocation.

Chez l'enfant plus agé et chez l'adulte, les symptômes sont un peu différents, ce sont principalement ceux de l'enchifrènement et de la rhinolalie qui dominent la scène.

L'examen de la gorge, souvent assez difficile à pratiquer, nous montre que la paroi postérieure est le siège d'une tuméfaction lisse, arrondie, unilatérale si on la voit à son début, et ensuite médiane. Elle soulève le voile du palais qu'elle refoule en avant.

(1) Voir Guisez, Otite et abcès rétro-pharyngien (*Congrès d'Oto-rhino-laryngologie* mai 1909).

Le toucher pharyngien y fait reconnaître la fluctuation ; la doigt sent très bien le choc en retour.

Marche. Pronostic. — La marche de l'abcès rétropharyngien est rapide, évoluant de façon très aiguë. Abandonné à lui-même, il peut franchir l'aponévrose latérale, devenant latéro-pharyngien. Mais généralement il s'ouvre spontanément, pouvant amener la mort par irruption du pus dans les voies aériennes supérieures : asphyxie ou broncho-pneumonie.

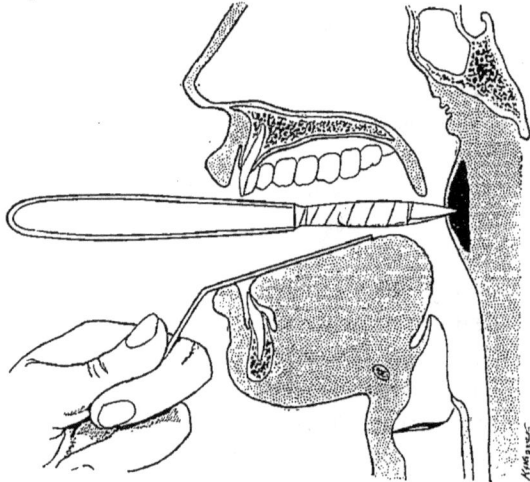

Fig. 47. — Ponction d'abcès rétro-pharyngien au bistouri.

L'asphyxie survient parfois avant cette période, du fait même du développement de la tumeur, par simple obstacle mécanique.

Diagnostic. — Difficile au début, il est en général facile, lorsque l'examen de la gorge révèle la collection purulente.

La difficulté consiste parfois à le reconnaître d'un *abcès froid du mal de Pott* : la marche lente de l'affection, l'examen des vertèbres cervicales et des premières dorsales permettront de reconnaître le mal de Pott.

Traitement. — Une fois le diagnostic bien établi, sans retard, le seul traitement doit *être l'évacuation au bistouri*, qui doit être faite sans anesthésie, ni ouvre-bouche, ces deux auxiliaires favorisant l'irruption du pus dans la glotte.

Pour opérer, il y a 2 modes :

1º L'incision sera faite au point le plus saillant, en ponctionnant d'abord pour laisser le pus s'écouler petit à petit. Un abaisse-langue étroit est maintenu appliqué au fond de la bouche, empêchant dans une certaine mesure le pus de tomber plus bas. On évi-

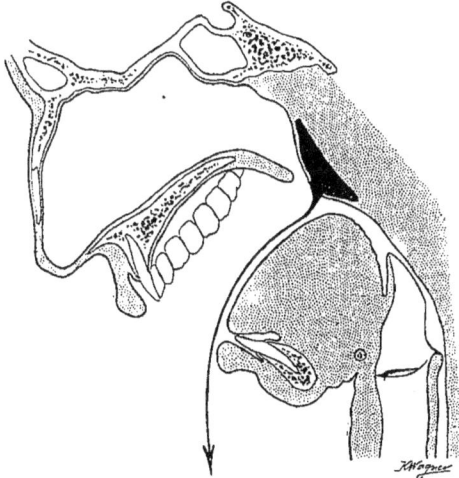

Fig. 48. — Inclinaison de la tête en avant aussitôt après l'ouverture de l'abcès.

terait ainsi la syncope due à la décompression brusque, et aussi la chute du pus dans les voies aériennes, qui constituent les deux dangers de l'évacuation rapide de ce genre d'abcès. 2º Ou mieux incisez franchement et aussitôt faites plonger la tête de l'enfant en avant (Voy. fig. 48).

Après l'incision, la guérison survient en général rapidement avec quelques soins antiseptiques rhino-pharyngés.

AMYGDALITE CRYPTIQUE

Sous le nom d'*amygdalite cryptique*, on désigne l'inflammation chronique des cryptes amygdaliens.

Les glandes mucipares peuvent s'enflammer ; s'ouvrant

dans les cryptes, elles y déversent des exsudats pathologiques qui, joints à des débris alimentaires et à la desqua-
mation épithéliale, ne tardent pas à r mplir les cryptes.
Ceux-ci sont transformés en réceptacles où s'accumulent
les produits de sécrétion et où se cultive la flore micro-
bienne la plus variée.

L'inflammation superficielle de la muqueuse tonsillaire
rétrécit, oblitère les orifices cryptiques et la rétention
est constituée. Quand l'orifice est complètement oblitéré,
la sécrétion cryptique reste enkystée et l'on a affaire à la
forme enkystée de l'amygdalite cryptique (Voy. fig. 49).

CHEZ LES ENFANTS, l'amygdalite cryptique s'accompagne
toujours d'hypertrophie des follicules lymphoïdes sous-
jacents au crypte. CHEZ L'ADULTE, le processus inflammatoire chronique aboutit à la sclérose des tissus de l'amygdale qui durcit et il est *commun de voir des cryptes exister
avec des amygdales peu volumineuses et même atrophiées.*

Symptomatologie. — Le sujet se plaint de *douleurs*
qu'il localise à la région sous-angulo-maxillaire ; elles sont
le plus souvent unilatérales ou plus marquées d'un côté
que de l'autre ; généralement peu vives, elles ressemblent
parfois à une sensation de chatouillement, de piqûre, que
l'on exagère à l'examen avec l'abaisse-langue. D'autres fois
elle est plus accentuée quand il y a retentissement ganglionnaire. Elles amènent souvent de la *toux* sèche,
quinteuse. Les malades se plaignent d'éliminer par la
bouche des *grains* jaunâtres, des granulations (suivant leur
expression), à odeur très fétide. *En examinant la gorge,* on
voit des amygdales généralement hypertrophiées qui laissent
apercevoir, sortant de leurs cryptes, des amas caséeux.

Ces amas sont souvent difficiles à apercevoir ; ils sont
cachés par les piliers ; on ne les découvre qu'au moment
de l'effort dans une poussée provoquée par l'abaisse-
langue, ou en soulevant le pilier antérieur avec le crochet
amygdalien.

Lorsque le conduit qui permet aux glandes de l'amygdale d'éliminer les produits de sécrétion au dehors se ferme, il se produit une sorte de *kyste* de petit volume, qui vient soulever la muqueuse, l'amincit et laisse voir, par transparence, une coloration jaune blanchâtre : la variété d'amygdalite *cryptique enkystée* se trouve constituée. Quelquefois même, le caséum qui est renfermé subit l'incrustation calcaire, amenant la *formation de calculs amygdaliens*.

De temps à autre, sous l'influence de la rétention, surviennent des *poussées fébriles* avec température à 39º ou 40º, état saburral, anorexie, *adénopathie sous-angulo-maxillaire*, douleurs de reins.

C'est dans ces cryptes infectés que résident souvent les causes de maux de gorge, de poussées de fièvre inexpliquées, en particulier chez les jeunes sujets. C'est là une véritable infection amygdalienne très fréquente et trop souvent méconnue et ce sont ces cryptes qui sont la cause la plus fréquente des abcès et des phlegmons amygdaliens et péri-amygdaliens.

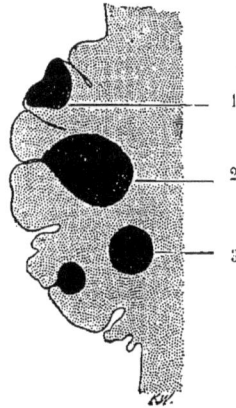

Fig. 49. — Les 3 formes de l'amygdalite cryptique.

1, crypte sous-muqueux qu'on aperçoit par transparence ; 2. crypte fermé ; 3, crypte enkysté.

Le diagnostic de l'amygdalite cryptique est toujours facile, il est aisé de reconnaître ces concrétions blanchâtres qui farcissent les amygdales. On ne les confondra pas avec la pharyngo-mycose. Toutefois il est bon d'être prévenu qu'elles se développent souvent sur des amygdales hypertrophiées et que parfois ces cryptes passent inaperçus: il est nécessaire de les rechercher derrière les piliers, en soulevant ceux-ci avec le crochet. C'est vers les pôles inférieurs ou supérieurs qu'ils se dissimulent le plus volontiers.

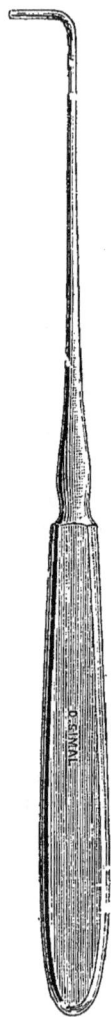 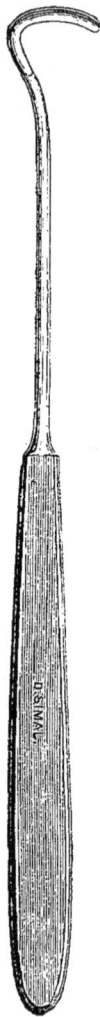 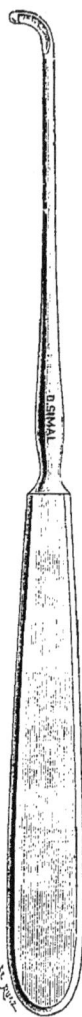

Fig. 50. — Crochet   Fig. 51. — Faux   Fig. 52. — Crochet à
mousse à amygdales.   du Dr Ruault.   discision.

La forme *enkystée* est la plus exposée à être méconnue:

l'aspect lobulé de l'amygdale, la transparence de la muqueuse qui présente en certains points une coloration plus claire, rosée ou même jaunâtre, laisseront deviner la présence de collections kystiques à leur intérieur.

Traitement. — Le traitement, dans la forme ouverte comme dans la forme enkystée, consiste à favoriser l'élimination des cryptes : à l'aide d'un couteau de forme spéciale (Voy. 51, 52), on agrandit l'ouverture des cryptes, on sectionne les ponts charnus qui les séparent ; on les ouvre, s'ils sont enkystés, pour permettre l'élimination de leur contenu. On pratique la *discision* des amygdales.

On ordonne ensuite, pour compléter la désinfection, des attouchements locaux avec des collutoires antiseptiques et des gargarismes.

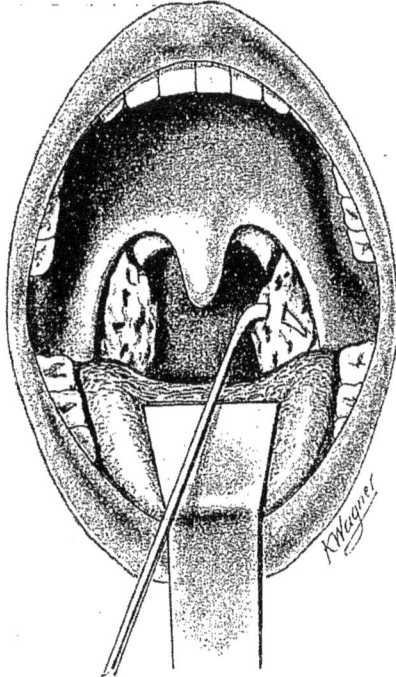

Fig. 53. — Discision des cryptes amygdaliens.

Un moyen plus radical consiste à enlever l'amygdale et à la morceler. C'est, à notre avis et dans la majorité des cas, le vrai traitement rationnel de cette affection.

Ce qu'il faut éviter. — C'est la pointe de feu, si souvent encore pratiquée sur l'amygdale. On risque ainsi : 1° d'ajouter une inflammation à celle qui

existe déjà ; 2° d'amener par les cicatrices de la rétraction et de boucher les cryptes, d'où phlegmon et abcès
intra-amygdalien. Nous avons eu à soigner plusieurs
phlegmons amygdaliens dus à cette mauvaise pratique.

ANGINES PARASITAIRES

Mycosis.

On désigne sous le nom de mycosis une variété d'angine
caractérisée par la production à la surface des amygdales,
des piliers, sur la base de la langue, la paroi postérieure
du pharynx, de petites touffes blanc jaunâtre, constituées
par des filaments du *Leptothrix buccalis*.

Étiologie. Bactériologie.
— C'est une affection surtout de
l'adulte (entre vingt et trente
ans). Essentiellement parasitaire
et contagieuse, elle est facile à
reconnaître en prenant quelques-
unes de ces touffes qui poussent
dans le pharynx et en les examinant au microscope après
simple coloration. Elle est fonction souvent des troubles digestifs.

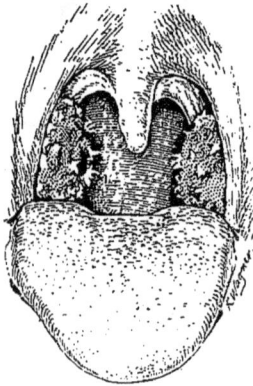

Fig. 54. — Mycosis
du pharynx.

Symptomatologie. — Le
malade vient le plus souvent
nous consulter pour une sensation de picotement, de chatouillement, de sécheresse dans l'arrière-gorge.

D'autres fois, c'est par hasard, en examinant la gorge
pour une autre cause, que l'on découvre sur les amygdales,
la base de la langue, des sortes de petites saillies jaunâtres,
pointues, résistantes, de la grosseur d'un grain de millet.

Elles peuvent être isolées ou groupées en îlots, en saillies amincies, simulant parfois des *crêtes de coq*. Très adhérentes à la muqueuse, elles ne se détachent pas par le simple frottement et donnent au toucher la sensation cornée.

La muqueuse qui les porte est à peine rouge et un peu enflammée ; mais jamais il n'y a de grande réaction locale.

Marche. Durée. — C'est une affection très tenace, difficile à faire disparaître. Le lepthotrix prend sa racine dans la profondeur de la muqueuse, au fond de cryptes. C'est ce qui explique sa ténacité souvent désespérante et sa résistance aux moyens médicaux ordinaires.

Diagnostic. — Les granulations mycosiques sont toujours des plus faciles à reconnaître par leur aspect si particulier, leur siège, leur adhérence, tous caractères qui les distinguent, par exemple, des concrétions amygdaliennes qui, elles, existent uniquement dans les cryptes amygdaliens.

Traitement. — Aussi tous les traitements uniquement médicaux proposés jusqu'à ce jour : badigeonnages iodés, à la solution de chlorure de zinc, n'ont-ils donné que des résultats bien peu certains, cédant devant la tendance à la récidive.

L'**extirpation** à la pince de tous les grains de mycosis un à un, en ne craignant pas d'enlever un peu de tissu amygdalien, ou de la muqueuse qui contient la racine mycosique, est le seul traitement rationnel d'une pareille affection. Il sera bon de faire suivre les séances d'extirpation, qui devront être souvent renouvelées à deux ou trois jours d'intervalle, d'un badigeonnage avec la solution iodo-iodurée forte, à 1 gramme d'iode pour 20 de glycérine, ou de chlorure de zinc à 1/20.

Le **galvanocautère** ne donne pas de meilleurs résultats et amène des réactions bien plus douloureuses.

En outre soignez l'état du tube digestif qui semble favoriser la production de ces mycoses.

Muguet.

Le muguet est causé par un organisme inférieur, l'*oïdium albicans*, qui végète sur la muqueuse. C'est plutôt une affection de la bouche ; quelquefois cependant on l'observe localisé uniquement au pharynx.

Étiologie. — Il est aussi le plus souvent *secondaire*, survenant chez des tuberculeux et des cachectiques avancés, des enfants atteints d'athrepsie. Quelquefois cependant il est *primitif*, et c'est sous cette forme qu'il doit nous intéresser principalement ici.

Il constitue une affection contagieuse, due à un champignon avec *spores* et *mycélium*, qui se développe surtout dans un milieu acide, dans certaines réactions de la salive.

Il coïncide toujours, même lorsqu'il est primitif, avec des troubles digestifs assez marqués.

Symptomatologie. — Il y a peu de signes locaux : le malade se plaint seulement de cuisson, de sécheresse de l'arrière-gorge, souvent aussi de soif et d'acidité de la salive.

Si on examine la gorge, on aperçoit au fond du pharynx des taches d'un blanc laiteux en légère saillie sur le reste de la muqueuse qui est rouge et légèrement enflammée.

Ces petites taches sont assez adhérentes au début, mais elles se détachent facilement au bout de vingt-quatre ou quarante-huit heures, si l'on vient à frotter à sec les régions envahies. Elles se reproduisent d'ailleurs très rapidement. Souvent il existe d'autres taches de muguet dans le reste de la bouche, mais parfois aussi l'affection peut être limitée uniquement au pharynx.

Traitement. — 1° Prendre des soins de propreté minutieux, concernant les cuillers, fourchettes, biberons, car le muguet est de nature parasitaire et contagieuse.

2° L'oïdium ne poussant pas en milieu alcalin, il est indiqué de toucher les plaques de muguet avec une solution de borate de soude (ex. : collutoire à 1/20).

On y adjoindra des gargarismes, des lavages de gorge, alcalins également.

PHARYNGITES CHRONIQUES

L'inflammation chronique du pharynx est des plus fréquentes ; elle est consécutive soit à un coryza chronique, à une mauvaise conformation du nez amenant l'insuffisance nasale, soit à une inflammation partie des régions et organes voisins des amygdales palatines, des adénoïdes par exemple.

Les lésions auxquelles cette inflammation chronique donne lieu peuvent évoluer suivant deux formes : ou bien les différents éléments de la paroi pharyngée sont hypertrophiés, il s'agit de la *pharyngite hypertrophique*, qui comprend également la *pharyngite granuleuse ;* ou bien, au contraire les différents éléments constitutifs de la muqueuse s'atrophient et l'on aura affaire à la *pharyngite atrophique*. Mais, ainsi qu'Escat le fait remarquer à juste titre, ce ne sont là que deux modes de la pharyngite chronique simple, qui elle-même présente des lésions suffisamment ébauchées pour qu'on puisse la décrire comme maladie bien définie.

Nous étudierons donc successsivement : 1° la pharyngite chronique simple ; 2° la pharyngite hypertrophique ainsi que la pharyngite granuleuse ; 3° la pharyngite atrophique.

Pharyngite chronique simple.

Étiologie (commune aux différentes pharyngites). — Cette affection s'observe principalement chez l'adulte, et chez l'homme de vingt à trente ans. L'abus du tabac, de l'alcool, de la parole élevée semble en être une cause prédisposante.

L'*insuffisance nasale* en est une des principales causes ; toutes les variétés de gêne et d'obstruction nasale (rhinite hypertrophique, déviation, éperon de la cloison) peuvent la déterminer. L'obstruction nasale agit de deux façons différentes : d'une part, l'air aspiré, non humidifié, arrivant directement par la bouche, principalement pendant le sommeil, dessèche la gorge ; en outre le sujet, au lieu de se moucher normalement, se mouche dans la gorge ; il en résulte de l'inflammation de la muqueuse du cavum et du pharynx.

Les sinusites purulentes, par un mécanisme analogue, s'accompagnent souvent de pharyngites chroniques. Le mauvais état des amygdales palatines ou pharyngées (*adénoïdes*), les poussées d'angines auxquelles elles donnent lieu, peuvent la provoquer. Dans l'*ozène*, la poussée atrophique, partie des fosses nasales, peut gagner le pharynx.

Au nombre des causes locales, citons aussi l'irritation occasionnée par l'*abus du tabac, de l'alcool*, des mets épicés, de la parole, le séjour dans un air sec et surchauffé.

Les *causes générales* agissent surtout comme causes prédisposantes, tel le *tempérament arthritique* congestif ; mais à lui seul il n'est point suffisant pour déterminer la pharyngite chronique ; une cause locale est toujours nécessaire. Il en est de même du lymphatisme, si longtemps reconnu comme cause des formes atrophiques. La goutte, le diabète, l'albuminurie peuvent s'accompagner de pharyngite chronique.

L'inflammation chronique de la muqueuse pharyngée se localise principalement sur les glandes ; le catarrhe en fait suinter un mucus plus ou moins abondant : la *lésion des glandes mucipares* est primordiale dans cette affection (Escat).

Symptomatologie. — Signes fonctionnels. — Les symptômes sont des plus variables, depuis *la latence* la plus complète, bien qu'à l'examen le pharynx présente toutes les lésions de l'inflammation chronique, jusqu'à des sensations très pénibles accusées par le malade : il se plaint de *sécheresse*, et d'*ardeur* dans la gorge, de diffi-culté à déglutir la salive, à débarrasser son pharynx des mucosités qui, à la suite du catarrhe, l'encombrent.

D'autres malades viendront vous consulter pour une *toux quinteuse, sèche*, insupportable. Ils font entendre souvent une sorte de *hemmage* constant, désagréable à entendre ; de temps à autre surviennent des crises d'enrouement par poussées de laryngite consécutive.

Signes physiques. — La muqueuse pharyngée est le siège d'une rougeur vive, mais toujours moins marquée que dans l'angine aiguë. Le voile du palais et la luette sont rouges ; la paroi postérieure est également rouge et recouverte de mucosités souvent assez adhérentes. Parfois même (Escat), on voit sur toute l'étendue de la muqueuse comme autant de petits grains translucides et brillants, de petites gouttelettes de mucus qui émergent de l'ori-fice des glandes mucipares.

Chez les enfants, la pharyngite chronique atteint sur-tout l'amygdale pharyngée et chez eux les phénomènes d'adénoïdite priment tous les autres.

L'examen du laryngo-pharynx fait avec le miroir montre que la rougeur a gagné l'épiglotte et le vestibule du larynx.

Les aryténoïdes sont rouges également et de temps à autre surviennent des poussées de laryngite aiguë qui reconnaissent dans cet état une de leurs principales causes occasionnelles.

Marche. Durée. Terminaison. — La pharyngite chronique dure pendant des années, et a peu de tendance à guérir spontanément ; elle résiste à tous les traitements ; parfois elle reste indéfiniment telle quelle (par exemple la *pharyngite des fumeurs*), mais le plus souvent elle évolue suivant deux formes : la forme *hypertrophique*, à laquelle se rattachent la forme *granuleuse*, et la forme *atrophique*.

Pharyngite catarrhale hypertrophique.

Il s'agit en réalité ici d'un stade de la pharyngite chronique ; on y retrouve les mêmes altérations des glandes mucipares, mais il s'adjoint une sclérose hypertrophique du chorion muqueux avec exagération du tissu artériel et veineux.

Il existerait aussi, suivant Escat, une hypertrophie des gaines musculaires et musculo-aponévrotiques du pharynx.

Étiologie. — Pourquoi, chez tel sujet, la pharyngite subit-elle cette évolution hypertrophique, au lieu de rester catarrhale, ou de passer au stade atrophique ?

Le tempérament congestif arthritique intervient ici, ce qui fait dire à Gellé que cette forme coïncide toujours avec une face pleine, vultueuse et colorée.

Certains troubles de la ménopause semblent parfois déterminer la transformation hypertrophique par les phénomènes vaso-congestifs et de suppléance qu'ils amènent.

Symptomatologie. — 1º Signes fonctionnels. — Tout comme la pharyngite chronique, la pharyngite hypertrophique évolue souvent *de façon indolente*. C'est très lentement et après de nombreuses années qu'examinant par hasard le malade qui se plaint d'enrouement, de surdité, de bourdonnements, on découvre la pharyngite hypertrophique.

Mais souvent aussi se déclare toute une série de *symptômes pénibles*, qui ne sont que l'exagération de ceux que nous avons décrits dans la pharyngite chronique.

C'est de la cuisson, du chatouillement dans l'arrière-gorge, qui déterminent un besoin constant de tousser.

Le malade éprouve un besoin de raclement, la sensation de corps étranger, de gêne dans l'arrière-gorge ; il fait des efforts pour détacher des mucosités que sécrète en abondance la muqueuse et qui se collent sur la paroi posté-

rieure du pharynx, d'où hemmage. Les crises d'enrouement, par poussées de laryngite descendante, sont, dans
cette forme, très fréquentes.

2º **Signes physiques.** — La muqueuse est rouge, d'aspect luisant et vernissé ; le voile du palais est augmenté de
volume ; les piliers sont épaissis ; la cavité pharyngée est
tellement réduite qu'on a pu la décrire sous le nom de
pharynx virtuel. Ruault s'exprime de cette façon : « Le
pharynx semble plus petit que d'ordinaire, en effet les
piliers sont épaissis, le voile l'est également, et fréquemment il paraît œdémateux. La luette est toujours grosse,
souvent longue, présentant une extrémité arrondie ou
parfois renflée en massue. »

· L'examen du pharynx est rendu très difficile par l'extrême
sensibilité de la muqueuse, par l'existence de contractions
spasmodiques qui se produisent au moindre attouchement,
en particulier de la langue avec l'abaisse-langue.

Le toucher est souvent impraticable, car il est très
douloureux, et par suite de la contraction des piliers il ne
donne pas des renseignements bien nets.

Marche. Durée. — L'évolution de cette affection est
très lente, comme celle de toutes les pharyngites chroniques ; elle est entrecoupée par des poussées aiguës et ne
rétrocède jamais spontanément, l'affection peut rester telle
quelle pendant très longtemps, ou au contraire évoluer vers
le *stade atrophique.*

Cette phase d'atrophie, succédant à l'hypertrophie, fait
rentrer la muqueuse pharyngée dans les règles générales
qui régissent toutes les muqueuses des voies aériennes supérieures, à savoir que l'atrophie succède à l'hypertrophie
(ex. : ozène nasal, la lésion atrophique de la pituitaire est
précédée par un stade d'hypertrophie),

Complications. — Durant toute cette longue évolution,
toujours très pénible, où, pendant les poussées aiguës, les
symptômes s'exagèrent de temps à autre, le pronostic

peut être assombri par des *complications*. L'inflammation peut se porter par les trompes vers les oreilles, amenant la surdité et des bourdonnements. La pharyngite hypertrophique est *une des grandes causes de la surdité chez l'adulte.*

La *laryngite* catarrhale simple ou même hypertrophique, avec aphonie et dysphonie, est des plus fréquentes, l'inflammation gagnant les cordes vocales, les aryténoïdes et même la trachée. Il peut même en résulter de la trachéite et de la bronchite chroniques.

Pharyngite granuleuse.
(Granulations du pharynx).

La *pharyngite granuleuse* consiste dans une variété de pharyngite chronique hypertrophique. Les follicules clos adénoïdiens, disséminés sur la paroi postérieure du pharynx, prennent surtout part au processus, s'hypertrophient et donnent lieu à des troubles particuliers. Elle constitue bien plutôt un mode de réaction spéciale aux poussées inflammatoires répétées, qu'une affection à type bien déterminé.

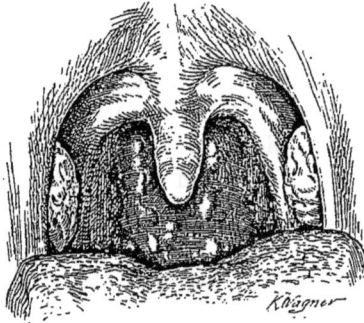

Fig. 55. — Granulations du pharynx.

On retrouve ici les mêmes causes que dans la pharyngite chronique simple ou hypertrophique.

Symptomatologie. — Signes fonctionnels. — La plupart des symptômes décrits autrefois comme caractéristiques de cette affection relèvent bien plutôt de la pharyngite chronique concomitante et se confondent avec elle.

On peut cependant mettre sur le compte des granulations la sensation de *gêne* et de *picotements* dans l'arrière-gorge, le *besoin de hemmer*, les *congestions du larynx* et les *poussées d'enrouement*, très fréquentes chez les gens atteints de cette affection.

Symptômes physiques. — Avec l'abaisse-langue, on aperçoit sur la paroi postérieure du pharynx une série de granulations rouges, ayant. le volume d'un tout petit pois. Elles peuvent être confluentes, affectant l'aspect de masses mûriformes ou de bourrelets saillants longitudinaux, souvent adjacents et parallèles aux piliers postérieurs, de là le nom de *faux piliers* qu'on leur a souvent donné.

Chaque saillie granuleuse est entourée d'un petit réseau vasculaire qui en délimite nettement le contour (Moure).

Des mucosités adhérentes, lésions de pharyngite chronique, masquent souvent cet aspect de la gorge.

Anatomie pathologique. — Les granulations sont constituées par l'hypertrophie du tissu adénoïde ; elles sont formées d'un seul ou de plusieurs follicules agglomérés.

Marche. Durée. Terminaison. Pronostic. — L'évolution est la même que celle de toutes les pharyngites. Mais ici les *poussées aiguës* sont particulièrement *fréquentes* : le moindre froid enflamme les granulations ou ramène les poussées d'angine qui ont été la cause du développement de ces granulations.

. Cette affection n'a de gravité que par l'importance que leur donnent très souvent les malades nerveux, neurasthéniques, qui leur rapportent tous les troubles qu'ils éprouvent, lesquels doivent bien plutôt être mis sur le compte de l'état général.

Pharyngite atrophique.

Il est une forme très spéciale de pharyngite atrophique qui n'est que la propagation au pharynx du *processus atrophique* des fosses nasales, c'est la *pharyngite ozéneuse* dont nous avons parlé à propos de l'ozène (1).

Mais à côté de celle-ci, il existe une pharyngite atrophique qui n'est qu'un mode d'évolution et de terminaison de la pharyngite chronique ; elle relève de causes identiques. Nous avons vu comment elle succède très souvent à la pharyngite hypertrophique.

Dans la pharyngite atrophique, la muqueuse est amincie, présente des taches blanchâtres, les vaisseaux sont sclé-rosés. Les glandes, les follicules adénoïdes sont atrophiés par l'envahissement du tissu fibreux.

Symptomatologie. — Le sujet se plaint *de sécheresse de l'arrière-gorge.* Il ne peut expulser les mucosités qui s'y concrètent sous forme de *croûtes.* Il a des déglutitions à vide, et parfois il avale de travers ; ses muscles atrophiés ne fonctionnent plus. La muqueuse qui les supporte est décolorée, grisâtre, surtout au niveau de la paroi posté-rieure.

Dans la pharyngite ozéneuse, il existe dans le cavum et le pharynx des croûtes épaisses, verdâtres, à odeur ozéneuse, dont le malade a beaucoup de peine à se débarrasser. Le pharynx est agrandi ; la muqueuse est très sèche, pâle et décolorée. Cette affection est tout à fait gênante et donne lieu en plus, très souvent, à des propagations aux trompes, aux voies digestives supérieures.

Diagnostic des pharyngites chroniques. — Le diagnostic des *différentes formes de pharyngite* que nous venons de décrire est en général très aisé. La forme à laquelle on a affaire est toujours importante à bien diagnos-

(1) Guisez, Maladies des fosses nasales et des sinus, p. 128 , 2e édition.

tiquer car, ainsi que nous allons le voir, le traitement n'est pas du tout le même dans tous les cas. Les formes granuleuses, hypertrophiques et sèches, sont faciles à reconnaître.

Il faut savoir aussi faire le diagnostic *de la cause*, dont la notion exacte aura la plus grande part dans le traitement causal. Il convient d'examiner les fosses nasales, le cavum, les sinus, de rechercher s'il n'existe pas là une cause d'infection (adénoïdes, obstruction nasale, éperon, sinusite), par les mucosités purulentes qui tombent dans l'arrière-gorge, ou une cause de desséchement et d'irritation de la muqueuse par l'air inspiré.

Il faut aussi passer en *revue l'état général*, rechercher le diabète, l'albuminurie, la goutte, affections susceptibles *d'engendrer la pharyngite chronique*.

Traitement des pharyngites. — Traitement étiologique. — *Quelle que soit la forme* à laquelle on a affaire, le *traitement de la cause sera institué dès le début*, avant tout autre. On enlèvera les végétations adénoïdes, on rétablira le libre fonctionnement des fosses nasales par l'ablation de déviations, éperons, cornets hypertrophiés ; on morcellera des amygdales cryptiques. S'il existe un état général défectueux, on instituera un traitement *ad hoc* contre l'albumine, le diabète et la goutte.

Traitement local. — Ensuite on pourra entreprendre le traitement local.

1º S'il s'agit de la *pharyngite* catarrhale simple ou de *la pharyngite atrophique*, la première indication est de combattre cette sécheresse de la gorge, par des préparations alcalines, par des lavages du nez, et surtout par la douche rétro-nasale avec des solutions carbonatées, bicarbonatées.

Les pulvérisations ou badigeonnages d'huile mentholée suivant cette formule :

Menthol..............................	1 gramme.
Eucalyptol...........................	2 grammes.
Huile de vaseline....................	100 —

seront faits deux ou trois fois par jour, soit par les fosses nasales, soit par la bouche.

Mais tous ces moyens sont bien anodins. Il faut exciter la muqueuse, lui rendre de la vitalité et du ton. L'iode est alors tout à fait indiqué.

Le médecin fera lui-même des pansements à l'aide de *préparations iodées,* pour ramener de la vitalité à une muqueuse qui se sclérose. L'iode est un bon excitant des glandes.

On emploiera les formules déjà signalées :

Formule n° 1 :

Iode métallique.........................	1 gramme.
Iodure de potassium.....................	4 grammes.
Menthol..............................	0^{gr},20
Glycérine	50 grammes.

Formule n° 2 :

Iode métallique.........................	2 grammes.
Iodure de potassium..:	8 —
Menthol	0^{gr},20
Glycérine..............................	50 grammes.

A l'aide du porte-coton pharyngé, on frottera vigoureusement la muqueuse malade et l'on répétera ce pansement tous les cinq à six jours. Le malade fera lui-même des gargarismes iodés en mettant une demi ou une cuillerée à café de solution n° 1 pour un verre d'eau bouillie tiède.

Dans les cas anciens, lorsque l'atrophie est très marquée, le nitrate d'argent à 1/20 et même à 1/10 remplacera avantageusement l'iode.

2° Dans les *formes hypertrophiques,* l'iode est contre-indiqué ; ce médicament augmente les phénomènes congestifs. Il vaut mieux s'adresser aux préparations alcalines et mentholées.

Dans la pharyngite granuleuse, la destruction des granulations à la fine pointe du galvanocautère ou à la curette supprime une des causes d'irritation, mais doit être com-

plétée avant tout par le traitement causal que nous
venons d'indiquer.

Traitement général. — L'iode à l'intérieur excitera la
sécrétion dans les formes atrophiques.

Le TRAITEMENT HYDRO-MINÉRAL doit être employé
comme adjuvant. Les stations sulfureuses (Cauterets,
Luchon, Enghien) améliorent les formes atrophiques en
modifiant l'état local et en stimulant l'état général, qui
souvent en a le plus grand besoin.

Dans la pharyngite hypertrophique, survenant généralement chez les arthritiques et les congestifs, les eaux alcalines (Mont-Dore et Ems) sont tout à fait indiquées.

Ce qu'il faut éviter en matière de pharyngites. —
C'est d'attribuer aux granulations toute la gamme des
troubles nerveux que le malade accuse et leur impute, et
qui sont simplement la manifestation de troubles
nerveux d'ordre tout à fait général, et de l'hyperesthésie pharyngée.

Le médecin doit être prévenu de *l'abus que l'on fait
du terme granulations de la gorge,* employé à chaque
instant par les professionnels de la voix qui sont tentés de
leur attribuer l'insuffisance de leurs moyens vocaux relevant de toute autre cause.

C'est de promettre la guérison de ces troubles par l'ablation ou la cautérisation de ces quelques granulations.
La pointe de feu est distribuée trop généreusement en
pareil cas ; soulageant pour un moment, elle amène à sa
suite la récidive constante.

C'est de ne point soigner, en même temps que les pharyngites atrophiques ou hypertrophiques, leur cause extra-
pharyngée (endonasale, amygdalienne, générale).

C'est de ne point reconnaître exactement la forme
de la pharyngite, puisque nous avons vu que l'iode, sou-
verain dans les formes sèches atrophiques, est nocif dans
les formes hypertrophiques congestives.

HYPERTROPHIE DES AMYGDALES PALATINES

L'hypertrophie des amygdales peut atteindre l'amygdale palatine, linguale ou la troisième amygdale (adénoïdes).

Nous ne nous occuperons ici que des deux premières, les végétations adénoïdes ayant été étudiées avec les affections du naso-pharynx.

Étiologie. — Le *lymphatisme* est la principale cause du développement des amygdales. Aussi est-ce *pendant l'enfance*, lorsque le système lymphatique est le plus développé, que l'hypertrophie des amygdales sera surtout observée. Les amygdales subissent en effet chez l'adulte une sorte de régression, comme tous les organes lymphoïdes. Les amygdales peuvent persister néanmoins et même l'hypertrophie des amygdales n'est point rare chez l'adulte.

Toutes les causes d'inflammation : angines aiguës, créant des poussées du côté des amygdales, amènent leur hypertrophie.

On peut incriminer aussi certains états infectieux généraux : comme tous les organes lymphoïdes, elles subissent une poussée d'hypertrophie à la suite de la *grippe*, de la *rougeole*, de la *scarlatine*, de la *syphilis secondaire*.

Elle *coexiste souvent avec les végétations adénoïdes*, la troisième amygdale s'hypertrophiant par les mêmes causes.

Anatomie pathologique. — Avec Ruault, on peut distinguer deux sortes d'amygdales hypertrophiées : l'hypertrophie *molle*, spéciale à l'enfance ; l'hypertrophie *dure* de l'adulte.

Dans la forme molle, il y a simplement hypertrophie du tissu et des follicules lymphoïdes.

Dans la forme dure, ce sont les faisceaux fibreux du chorion amygdalien qui envahissent et constituent toute la glande. On y note également un épaississement de la tunique extérieure des vaisseaux qui restent béants sous la coupe. L'inflammation chronique amène à la longue le durcissement des tissus.

Toutes ces constatations ont leur importance au point de vue de la symptomatologie et de la thérapeutique, comme nous le verrons.

Symptomatologie. — Les *troubles respiratoires* auxquels les amygdales donnent lieu sont marqués principalement la nuit. Se rapprochant sur la ligne médiane, elles empêchent la respiration nasale. Toutefois, une grande partie de cette gêne qui leur était imputée autrefois doit être mise, aujourd'hui qu'on les connaît mieux, sur le compte des végétations adénoïdes.

La voix est troublée, le voile du palais et les piliers fonctionnant mal : c'est la *voix amygdalienne* sourde, gutturale, qui est facile à reconnaître.

Une *toux sèche*, quinteuse, provoquée par une sensation de picotement dans la gorge, n'a souvent d'autre cause qu'une hypertrophie amygdalienne.

L'examen de la gorge avec l'abaisse-langue nous fait voir des amygdales volumineuses, à surface irrégulière, percée d'orifices cryptiques.

Leur forme, leurs connexions avec la loge amygdalienne sont variables. On peut les distinguer en : *Pédiculées*, lorsqu'elles sont retenues dans leur loge par un pédicule plus ou moins large (fig. 56).

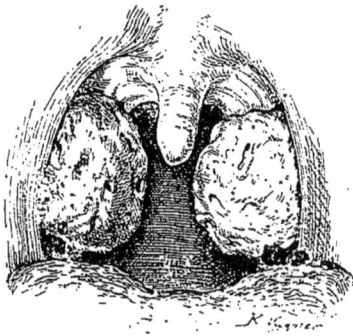

Fig. 56. — Amygdales pédiculées, en saillie.

Plongeantes, lorsque, tout à fait basses, elles sont situées dans le laryngo-pharynx et ne peuvent être vues qu'avec le laryngoscope, ou en déprimant fortement la base de la langue avec l'abaisse-langue.

Enchatonnées, elles sont alors enclavées dans la loge et adhérentes aux piliers (fig. 57).

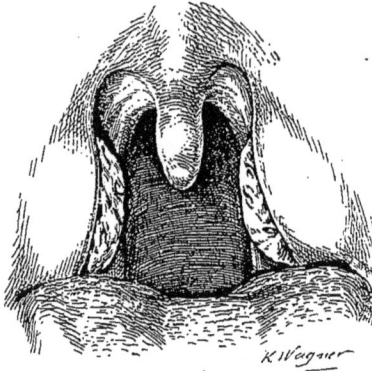

Marche, Durée. Complications. — L'hypertrophie amygdalienne n'a point une marche uniforme et de temps à autre surviennent des *poussées inflammatoires paroxystiques*. Ces poussées d'amygdalite sont fréquentes et montrent l'état d'infection latente qui règne dans ces amygdales. Elles amènent chaque fois une augmentation du volume des amygdales.

Fig. 57. — Amygdales enchatonnées. Tout aussi volumineuses que les précédentes, mais cachées sous les piliers.

Celles-ci peuvent, par les cryptes qu'elles renferment, être le point de départ de *phlegmons* et d'*adéno-phlegmons* du cou. Elles se compliquent souvent de pharyngites, de laryngites et de catarrhe tubaire et tubo-tympanique, avec surdité et bourdonnements.

Diagnostic. — Le diagnostic est facile.

Il est nécessaire de bien établir où commence l'hypertrophie ; les amygdales étant des organes qui existent normalement chez tous les enfants et présentant un certain volume. Il faut savoir aussi reconnaître la *variété molle adénoïdienne* et la variété *dure* ; le traitement étant un peu différent dans les deux cas.

Il convient aussi de rechercher s'il existe en même temps *des végétations adénoïdes*, lesquelles sont fréquentes chez les enfants amygdaliens et reconnaissent des causes analogues.

Traitement. — Traitement médical. — Le traitement médical peut, lorsque les amygdales ne sont point trop développées, donner quelques résultats.

On conseillera les *gargarismes alcalins*, légèrement antiseptiques ou astringents. Le gargarisme suivant, que nous prescrivons volontiers, calme les poussées aiguës et aseptise les cryptes :

Menthol..............................	$0^{gr},50$
Acide phénique........................	1 gramme.
Glycérine	50 grammes.
Eau de laurier-cerise...................	150 —

Une cuillerée à soupe pour un verre d'eau bouillie tiède en *gargarismes*, à faire le matin et le soir.

Chez les enfants trop jeunes pour pouvoir se gargariser, des collutoires boratés ou résorcinés à 1/20 seront appliqués tous les jours à l'aide du porte-coton.

De même, un *traitement général* contre le lymphatisme, hydro-minéral, sulfureux, arsenical, lutte à la fois contre l'état général qui a besoin de stimulant et l'état local.

Indications du traitement médical. — Ce traitement donne des résultats seulement lorsque l'hypertrophie est molle et de date récente. Il agirait même uniquement, selon nous, comme sédatif et ferait disparaître surtout les poussées congestives qui donnent lieu à de fausses hypertrophies.

Il doit être employé exclusivement lorsque le traitement chirurgical est contre-indiqué : dans l'hémophilie, lorsque sévissent des épidémies (grippe, fièvres éruptives, diphtérie), mais dans tous les cas en dehors de ces contre-indications où *l'hypertrophie est bien constatée* le *traitement chirurgical doit être de mise.*

Le traitement médical ne doit être conservé que comme préparatoire.

Indications opératoires. — Quand doit-on conseiller l'ablation des amygdales ?

S'agit-il d'un enfant, la même considération que pour l'ablation des adénoïdes, qui d'ailleurs coexistent la plupart du temps, se pose au médecin. On doit opérer dès que le diagnostic est fait, dès l'âge de trois ans.

S'agit-il d'un adulte ? Ici aucune hésitation et ne tenir aucun compte des axiomes qui courent encore trop vulgairement que l'ablation des amygdales enlève ou altère la voix ; les hémorragies ne sont plus à craindre maintenant que l'on emploie des instruments non coupants (anse froide, morceleurs). Les indications tirées de l'état local sont basées sur le volume des amygdales, les accidents locaux (phlegmons, angines à répétition) ou généraux (fièvre, bronchites, laryngo-trachéites), qui en résultent même si elles sont petites.

Traitement opératoire. — Sans passer en revue les nombreux procédés employés pour réduire les amygdales et qui sont aujourd'hui délaissés, nous dirons que l'amygdale peut être enlevée soit par un instrument tranchant (bistouri, amygdalotome), soit par un instrument emporte-pièce (morceleur de Ruault), soit par anse froide ou chaude galvanique.

Cette opération, pour être bien faite, doit remplir exactement les deux conditions suivantes : elle doit être *aussi radicale et aussi complète* que possible, ne laissant aucun point adhérent, en particulier les deux pôles de l'amygdale, les plus difficiles à enlever ; elle doit préserver le malade de toute hémorragie ultérieure qui peut être grave.

La *variété d'amygdale* aura été bien exactement diagnostiquée auparavant : les amygdales molles saignent peu ; les amygdales fibreuses dont les vaisseaux restent béants après la section exposent aux hémorragies les plus graves. La *forme* des amygdales (enchatonnées, pédiculées) commande également des indications d'opérer de façon spéciale

L'*amygdalotomie ou la section au bistouri* peut être employée pour les amygdales pédiculées et dans les formes molles des enfants où il n'y a pas à craindre d'hémorragie.

L'*anse galvanocaustique* chez les enfants à amygdales pédiculées ou chez l'adulte à amygdales fibreuses pédiculées.

Le *morcellement* et surtout l'anse froide après énucléation de l'amygdale sont les méthodes couramment employées aujourd'hui ; elles s'appliquent à tous les cas.

Quant à la *destruction* des amygdales par la *galvanocaustie*, par l'ignipuncture, elle doit être aujourd'hui délaissée ; elle nécessite de nombreuses séances, toujours douloureuses, difficiles d'application chez l'enfant. En outre elle risque, s'il y a des parties infectées dans l'épaisseur de l'amygdale, de donner des poussées inflammatoires fébriles et des phlegmons locaux. De plus, par les cicatrices et adhérences qu'elle crée, elle complique singulièrement l'opération plus radicale qu'on est obligé de faire souvent en fin de compte. Elle ne doit plus être employée que dans certains cas spéciaux (hémophiles).

1º BISTOURI ; AMYGDALOTOMIE. — L'ablation de l'amygdale au bistouri ne peut être menée à bien que dans des mains très expertes. Saisissant l'amygdale avec une pince, on la sectionne avec un bistouri tenu dans la main opposée, et d'un seul coup on enlève l'amygdale.

L'*amygdalotome de Fanhestock* (fig. 58), modifié par

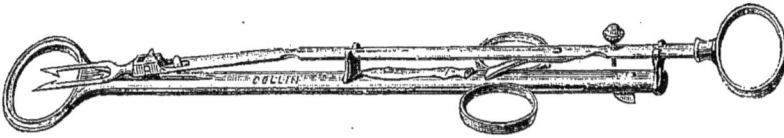

Fig. 58. — Amygdalotome à 3 anneaux.

Mathieu, sortes d'anneaux tranchants exactement emboîtés, sectionne et peut enlever complètement l'amygdale d'un seul coup.

Ce procédé n'est guère applicable que chez l'enfant chez qui la section de l'amygdale molle expose peu aux

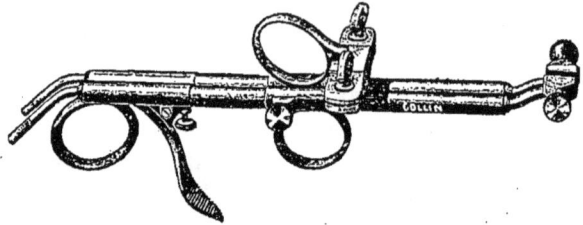

Fig. 59. — Manche universel pour cautères et anses chaudes.

hémorragies, et lorsque l'amygdale est pédiculée. Dans ces cas seulement, elle doit être employée et a comme

Fig. 60. — Guide-anses.

avantage d'être d'une exécution facile et peu douloureuse. Mais ces deux modes, sectionnant les tissus, exposent à

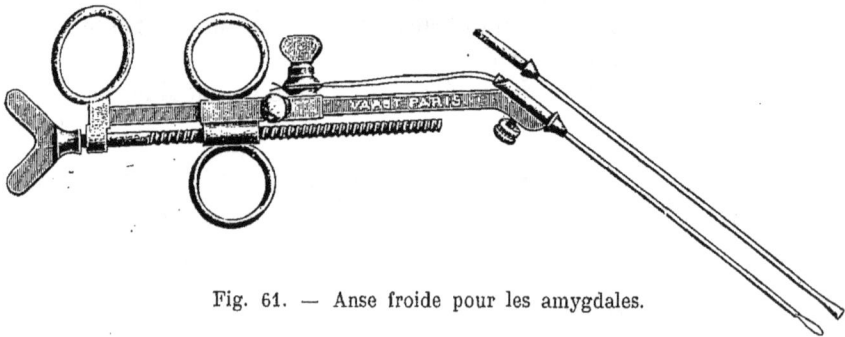

Fig. 61. — Anse froide pour les amygdales.

des hémorragies. Ceux que nous allons décrire ont pour but, en même temps que l'ablation, d'assurer l'hémostase.

2° ABLATION A L'ANSE CHAUDE. — Elle est aujour-

d'hui d'un usage courant : l'anse chaude, en se res-
serrant, coupe les tissus en les brûlant ; elle cautérise les
vaisseaux et en pratique instantanément l'hémostase.
En combinant la traction avec une pince érigne, qui fait
saillir l'amygdale de sa loge, on peut obtenir l'énucléation
totale d'amygdales plus ou moins volumineuses. Mais l'anse

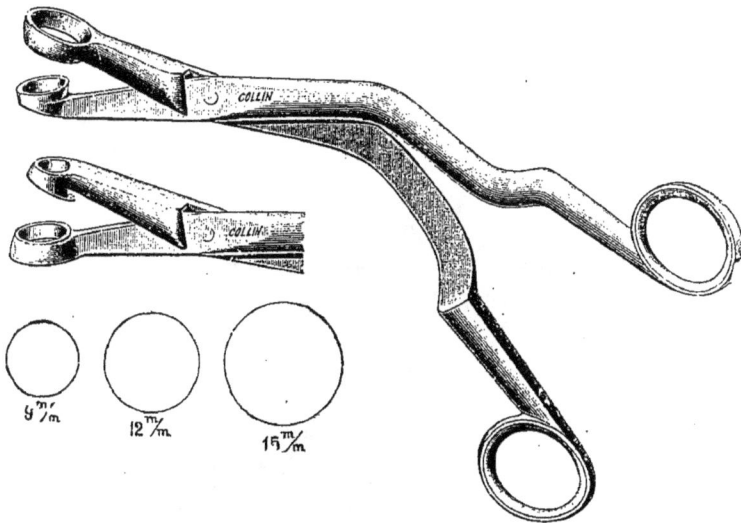

Fig. 62. — Pince du Dr Ruault pour le morcellement des amygdales.

chaude est toujours assez difficile d'application : il faut
graduer exactement le courant, sinon le fil se brûle ; si le
courant est trop faible, il reste dans l'épaisseur de l'amygdale sans la sectionner. Elle provoque des réactions
douloureuses et expose à des hémorragies secondaires à la
chute de l'escarre.

Aussi aujourd'hui on lui préfère généralement le *morcellement*, ou mieux encore, comme procédé le plus parfait ré-
pondant à tous les desiderata, nous décrirons le procédé de
l'anse froide après énucléation de l'amygdale.

3° MORCELLEMENT. — Le morcellement est basé sur le

principe de l'emporte-pièce (fig. 63), qui ne coupe pas
mais sépare les tissus en les écrasant.

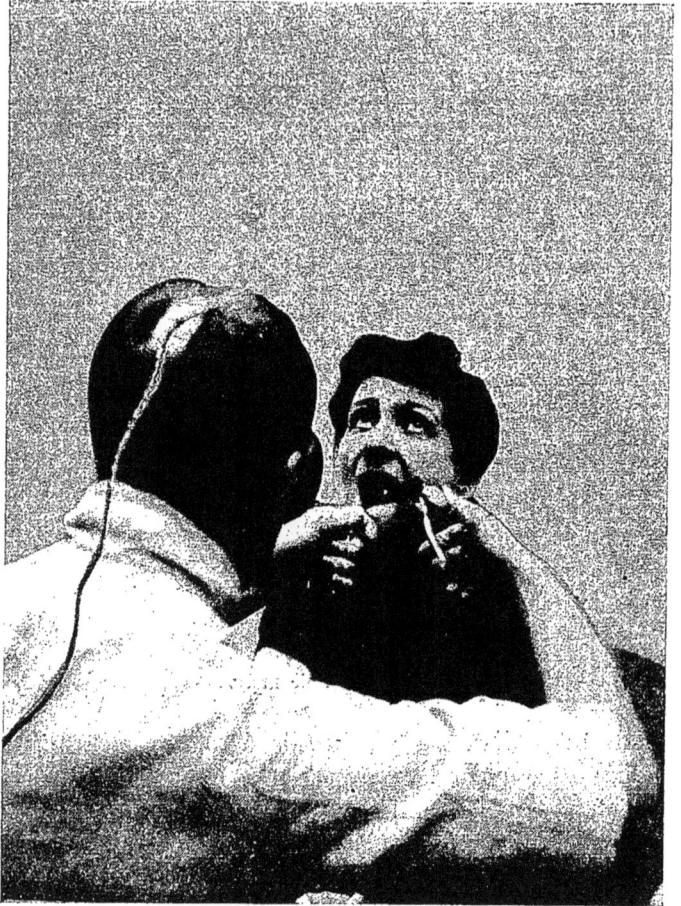

Fig. 63. — Morcellement de l'amygdale à la pince.

Ce procédé, institué par Ruault, et aujourd'hui
généralement répandu, consiste, ayant bien séparé l'a-
mygdale de ses connexions, à la prendre dans la pince

à morcellement et à l'extirper par fragments successifs.

L'opération sera faite soit sous anesthésie générale (enfant) au chlorure d'éthyle, soit sous anesthésie locale après avoir badigeonné la région amygdalienne avec une solution cocaïnée à 1/20. On complète l'anesthésie avec des piqûres de novocaïne à 1/100 dans chacun des piliers.

La langue étant abaissée de la main gauche avec l'abaisse-langue, après avoir décollé l'amygdale de ses connexions avec les piliers à l'aide de la faux, on saisit à la pince morcelante successivement toutes les parties de l'amygdale, et on l'extirpe de sa loge le plus complètement possible. On fouille la loge amygdalienne, ne négligeant aucun des pôles. On écrase les fragments tout en les enlevant : il se fait une sorte d'*amygdalotrypsie* tout à fait hémostatique.

Fig. 64. — Discision et libération de l'amygdale (premier temps du procédé de l'anse froide).

Lorsque l'opération est terminée, on fait avaler des bouts de glace, on prescrit une alimentation liquide et glacée pendant vingt-quatre heures, le séjour à la

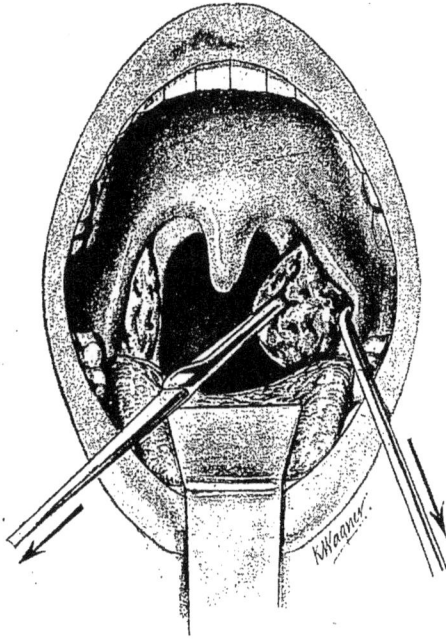

chambre pendant cinq à six jours suivant la saison.

4° Procédé de l'énucléation par l'anse froide.
— Le morcellement indique certes un gros progrès dans
l'ablation des amygdales, en particulier chez les enfants;
toutefois, dans les
formes enchatonnées, surtout si l'amygdale est dure,
fibreuse, elle fuit désespérément devant
la pince qui cherche
à la saisir; on laisse
ainsi des bouts d'amygdales principalement au pôle inférieur, source de
récidive; nous lui
préférons comme
beaucoup plus complet et plus efficace
le procédé de l'énucléation et de l'*anse
froide*. C'est le seul
qui permette, dans
tous les cas, une
ablation complète
des amygdales dures,
adhérentes et enchatonnées.

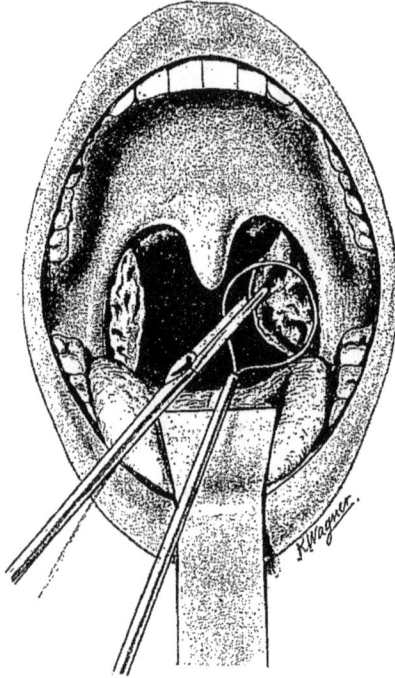

Fig. 65. — Deuxième temps. Mise en place
de l'anse froide.

L'anesthésie sera locale à la novocaïne par infiltration des
piliers antérieurs et postérieurs et de la face profonde de
l'amygdale à l'aide d'une seringue spéciale, à longue aiguille
courbe. Comme instruments, disposer deux anses froides
avec gros fil, une forte pince érigne, un abaisse-langue,
une seringue avec canule courbe pour anesthésie locale.

1º Séparer avec le crochet coupant le tissu amygdalien des piliers; cette libération est facilitée dans les portions profondes en tirant sur l'amygdale avec une pince érigne.

2º Passer l'anse dans la pince, saisir l'amygdale dans celle-ci l'attirer hors de sa loge et insinuer le fil à la racine de l'amygdale; il suffit de serrer l'anse avec le pas de vis, la totalité de l'amygdale est enlevée d'un seul coup.

Lorsqu'il coexiste des végétations adénoïdes, à moins de contre-indications spéciales créées par l'état général du malade (hémophilie, anémie, faiblesse), nous avons l'habitude de pratiquer toujours ces deux interventions dans la même séance en commençant par l'ablation des amygdales.

Accidents opératoires. — Ils seront nuls si l'on a suivi

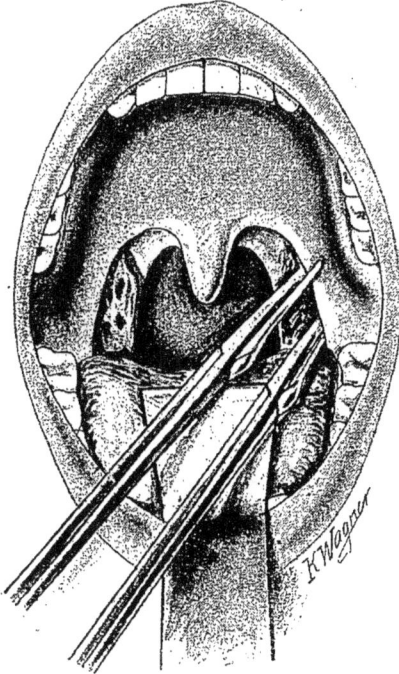

Fig. 66. — Pince à demeure sur un vaisseau qui saigne en cas d'hémorragie d'une artériole amygdalienne.

exactement les prescriptions et indications opératoires énumérées précédemment :

L'*hémorragie*, qui a effrayé pendant si longtemps, est minime si l'on opère avec des instruments qui font l'écrasement des petits vaisseaux en même temps que l'ablation (morceleur, anse froide) ou leur cautérisation (anse chaude), si l'on fait prendre de la glace au malade et qu'il reste dans l'immobilité.

Les interventions incomplètes en sont souvent cause : il convient alors de rendre minces un coup de pince morcelante sur la portion qui reste. Dans les cas d'amygdales dures, vasculaires, il est possible souvent de pincer avec la longue pince de Cochert le vaisseau qui saigne. La laisser à demeure une demi-heure, le vaisseau est définitivement broyé. Dans les cas graves, chez les hémophiles seulement, recourir au *compresseur amygdalien,* à la suture de piliers (Voy. fig. 67, 68) et aux injections de *sérum gélatiné.* Mais, nous le répétons, avec les perfectionnements de la technique, c'est là un accident très

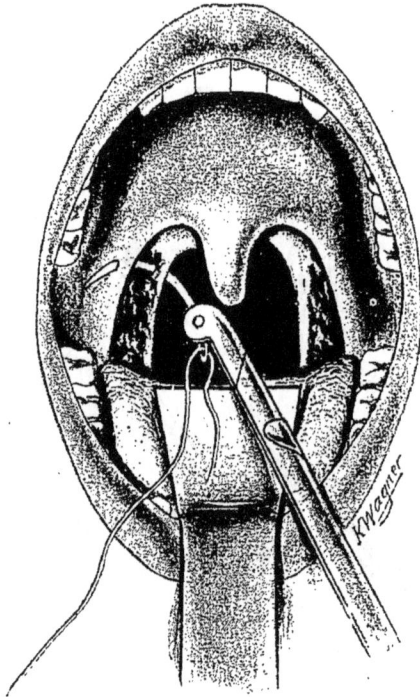

Fig. 67. — Suture de piliers en cas d'hémorragie amygdalienne (premier temps).

rare et jamais grave si l'on intervient à temps.

Ce qu'il ne faut pas faire. — C'est, au point de vue diagnostic, prendre pour de l'hypertrophie amygdalienne cette saillie que fait la région amygdalienne lorsque les piliers se contractent sous le contact de l'abaisse-langue avec la base de la langue. Il suffira de faire respirer le malade largement et librement pour constater que cette prétendue hypertrophie n'existe pas.

C'est *prendre pour de l'hypertrophie les poussées catarrhales inflammatoires* qui amènent momentanément le gonflement de toute l'amygdale. Cette erreur est d'autant plus préjudiciable que, si l'on enlève pareille amygdale, on s'expose à de sérieux mécomptes.

En effet, *il faut bien se garder d'opérer un malade en poussée d'amygdalite*, car on s'expose à des phénomènes infectieux graves et à des hémorragies redoutables. Mieux vaut prescrire un traitement calmant pendant quelques jours et remettre à plus tard l'intervention.

C'est de *méconnaître l'hypertrophie amygdalienne* lorsqu'il s'agit d'*amygdales enchatonnées* et plongeantes. Le diagnostic doit toujours être fait en soulevant avec le crochet le pilier antérieur qui découvre ainsi la masse amygdalienne et il est commun d'enlever de très grosses amygdales qui ne font aucune saillie dans la gorge.

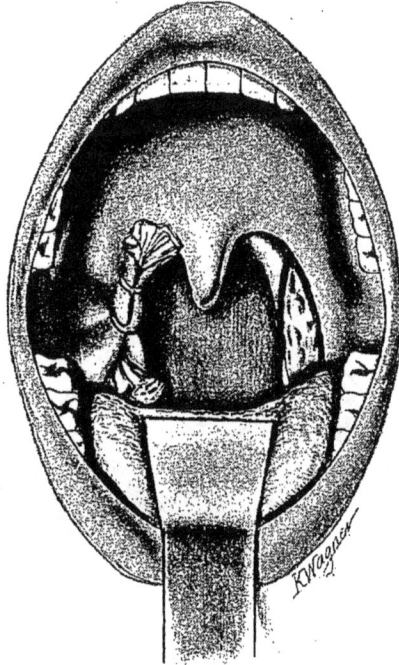

Fig. 68. — Suture des piliers, deuxième temps. Un tampon a été glissé entre les piliers pour combler l'espace mort (d'après Escat).

Méfiez-vous également de *blesser les piliers*, ce que vous éviterez si vous n'enlevez qu'après énucléation. C'est cette blessure des piliers, si fréquente autrefois avec l'amygdalotome, qui a fait dire longtemps que l'ablation des amygdales abîme la voix aux chanteurs.

HYPERTROPHIE DE L'AMYGDALE LINGUALE

Comme les autres organes lymphoïdes du pharynx, les amas de follicules clos situés entre l'épiglotte et la base de la langue sont susceptibles de s'hypertrophier.

Toutes les causes générales qui favorisent le développement du tissu adénoïde peuvent en amener la production et l'étiologie de cette affection se confond avec celle des autres amas amygdaliens. C'est une affection de l'adulte; toutefois, elle doit passer très souvent inaperçue chez l'enfant, l'examen au laryngoscope étant souvent impossible à cet âge, et les symptômes qu'elle engendre se confondant avec ceux des amygdales et des végétations avec lesquelles elles coïncident.

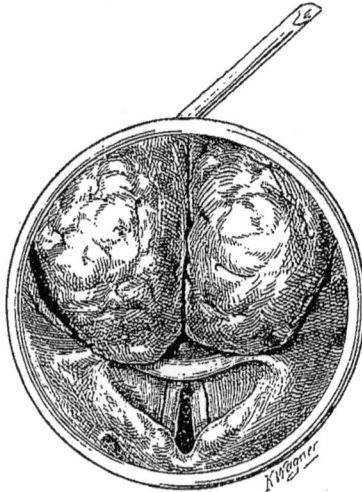

Fig. 69. — Amygdale linguale hypertrophiée (vue dans grand miroir).

L'abus de la voix chantée ou parlée est certainement un facteur étiologique de l'inflammation chronique et de l'hypertrophie de cette amygdale.

Symptômes. — L'hypertrophie de l'amygdale linguale donne lieu à une sensation de corps étrangers, de poil, d'arête avalée, à un besoin de raclement ou à une sorte de *toux, petite, sèche*, quinteuse, très gênante.

On signale également des enrouements très fréquents chez les chanteurs et même des phénomènes spasmodiques du côté de l'œsophage, des bronches. Tous ces troubles semblent être dus au frottement constant de la région hypertrophiée contre l'épiglotte.

D'autres fois, au contraire, il est commun de découvrir de grosses amygdales linguales absolument par hasard, lors de l'examen du larynx; *latentes*, elles ne donnent lieu à aucun trouble.

Comme dans toute la pathologie pharyngée, il faut tenir compte ici de l'état névropathique général du malade qui exagère une lésion souvent d'apparence insignifiante.

L'**examen objectif** montre au miroir laryngien, soit de chaque côté du repli glosso-épiglottique médian, deux masses latérales, plus rouges que le reste de la langue, mamelonnées et multilobées. Ces masses peuvent être plus marquées d'un côté que de l'autre. D'autres fois, l'hypertrophie des follicules clos s'étend en nappe sans tumeur proprement dite. Elles arrivent à cacher l'épiglotte, lors d'un examen, à la refouler et à l'immobiliser de sorte que l'émission des sons se trouve gênée.

Diagnostic. — L'hypertrophie de l'amygdale linguale est en général facile. La difficulté consiste à fixer bien exactement jusqu'à quel point les troubles pharyngés peuvent lui être attribués.

Bien souvent aussi cette hypertrophie passe inaperçue ; n'oubliez pas de terminer l'examen de la gorge par celui de la base de la langue et vous y trouverez parfois la cause d'une toux, d'un chatouillement et d'un enrouement rebelles à tous les traitements pharyngés que vous avez institués.

Traitement. — 1º Traitement médical. — Le traitement médical doit être uniquement résolutif. Il doit,

comme dans toute hypertrophie amygdalienne, empêcher
ou calmer les poussées aiguës qui amènent une recrudes-
cence des symptômes et augmentent à leur suite l'hypertrophie.

Les badigeonnages locaux à la solution iodo-iodurée,
les gargarismes iodés peuvent, dans certains cas d'hypertrophie peu accentuée, donner des résultats durables.

2º **Traitement chirurgical.** — Mais lorsque l'amygdale
est volumineuse, la *galvanocaustie* sous forme de raies ou de
pointes de feu, ou même *l'extirpation à l'aide de la pince
à morcellement ou de l'anse* amènent un soulagement plus

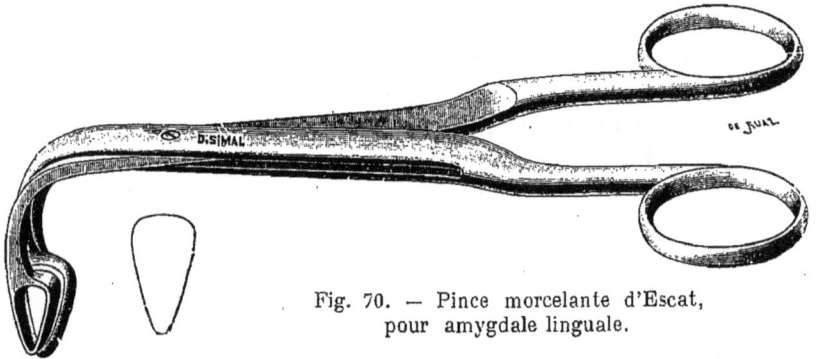

Fig. 70. — Pince morcelante d'Escat,
pour amygdale linguale.

rapide. Mais il ne faut pas se dissimuler que l'amygdale
linguale est souvent hypertrophiée en nappe et que les
prises sont très difficiles. Aussi nous lui préférons généralement les galvanocautérisations qui nous ont donné les
meilleurs résultats.

SYPHILIS DU PHARYNX

La syphilis s'observe dans l'arrière-gorge aux trois
périodes, mais de façon particulièrement fréquente à la
deuxième et à la troisième.

ACCIDENT PRIMITIF. — Le chancre du pharynx, longtemps méconnu et de description récente (1884), n'en existe pas moins. Son siège de prédilection est *l'amygdale palatine.*

L'amygdale est augmentée de volume ; elle est rouge foncé et indurée, et l'adénopathie sous-angulo-maxillaire est constante : le ganglion de Chassaignac est hypertrophié, ainsi que plusieurs des ganglions de la chaîne ganglionnaire cervicale.

L'ulcération qui la recouvre peut avoir un aspect variable et l'on décrit généralement trois formes principales : érosive, ulcéreuse, angineuse.

Dans la **forme érosive**, l'amygdale est recouverte d'une fausse membrane sous laquelle existe une érosion de coloration grisâtre ou opaline.

Dans la **forme ulcéreuse** (fig. 71), il existe une ulcération de la dimension d'une pièce de 0 fr. 50 à bords surélevés, indurés, à fond grisâtre.

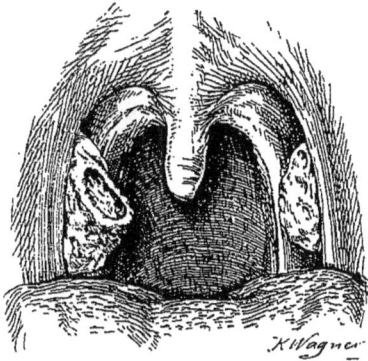

Fig. 71. — Chancre de l'amygdale.

Dans la **forme angineuse**, il n'existe pas d'ulcération et l'affection ressemble à s'y méprendre à une amygdalite aiguë simple : l'amygdale est tuméfiée, rouge, douloureuse au toucher ; il y a fièvre, frissons, phénomènes généraux. Toutefois l'unilatéralité prolongée de l'affection doit faire craindre cette forme de syphilis.

ACCIDENTS SECONDAIRES. — Le pharynx est, peut-on dire, un des lieux de prédilection de la syphilis secondaire.

On peut y observer comme première manifestation de

la syphilis pharyngée, l'érythème simple et les plaques muqueuses.

Dans *l'érythème syphilitique*, la muqueuse pharyngée est d'un rouge vif et pourpré avec parfois un pointillé rougeâtre ; il existe du catarrhe rhino-pharyngé avec bourdonnement des oreilles et propagation à la trompe d'Eustache.

Les *plaques muqueuses* ont comme siège les amygdales palatines, les piliers et le voile. Des taches grisâtres, généralement très visibles, tranchent sur une muqueuse érythémateuse. D'autres fois, elles sont très *discrètes*, et, en particulier chez les femmes, elles ne se reconnaissent que par l'apparition de toutes petites taches grisâtres, entourées d'un très mince filet rouge.

Les plaques muqueuses peuvent, dans certains cas, et lorsqu'il existe des causes d'irritation, devenir véritablement *ulcéreuses*, dilacérant la muqueuse, ou même végétantes, donnant l'aspect de véritables végétations condylomateuses.

La syphilis secondaire amène, dans *tout le tissu adénoïde* du pharynx, de *l'hypertrophie*, et lorsque l'on voit survenir chez un adulte, sans cause apparente, de l'hypertrophie des diverses amygdales (palatine, adénoïde, linguale), en particulier lorsque ces hypertrophies se produisent simultanément, on doit penser chez lui à la syphilis secondaire.

Les accidents syphilitiques secondaires, sans être douloureux, s'accompagnent néanmoins d'une gêne à la déglutition, de dysphagie souvent très tenace, et que certains auteurs ont décrite (Garel) comme caractéristique.

Les accidents secondaires s'accompagnent presque toujours d'adénite sous-maxillaire.

ACCIDENTS TERTIAIRES. — La GOMME est sans conteste la plus fréquente des localisations dans le pharynx.

Elle apparaît à une période variable, quelquefois, dans les formes malignes, quatre ou cinq mois après l'apparition du chancre ; le plus souvent pas avant la troisième ou la quatrième année. Le siège de prédilection est le voile, mais on l'observe aussi sur la paroi postérieure du pharynx et les piliers.

La gomme se présente au début comme une tuméfaction lisse, rouge, circonscrite, immobilisant le voile lorsqu'elle se développe à son intérieur. Sa surface devient rapidement violacée et l'ulcération, avec ses caractères typiques, apparaît sur son sommet ; elle grandit et envahit une plus ou moins grande surface de la muqueuse du pharynx. Elle est cratériforme, à bords rouge foncé, taillés à pic et à fond grisâtre et pulpeux. A la phase d'ulcération, le processus marche avec une grande rapidité et amène des délabrements souvent très étendus et très profonds (*perforations* , *dilacérations du voile*).

Ces lésions, souvent très étendues, évoluent *sans douleurs*, à l'insu presque des malades qui viendront vous consulter pour de la pharyngite chronique banale, une gêne dans la gorge ou du nasonnement de la voix, des troubles de déglutition. D'autres fois ils ne nous montrent leur pharynx que lorsque la perforation du voile a amené des troubles sérieux de déglutition et de phonation.

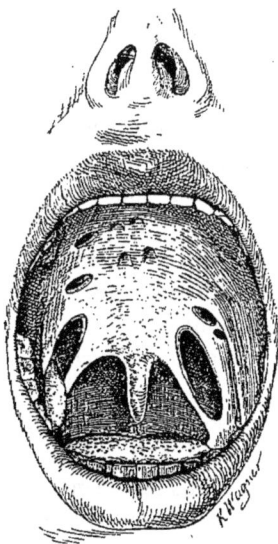

Fig. 72. — Syphilis tertiaire du pharynx (Perforations du voile).

Le pronostic de cette syphilis pharyngée est, comme on le voit, très grave. Par les pertes de substance qu'elle amène, elle ne se contente pas de créer de larges perforations dans le voile, mais elle s'attaque aux os de la voûte palatine, de la face postérieure du pharynx, amène la production de cicatrices, de *brides cicatricielles*. Celles-ci déterminent des *rétrécissements* de l'isthme pharyngé, avec toutes leurs conséquences, gêne de la respiration, de la déglutition. L'aspect du pharynx est alors à peine reconnaissable ; les piliers, le bord inférieur du voile sont accolés à la paroi pharyngée postérieure ; la luette est portée vers le côté le moins malade.

Traitement. — 1° Traitement local. — Il est bien restreint pour *le chancre et la gomme ;* il se borne à quelques gargarismes au chlorate de potasse, à quelques badigeonnages légers à la solution de nitrate d'argent à 1/40 qui déterge les ulcérations. *A la période secondaire*, il est au contraire beaucoup plus actif et les attouchements des plaques muqueuses avec le crayon de nitrate d'argent en amènent la disparition rapide.

2° **Traitement général.** — C'est l'iodure à haute dose qui doit être administré, à la dose de 4 à 5 grammes par jour dans les formes tertiaires, associé ou non au mercure que l'on administre sous forme d'injections d'huile biiodurée à la dose de 0,10 centigrammes par jour ou d'huile grise, 4 à 5 gouttes tous les six jours ; les injections de 606 dans les formes graves. On voit, grâce à ce traitement, les ulcérations les plus larges se déterger rapidement et se cicatriser.

TUBERCULOSE DU PHARYNX

Les localisations tuberculeuses dans le pharynx, sans être fréquentes, ne sont point très rares.

Elles peuvent constituer une localisation *primitive* de la tuberculose et évoluer indépendamment de toute autre localisation pulmonaire.

Les lésions débutent généralement au niveau d'un des amas lymphoïdes qui constituent les amygdales. La tuberculose amygdalienne palatine, les végétations adénoïdes tuberculeuses ont été décrites par tous les auteurs.

Mais elle est le plus souvent une manifestation *secondaire* de la tuberculose, survenant à une période avancée de l'affection par auto-infection.

Symptomatologie. — La tuberculose du pharynx peut évoluer suivant deux formes principales :

Tuberculose à marche lente chronique, qui peut être *ulcéreuse, lupique, hypertrophiante.*

Tuberculose à marche aiguë, miliaire.

TUBERCULOSE CHRONIQUE. — 1° **Forme ulcéreuse.** — C'est la forme la plus communément observée. Sur la muqueuse du pharynx d'un *tuberculeux pulmonaire généralement avancé* se montrent d'abord des *granulations* jaunâtres ; celles-ci se confondent bientôt et se ramollissent, créant une *ulcération* à bords découpés, dentelés. L'ulcération est peu profonde, son fond est jaunâtre ; au pourtour on rencontre souvent de petites granulations grisâtres qui sont tout à fait typiques. Les ulcérations se localisent en tous les points de la muqueuse pharyngée : voile, paroi postérieure du pharynx, piliers. Sur les amygdales, l'ulcération est généralement plus profonde, anfractueuse et ravinée (Escat).

Ces ulcérations ont de grandes tendances à l'extension, à la fois en profondeur et en largeur, dilacérant les piliers et le voile. La tuberculose chronique du pharynx est une affection très douloureuse, s'accompagnant de dysphagie rendant l'alimentation presque impossible. L'adénopathie sous-maxillaire est constante, pouvant amener parfois la suppuration des ganglions. Lorsqu'il existe des lésions pulmonaires étendues, elles ont peu de tendance à la cicatrisation et le sujet meurt de cachexie tuberculeuse, par la généralisation de l'affection ou quelque complication.

2° **Forme lupique.** — Elle succède généralement à une affection similaire du nez ou de la face. Il paraît aujourd'hui démontré que le lupus des fosses nasales précède toutes les autres localisations de cette affection (Escat).

Tout à fait indolent, le lupus n'est généralement découvert qu'à une période avancée, lorsqu'il est déjà très étendu. Une gêne dans la phonation, une légère sensation de cuisson, tels sont les symptômes auxquels il donne lieu. On le reconnaît à la présence, sur le voile, les piliers, de sortes de saillies mamelonnées, mûriformes, de couleur rougeâtre ou grisâtre.

Les lésions évoluent lentement, peuvent guérir en certains points, amenant des traînées cicatricielles, tandis qu'elles en envahissent d'autres. Si elles aboutissent à la guérison finale, il en résulte des cicatrices fibreuses, grisâtres, avec déformations ; des synéchies et des adhérences des différentes parties membraneuses du pharynx. Le lupus met des années à évoluer : quatre, cinq six années.

3° **Forme hypertrophiante.** — La tuberculose peut être localisée primitivement au niveau des différents amas lymphoïdes de la gorge. Elle peut atteindre les *amygdales palatines*, tout comme elle atteint la troisième amygdale. De même que pour l'amygdale pharyngée, elle donne lieu surtout à des lésions d'*hypertrophie*. Le *diagnostic clinique* est impossible, c'est seulement en pratiquant l'examen histologique que l'on peut faire le diagnostic. C'est là, quoi qu'on en ait dit, une variété rare d'hypertrophie de l'amygdale palatine, qui pourrait ainsi devenir une porte d'entrée de la tuberculose.

TUBERCULOSE MILIAIRE AIGUË. — Dans cette forme, la tuberculose se traduit par des phénomènes de douleur, de cuisson, qui prennent rapidement une grande extension. Elle survient soit dans le cours d'une tuberculose chronique, soit dans la granulie. Le malade avale difficilement les liquides et sa salive ; la *dysphagie* est atroce.

La muqueuse pharyngée tout entière est rouge, œdémateuse ; bientôt apparaissent des *granulations miliaires*, grisâtres ou jaunâtres. Celles-ci, souvent confluentes ne

tardent pas à donner des *ulcérations* plus ou moins étendues qui déterminent un aspect finement découpé à la
muqueuse. Il n'y a toujours de l'adénopathie sous-maxillaire. La marche est fatale et il n'y a point d'exemple de
guérison de cette affection, le malade succombant aux
progrès de la tuberculose pulmonaire ou de la granulie.

Diagnostic. — Le diagnostic des trois formes que
nous venons de décrire est en général facile. Les lésions
pulmonaires concomitantes aident beaucoup à faire le
diagnostic.

La **forme miliaire aiguë** est tout à fait typique : les
granulations sont caractéristiques.

L'**ulcération tuberculeuse** superficielle est facile à
reconnaître de *l'ulcération syphilitique* qui est beaucoup
plus profonde, à bords taillés à pic.

Le **lupus** évolue, lui aussi, souvent avec des lésions similaires dans les fosses nasales, la face. Lorsqu'il est localisé uniquement au pharynx, tout au plus doit-on faire le
diagnostic avec la syphilis tertiaire. Mais dans cette affection, les lésions sont bien plus profondes, et l'ulcération n'est
pas du tout la même. Les formes hybrides, à la fois tuberculeuses et syphilitiques, sont maintenant bien connues.

L'examen histologique seul fait reconnaître la *tuberculose hypertrophiante* de l'hypertrophie simple.

Pronostic. — Grave, fatal même, dans les formes
miliaires et ulcéreuses, il est au contraire bénin dans la
forme lupique.

Traitement. — 1° Traitement curatif. — Dans les
formes ulcéreuses circonscrites, on pourra agir localement par des attouchements au phénol sulforiciné à 1/10,
à l'acide lactique à 1/2. Mais ce traitement n'est actif que dans
les formes primitives ou quand il n'y a pas de lésions pulmonaires. Si l'état général est mauvais, elles se reproduisent quoi qu'on fasse.

2° Traitement palliatif. — Le traitement est bien illusoire dans les formes miliaires et ulcéreuses généralisées : on ne peut espérer qu'apporter un peu de soulagement aux souffrances endurées par les malheureux qui en sont atteints et le traitement se bornera à être *palliatif*,

La dysphagie sera combattue par des gargarismes ou des pulvérisations morphinées, cocaïnées, des insufflations de poudre, dont voici une bonne formule

```
Menthol............................    0gr,15
Chlorhydrate de cocaïne .................    0gr,50
Orthoforme ...............................⎫
Sucre de lait.............................⎭ àà 5 grammes.
```

Dans le *lupus du pharynx*, on curettera les bourgeons et on les touchera ensuite avec la solution d'acide lactique à 1/2, ou on les détruira avec une fine pointe de galvanocautère. L'ablation et le morcellement sont les seuls traitements dans les formes hypertrophiantes. Il va sans dire que concurremment on ne négligera pas le traitement général, qui sera celui de la tuberculose pulmonaire, variable avec la période et les lésions constatées.

TUMEURS DU PHARYNX

On observe dans le pharynx des tumeurs malignes et des tumeurs bénignes.

TUMEURS BÉNIGNES. — Ce sont les papillomes, fibromes, lipomes, angiomes ; elles se rencontrent avec des sièges de prédilection divers : au niveau du voile, des amygdales, de la base de la langue.

Le papillome siège de préférence au niveau des bords du voile, à l'extrémité de la luette et sur l'une des amygdales ; il présente l'aspect habituel mûriforme, pédiculé, et n'atteint jamais de bien grandes dimensions.

Le fibrome siège soit dans l'amygdale palatine, soit sur le voile ; il se présente sous l'aspect d'une tumeur lisse, dure, rougeâtre. Son volume peut atteindre de grandes dimensions.

Le **lipome**, plus rare, occupe les mêmes sièges de prédilection ; il se présente sous la forme d'une tumeur jaunâtre, avec surface lobulée de consistance molle.

L'**angiome** siège au niveau du voile, de la base de la langue ; il forme des tumeurs plus ou moins volumineuses, de teinte bleuâtre, de consistance molle et présentant parfois des sortes de battements, perceptibles au toucher, qui sont isochrones au pouls.

Symptomatologie. — Les tumeurs bénignes donnent lieu à des signes fonctionnels variables. En général ils sont très peu marqués au début ; il ne s'agit en réalité que de troubles occasionnés par la simple présence de ces tumeurs, entravant plus ou moins le fonctionnement de l'organe sur lequel elles se développent.

Les **tumeurs du voile**, empêchant le libre jeu de celui-ci, amènent du nasonnement, des troubles de la déglutition, du reflux des liquides par le nez.

Si elles se développent sur l'**amygdale**, elles donnent lieu aux troubles de l'hypertrophie amygdalienne : toux, voix amygdalienne, phénomènes réflexes.

Les **tumeurs de la base de la langue** donnent lieu également à de la toux, à de la sensation de corps étranger, à de la gêne au niveau de la gorge et de l'épiglotte.

Si les tumeurs du pharynx sont plus développées, elles amènent des *troubles respiratoires* par gêne et obstruction mécanique, parfois par pénétration de la tumeur dans le vestibule du larynx.

Pronostic. — Peu grave en général. Cependant il faut savoir que les *angiomes* peuvent amener des hémorragies parfois abondantes et inquiétantes. Les *fibromes*, par leur développement, peuvent entraver la déglutition, la respiration ; toutefois l'engagement dans le vestibule du larynx et l'asphyxie sont exceptionnels. Ce pronostic est du reste très amélioré par le traitement chirurgical, qui est curatif dans la plupart des cas.

Traitement. — L'extirpation est le traitement de choix de toutes les tumeurs solides : elle se fera soit au bistouri, soit à la pince morcelante, soit à *l'anse galvanique*. Les voies naturelles sont toujours suffisantes pour enlever les tumeurs du voile, des amygdales.

Toutefois *la voie transhyoïdienne* est recommandée dans les cas de tumeur volumineuse de la base de la langue.

Les *angiomes*, généralement peu gênants, seront laissés en place ou traités par la galvanocautérisation ou l'électrolyse bipolaire, la radiumthérapie : l'extirpation exposant à des hémorragies souvent graves et l'hémostase étant difficile à faire dans le pharynx.

TUMEURS MALIGNES. — Les tumeurs malignes du pharynx sont le *lymphadénome*, le *lymphosarcome* (rare), *l'épithéliome* (plus fréquent).

Ces tumeurs peuvent être *secondaires* à des cancers développés dans d'autres régions, envahissant le larynx par propagation.

Nous ne parlerons dans ce chapitre que des tumeurs qui atteignent *primitivement* le pharynx.

Comme tous les cancers des voies aériennes et supérieures, ces tumeurs, plus fréquentes chez l'homme, ne se voient guère qu'à l'âge adulte. Citons comme toujours l'abus du tabac, de l'alcool comme cause prédisposante.

L'épithéliome se développe aussi bien sur le voile que sur les amygdales.

Le lymphadénome et le sarcome se rencontrent de préférence sur l'amygdale palatine, plus rarement sur le voile.

Symptomatologie. — Symptômes fonctionnels. — Les symptômes ressentis par les malades sont variables suivant la nature de la tumeur.

Période de début. — *Les sarcomes* et les *lymphadénomes*

sont indolores tant qu'ils ne sont pas ulcérés. Les *épithélio-mas* sont, au contraire, toujours et de façon précoce *très douloureux*. Il existe des douleurs irradiées vers l'oreille et à toute la moitié correspondante de la tête. Il se produit une salivation abondante, muqueuse, filante, difficile à détacher. L'adénopathie est précoce dans les cas d'épi-thélioma : les ganglions envahis appartiennent à la région sous-maxillaire ou cervicale : ils sont durs, plus ou moins adhérents aux tissus voisins.

Période d'ulcération. — Les tumeurs malignes, dès qu'elles sont ulcérées, sont toujours très douloureuses, de quelque nature qu'elles soient. L'expectoration devient sanieuse, sanio-sanguinolente. L'haleine est extrêmement fétide.

Du fait du développement de la tumeur se montrent toute une série de *troubles mécaniques* qui sont : la voix amygdalienne si la tumeur est développée dans l'amygdale, du nasonnement et de l'immobilité du voile du palais, de la gêne à la déglutition et même à la respiration.

Symptômes physiques. — Le *lymphadénome* et le *lym-phosarcome* se présentent sous la forme de tumeurs unilatérales, lisses, souvent bosselées. Évoluant lente-ment et longtemps sans s'ulcérer, elles peuvent atteindre un volume tel qu'elles obstruent l'isthme pharyngé et une partie de la cavité buccale. L'adénopathie est tou-jours très marquée et très étendue dans cette variété de tumeur pouvant descendre en bas jusqu'au creux sus-claviculaire.

Le *sarcome* forme une tumeur bombée, dure, globu-leuse, recouverte d'une muqueuse rouge. Elle devient très rapidement volumineuse et ne tarde pas à s'ulcérer. L'adénopathie ne survient qu'à la période d'ulcération. Le sarcome se développe de préférence sur des sujets jeunes.

Dans l'*épithélioma*, la tumeur débute parfois sur l'amyg-

dale, le bord du voile, sous l'aspect d'un petit papillome. Puis bientôt elle devient fongueuse, mamelonnée,
bourgeonnante, envahissant les tissus voisins et les immobilisant. Ceux-ci présentent, en effet, une induration
caractéristique. La portion du voile ou de l'amygdale
envahie est rapidement immobilisée dans tous les mouvements habituels du pharynx. Le trismus est constant
dans les tumeurs épithéliomateuses de l'amygdale.

L'ulcération est rapidement bourgeonnante, sanieuse,
recouverte d'exsudat et saigne avec la plus grande facilité.

L'adénopathie survient également de façon précoce ;
elle occupe la région carotidienne et sous-maxillaire et
peut même être bilatérale.

Diagnostic. — Le diagnostic est facile à établir dans
les cas d'*épithélioma* et de *sarcome*. Dans le premier cas,
les caractères de la tumeur, le bourgeonnement, l'adénopathie, les douleurs sont tout à fait caractéristiques.
Dans le second cas, l'âge du malade (souvent un sujet
jeune), l'unilatéralité et l'aspect lisse bosselé de la tumeur
font faire le diagnostic ; la gomme, le chancre n'ont point
ces caractères ; le traitement spécifique lève d'ailleurs tous
les doutes.

Dans le cas de *lymphadénome*, tumeur d'ailleurs très rare,
on peut penser à de l'hypertrophie simple de l'amygdale,
mais l'adénopathie avec son étendue est tout à fait caractéristique dans les tumeurs lymphadéniques.

Le diagnostic histologique avec examen biopsique doit
être fait dans tous les cas douteux.

Marche. Durée. Terminaison. — Le pronostic est
grave et la mort est rapide : la mort survient par asphyxie,
défaut d'alimentation, par troubles de la déglutition et
pneumonie septique, parfois par hémorragies.

Traitement. — 1° Traitement curatif. — Si l'on a la
chance d'observer un cas de tumeur tout à fait au début,

siégeant sur le voile ou l'amygdale et circonscrite sans adénopathie, on peut en essayer l'ablation, soit par les voies naturelles à l'aide de la pince morcelante ou mieux de l'anse galvanique, soit par les voies artificielles (pharyngotomie latérale) si la tumeur est plus développée.

2º **Traitement palliatif.** — Mais la plupart du temps, ces tumeurs sont *inopérables* et l'on doit se borner à un traitement uniquement palliatif, destiné à combattre les symptômes les plus pénibles : la douleur, l'obstruction et les troubles mécaniques dus à la présence de bourgeonnements.

On est autorisé à faire des résections partielles de la tumeur, qui se font sans crainte d'hémorragie à l'anse galvanique.

La *dysphagie*, la *douleur* seront calmées par des pulvérisations locales morphinées et cocaïnées, des bains de gorge au chlorate de potasse et aux décoctions de feuilles de coca.

Enfin la TRACHÉOTOMIE est parfois indiquée contre des troubles respiratoires menaçants.

Dans plusieurs cas que nous avons suivis de très près, nous avons obtenu un véritable arrêt du bourgeonnement et de l'envahissement de la tumeur par des pansements et des applications locales *d'adrénaline à* 1/1000 (1).

MALFORMATIONS DU PHARYNX

Il est certaines malformations du pharynx, qui sont *congénitales* ou *acquises*, qu'il importe de connaître, car, il en résulte des troubles souvent très accusés.

Nous avons déjà vu celles qui résultent des cicatrices du pharynx, à la suite de plaies, par exemple à la suite de

(1) Les applications locales directes de radium ont donné quelques résultats, mais inconstants, dans cette forme de tumeur.

brûlures, de lésions syphilitiques, etc. Nous avons vu chemin faisant, la meilleure thérapeutique qui doit leur être appliquée.

Nous nous occuperons, ici, exclusivement de quatre malformations, qui seules sont intéressantes pour le clinicien ; ce sont :

1º L'hypertrophie de la luette ; 2º L'atrésie congénitale du pharynx et du naso-pharynx ; 3º L'insuffisance vélo-palatine ; 4º La bifidité congénitale du voile.

1º L'hypertrophie de la luette. — C'est une affection assez fréquente, à laquelle on ne pense pas assez souvent, sans qu'on puisse lui attribuer de cause bien effective, on a incriminé l'alcool, le tabac, le surmenage vocal, mais sans bien grandes preuves à l'appui, elle est la conséquence ordinaire de l'inflammation chronique.

Le *symptôme* dominant dans l'affection est la *toux*, qui est sèche, quinteuse, souvent spasmodique, avec parfois accès de suffocation. On a signalé des nausées et même des vomissements occasionnés par l'hypertrophie de la luette. Le mécanisme de ces phénomènes réflexes est facile à comprendre, la luette, démesurément longue, vient chatouiller l'épiglotte, la base de la langue, amenant tous les troubles dont nous venons de parler.

Si on examine pareil malade, avec l'abaisse-langue, la luette paraît démesurément longue, elle traîne sur la base de la langue ; toutefois, il faut prendre la précaution de l'examiner dans le relâchement complet du voile et du pharynx, sinon, elle peut se rétracter et ne pas paraître hypertrophiée ; elle est en effet *rétractile*. Si nous insistons sur ces caractères, c'est que l'hypertrophie de la luette passe souvent inaperçue à un examen superficiel du pharynx.

Traitement. — Après avoir pratiqué dans la muqueuse de la luette une injection de novocaïne à 1 p. 100, pour en pratiquer l'anesthésie, rien n'est plus facile que de passer une anse chaude ou froide à la base de celle-ci et d'en réséquer toute la portion hypertrophiée. Nous sommes opposé à la section aux ciseaux, qui donne quelquefois des hémorragies qui peuvent être graves.

2° Atrésie congénitale du pharynx et du naso-pharynx. — L'atrésie congénitale du pharynx et du naso-pharynx est tout à fait gênante pour la respiration ; elle se complique presque toujours d'insuffisance nasale ; l'ouïe est généralement atteinte, les orifices tubaires étant également rétrécis ; la voix est troublée, faible, et l'insuffisance respiratoire nasale très accusée.

L'atrésie du pharynx, quoique généralement associée à celle des fosses nasales, peut cependant se rencontrer seule. A l'examen, le voile est collé contre la paroi pharyngienne postérieure et le pharynx est tout à fait virtuel. Le toucher nous permet de nous rendre compte du degré de rétrécissement du pharynx buccal et du pharynx nasal. Il s'agit là, évidemment, d'une affection incurable, à laquelle on peut remédier par des interventions palliatives sur les fosses nasales (résection des cornets inférieurs).

3° L'insuffisance vélo-palatine. — Affection décrite par Lermoyez, en 1892, qui est constituée par la brièveté des bords du voile, qui ne peuvent plus rejoindre la paroi postérieure, dans les mouvements de déglutition et de phonation. On rencontre cette affection chez les malades dont le voile a été raccourci par les lésions cicatricielles, des pertes de substances ou par des interventions (uranostaphylorraphies). On observe, chez de pareils malades, des troubles analogues à ceux de la paralysie du voile, sauf qu'il n'y a pas de désordres de la déglutition, ni de reflux de liquide par le nez. La voix est nasonnée.

A l'examen, le voile reste toujours très éloigné de la paroi pharyngée, il paraît trop court.

Il n'y a pas de traitement à cette affection, seules les méthodes orthophoniques sont indiquées.

4º **Bifidité congénitale du voile.** — Le voile du palais

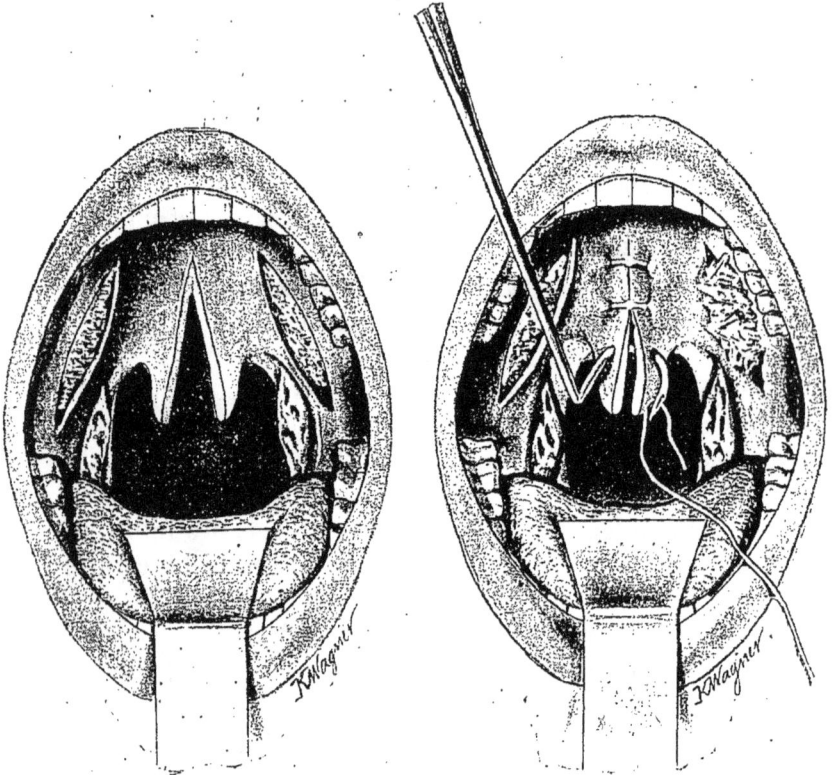

Fig. 73.— Fissure vélo-palatine. Avivement et libération latérale des lambeaux.

Fig. 74.— Fissure vélo-palatine. Suture médiane et tamponnement des incisions libératrices pour rapprocher les lambeaux.

peut être divisé de façon congénitale et l'histoire de cette malformation est intimement liée à celle des fissures de la voûte palatine et du bec de lièvre. On retrouve ici les troubles qui caractérisent ces affections : reflux des liquides par le nez, voix nasonnée spéciale (rhinolalie ouverte).

L'examen montre une fente plus ou moins grande du
côté du palais, qui met en communication la cavité buccale
avec les fosses nasales.

La palatoplastie est aujourd'hui couramment employée
pour remédier à cette malformation. Après avivement des
bords de la fissure par deux incisions latérales libératrices, on
libère deux lambeaux sur la voûte palatine que l'on
rapproche au fil d'argent. (Voy. fig. 73 et 74).

Quant au moment où l'on doit opérer, on admet
généralement qu'il faut attendre jusqu'à l'âge de six à sept
ans.

III. — LARYNX

ANATOMIE DU LARYNX

Communiquant avec le pharynx par une large ouverture, et situé au-dessus de la trachée-artère, le larynx représente une portion bien déterminée de l'arbre respiratoire, *qui sert non seulement à la respiration mais aussi à la phonation.*

Ce rôle phonateur est dû à la présence à son intérieur de deux bandes élastiques qui, plus ou moins tendues, vibrent sous l'influence du courant d'air expiré ; ce sont les *cordes vocales.* Les sons émis au niveau du larynx sont modifiés plus ou moins en traversant ensuite les portions supérieures du conduit aérifère, le pharynx, la bouche, les fosses nasales, pour constituer la voix chantée et la voix articulée.

Son ouverture supérieure se ferme par le jeu d'un opercule, d'une soupape, l'*épiglotte*, qui s'abaisse pendant la déglutition et en obstrue l'ouverture.

CONFIGURATION INTERNE. — Si l'on examine le larynx au laryngoscope, on voit qu'il est très large à la partie supérieure (*zone sus-glottique*). Il se rétrécit vers sa portion moyenne où il constitue la *zone glottique.* Au-dessous, de nouveau, on trouve une portion dilatée que l'on n'entrevoit que pendant la dilatation de la glotte (*zone sous-glottique*).

La glotte se présente à nous sous la forme d'une fente allongée d'avant en arrière et délimitée latéralement par des bandelettes blanches, lisses, aplaties, les *cordes vocales* inférieures (dénommées plus simplement *cordes vocales*).

Dans la respiration tranquille, elle prend une forme triangulaire ; dans la respiration forcée, elle est losangique

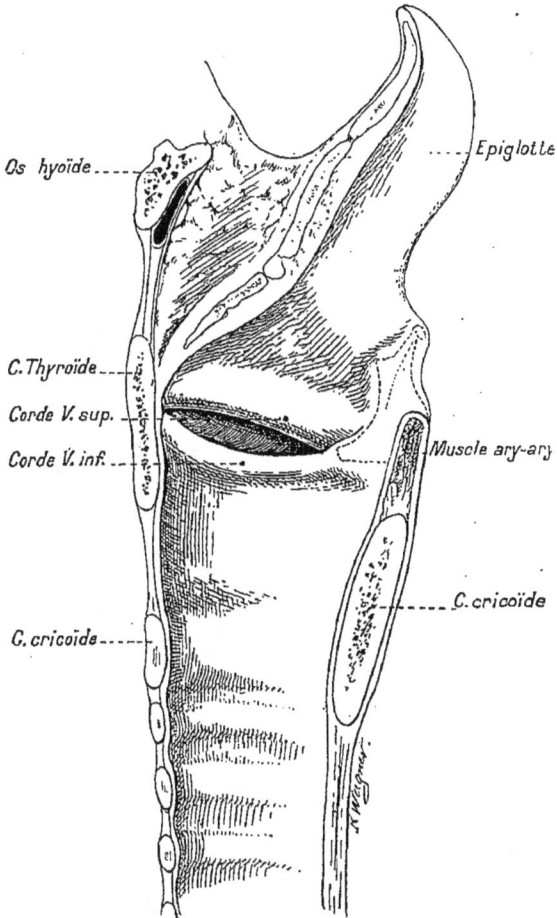

Fig. 75. — Coupe verticale du larynx.

(fig. 81). En dehors et au-dessus on aperçoit deux sortes de
bourrelets à direction parallèle à celle des cordes vocales ; ce
sont les *cordes vocales supérieures* ou *bandes ventriculaires*.

Entre les cordes vocales proprement dites et ces bandes, on voit les orifices des *cavités ventriculaires*, sortes de diverticules de la cavité laryngienne allongés dans le sens antéro-postérieur. Chez certains animaux, ces cavités

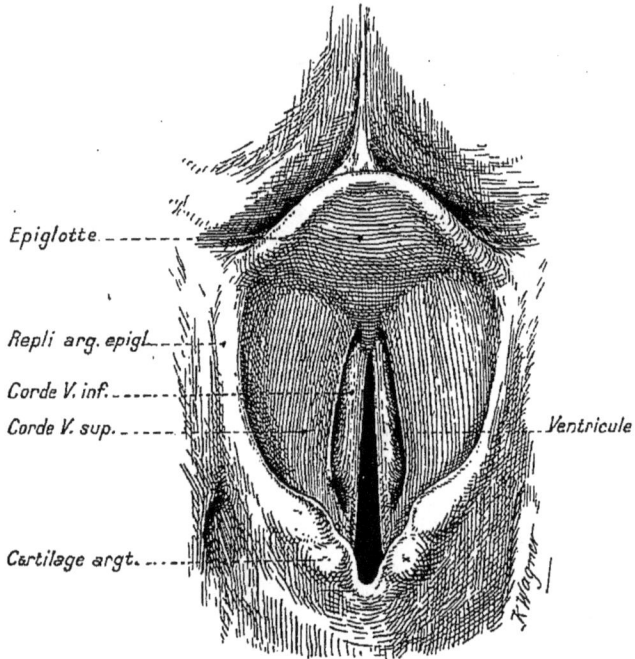

Fig. 76. — Larynx, vue supérieure (sur le cadavre).

peuvent prendre la forme de sacs, ou de poches laryngiennes et s'étendre plus ou moins loin dans la région du cou et même du thorax.

Les *cordes vocales inférieures* s'insèrent en arrière sur les cartilages aryténoïdes. Le petit espace triangulaire que ceux-ci laissent entre eux dans la région toute postérieure de la glotte prend le nom de *glotte intercartilagineuse* (ou *respiratoire*) ; la portion plus longue 2/3, celle qui est

située entre les deux cordes vocales, est la *glotte interliga-
menteuse (ou vocale)*.

On distingue deux commissures à la glotte : la commissure antérieure et la commissure postérieure.

En avant on aperçoit une lame blanche, l'*épiglotte*,
sorte de languette plus ou moins incurvée, qui s'élève
ou s'abaisse sur le larynx. Lorsqu'elle est abaissée sur
le larynx, on remarque à la partie inférieure de sa
base un petit ligament *glosso-épiglottique* médian, de
chaque côté duquel se remarquent les deux fossettes
sus-épiglottiques, siège fréquent des corps étrangers du
larynx.

De chaque côté, l'épiglotte donne insertion à trois liga-
ments : en avant deux replis qui la relient à la base de la
langue : les *glosso-épiglottiques latéraux*, et en arrière deux
cordons en arcs de cercle qui se rejoignent sur la ligne
médiane pendant la phonation, ce sont les *aryténo-épiglottiques*. Entre les deux partent deux derniers replis
à direction antéro-externe : ce sont les *pharyngo-épiglot-
tiques*.

Zone sus-glottique ou vestibule du larynx. — Le
vestibule du larynx se présente sous la forme d'une cavité
ovalaire, plus large en avant qu'en arrière. Elle est limitée
en avant par l'épiglotte, en arrière sur la ligne médiane
elle communique avec le larynx par l'échancrure inter-aryténoïdienne, sur les côtés elle répond à la partie la plus élevée
des saillies des cartilages aryténoïdes. Latéralement, les
parois des ventricules du larynx sont constituées par les
deux replis aplatis dans le sens vertical que nous avons
déjà mentionnés : les aryténo-épiglottiques se continuant
en bas par la face interne des bandes ventriculaires. Ces
parois latérales, dirigées obliquement en bas et en dedans,
se rapprochent graduellement l'une de l'autre et donnent
au vestibule du larynx une *disposition infundibuliforme*.

Zone sous-glottique. — Dans l'inspiration forcée, cette

région apparaît à travers la glotte sous la forme d'un entonnoir renversé auquel font suite les anneaux blancs de la trachée. Elle est constituée par : 1° en avant, le cricoïde et la partie inférieure du thyroïde ; 2° en arrière et latéralement, les portions postérieures et latérales du chaton cricoïdien.

Tel est l'aspect que présente le larynx dans le miroir laryngoscopique, mais *cette image vue dans le miroir est renversé dans le sens antéro-postérieur*, la partie postérieure du larynx est en haut du miroir, la partie antérieure en bas. En outre, il s'agit de la projection sur une surface plane des différents éléments d'une cavité et l'image en est par conséquent déformée ; elle apparaît comme raccourcie.

On doit être prévenu de ce fait lorsqu'on examine un malade au laryngoscope et l'on doit avoir bien présent à la mémoire l'aspect anatomique du larynx, tel qu'il se voit lors de la dissection sur le cadavre (fig. 75 et 76).

Muqueuse. — La muqueuse qui recouvre les différentes parties du larynx renferme de nombreux *follicules clos*, ce qui explique le développement d'ulcérations au décours des pyrexies, par exemple dans la fièvre typhoïde. Notons aussi la présence de *papilles* particulièrement abondantes sur le bord libre des cordes vocales, lieu d'élection des papillomes. Au niveau des replis et en particulier dans la région aryténoïdienne, le *tissu cellulaire, assez lâche*, peut permettre le développement d'œdèmes souvent marqués chez les jeunes sujets à petit larynx, particularité très importante à connaître (œdème de la glotte).

L'*épithélium* est cylindrique vibratile, sauf sur les deux faces de l'épiglotte, le bord libre des cordes vocales et les replis aryténo-épiglottiques, où il est pavimenteux stratifié. Ceci explique le développement d'épithéliomas pavimenteux sur ces différents points.

Charpente du larynx. — Elle est constituée d'un

quelette cartilagineux composé de cinq cartilages dont deux entrent principalement dans la constitution du larynx proprement dit : le *thyroïde* en haut, et le *cricoïde* en bas.

Les deux *aryténoïdes* coiffent le cricoïde et, mobiles sur son bord supérieur, ils ont un grand rôle dans le jeu des cordes vocales.

Le cinquième cartilage est constitué par l'*épiglotte*, dont nous connaissons les connexions et la forme en raquette.

Muscles. — Dans la constitution du larynx, des replis que nous avons mentionnés, entrent un certain nombre de *muscles* dont la description détaillée sort du cadre de cet ouvrage.

Rappelons seulement qu'il existe deux sortes de muscles : les uns *constricteurs*, les autres *dilatateurs* et accessoirement des *tenseurs* des cordes vocales.

Les *constricteurs* sont : les thyro-aryténoïdiens situés dans l'épaisseur des cordes vocales supérieures ; les crico-aryténoïdiens latéraux immédiatement sous-jacents aux précédents et les ary-aryténoïdiens situés à la face postérieure du larynx.

Les *dilatateurs* sont les crico-aryténoïdiens postérieurs.

Les crico-thyroïdiens placés à la face antérieure du larynx sont *tenseurs*.

Vaisseaux et nerfs. — Les artères proviennent des artères thyroïdiennes inférieures et supérieures. Les lymphatiques se jettent, quelques-uns dans les ganglions prélaryngés qui sont en avant du larynx entre les deux cartilages thyroïdes, les autres dans les ganglions sous-sterno-mastoïdiens.

Les nerfs moteurs viennent des récurrents, sauf pour le crico-thyroïdien qui reçoit ses branches motrices du nerf laryngé supérieur.

Les nerfs sensitifs sont tous fournis par le nerf laryngé supérieur.

Telles sont les quelques notions d'anatomie clinique que nous avons voulu rappeler concernant le larynx, et que le lecteur doit avoir bien présentes à l'esprit pour reconnaître toutes les modifications pathologiques que nous allons étudier.

EXAMEN DU LARYNX

L'examen du larynx et de ses fonctions à la fois respiratoires et nasales comporte plusieurs temps qui doivent être faits systématiquement.

1º C'est tout d'abord l'*examen externe direct* à la vue, à la palpation et à l'auscultation.

2º L'*examen interne* du larynx peut être pratiqué à l'aide du miroir plan qui nous permet de voir indirectement le larynx, c'est-à-dire son image virtuelle ; c'est la *laryngoscopie indirecte*, mode d'examen resté encore le plus courant. Mais on peut aussi l'examiner *directement* : c'est la *laryngoscopie directe*, qui a des indications toutes spéciales et qui rend les plus grands services.

Iº Exploration externe.

Bien qu'elle ne donne point toujours de renseignements, elle doit être systématiquement pratiquée et l'on a trop de tendances à la négliger, ne tenant compte que de l'aspect interne du larynx. La simple inspection jointe à la palpation permet de constater l'augmentation de volume de l'organe, la tuméfaction des cartilages, en cas de périchondrite.

Il est indispensable de se rendre compte par le palper de la mobilité du larynx pendant les différents temps de la déglutition et de la phonation. La palpation nous renseigne également sur les points douloureux de la charpente cartilagineuse. Enfin et surtout, elle nous permet de rechercher l'*adénopathie concomitante*, en explorant les chaînes ganglionnaires voisines.

Citons encore comme mode d'exploration, à titre d'exception, l'*auscultation* qui a permis, dans certains cas, d'entendre un bruit spécial produit par des corps étrangers. ou des polypes du larynx (bruit de grelottement).

Mais c'est la vision directe ou indirecte, jointe à l'étude des modifications fonctionnelles du larynx, qui donne au médecin les renseignements les plus précieux.

2° Laryngoscopie ordinaire ou indirecte.

La laryngoscopie à l'aide du miroir consiste à projeter un faisceau lumineux sur un miroir incliné à 45° placé au fond de la gorge. Ce miroir reflète la lumière dans le larynx, en reproduit l'image que l'on voit sous forme d'*image virtuelle*.

ÉCLAIRAGE. — L'éclairage est le même que pour l'examen des fosses nasales ; nous n'y reviendrons pas ici : le miroir de Clar avec son intensité lumineuse, sa lumière blanche, est encore ici l'éclaireur de choix.

MIROIRS. — Les miroirs ou *laryngoscopes* ordinairement employés sont arrondis ou carrés, adaptés à 45° à l'extrémité d'une tige qui peut se fixer à l'aide d'une vis sur un manche. Ils se font de différentes grandeurs. On doit les choisir inoxydables, argentés de préférence, supportant sans s'altérer l'ébullition au moins pendant quelques minutes.

Le nettoyage de ces miroirs doit être, on le conçoit, on ne peut plus minutieux.

L'ébullition pendant quelques minutes ou la désinfection à froid en trempant le miroir de façon permanente dans une solution d'oxycyanure à 5/1000 ou de phénosalyl à 1/1000, sont suffisantes.

Dans notre pratique, après chaque examen, nous passons une minute les miroirs à l'eau bouillante et nous les laissons ensuite baigner de façon permanente dans une

solution d'oxycyanure à 5/1000. Nous recommanderons
de surveiller l'état des miroirs laryngoscopiques ; le tain

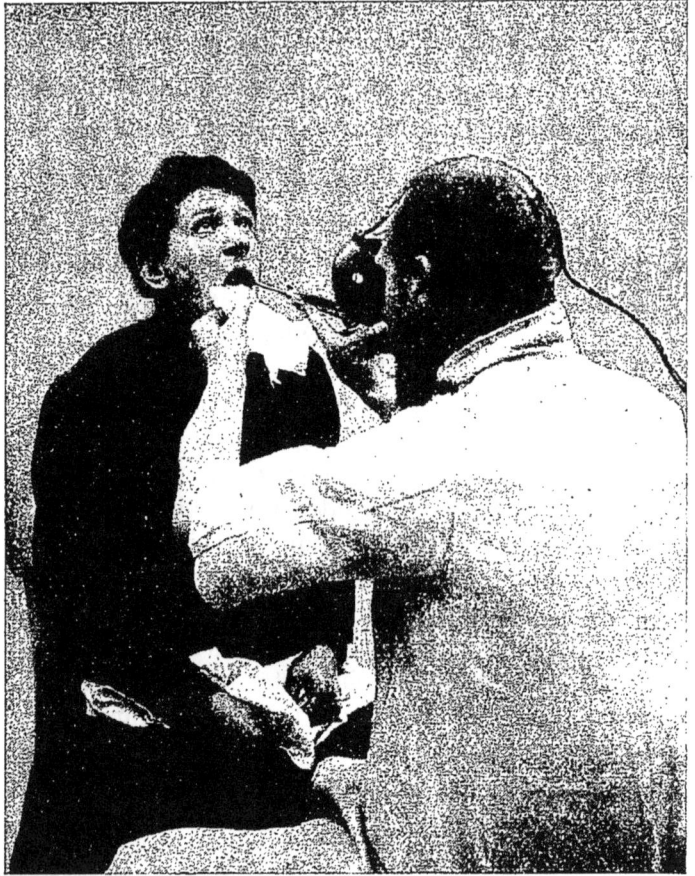

Fig. 77. — Laryngoscopie avec le miroir (position du malade et du
médecin).

s'altère facilement ; rejeter tout miroir « piqué ».

TECHNIQUE. — La *cocaïnisation* n'est pas souvent
nécessaire ; elle n'est indiquée que chez des sujets à réflexes

anormaux et exagérés : chez certains malades, en effet,

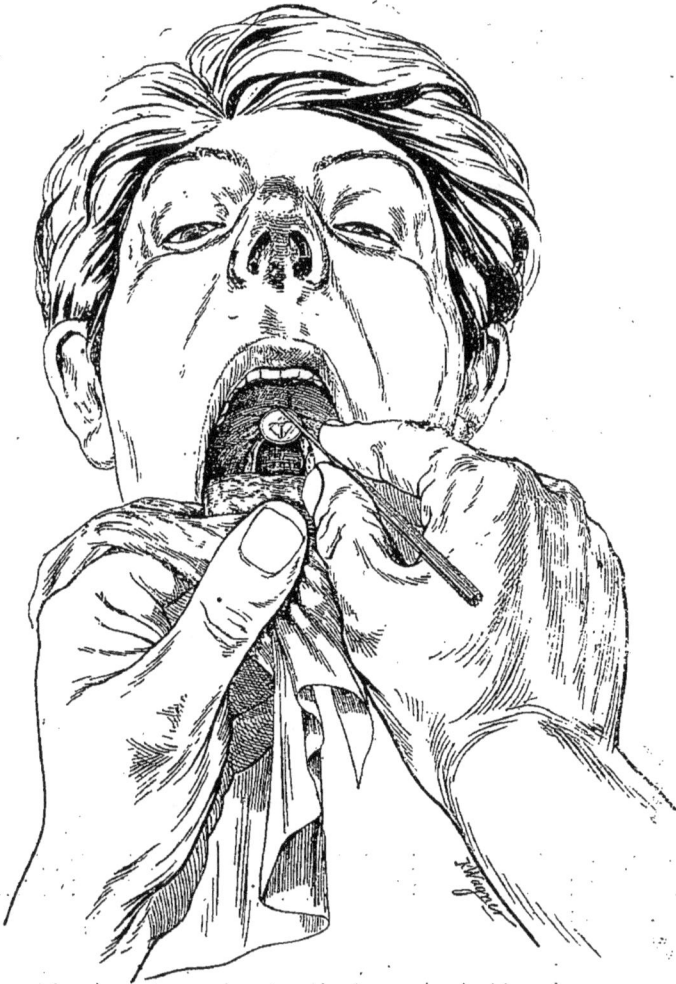

Fig. 78. — Laryngoscopie avec le miroir (position des mains).

le seul fait de tirer la langue hors de la bouche amène
des réflexes nauséeux très prononcés. La pulvérisation

cocaïné dans le pharynx, les frictions avec un porte-
coton sur le voile, le fond du pharynx et la base de la
langue sont souvent indispensables pour éviter les nausées
et même les vomissements.

Le patient est assis en face du médecin, on lui fait ouvrir

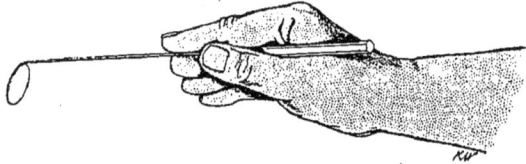

Fig. 79. — Le miroir doit être tenu comme une plume à écrire.

la bouche et tirer la langue en lui recommandant une
respiration tranquille.

Le médecin saisit la langue de la main gauche avec une

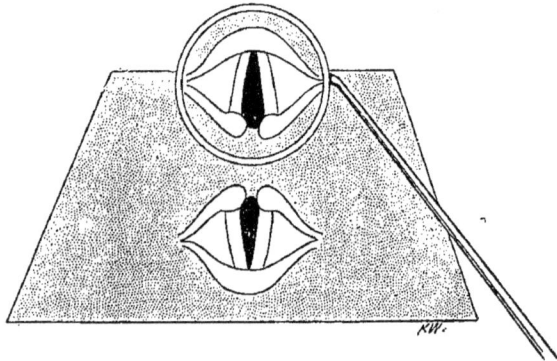

Fig. 80. — Schéma démonstratif d'examen du larynx dans le miroir :
comment le larynx dessiné sur le papier apparait dans le miroir
(G. Laurens).

compresse, le pouce placé sur la face dorsale et les autres
doigts en dessous (Voy. figure 78). Puis de la main droite
prenant le miroir comme une plume à écrire, il le *chauffe*
rapidement au-dessus de la flamme d'une lampe à alcool,
pour éviter la condensation de la buée à sa surface. Ayant

essayé sur le dos de la main si la température n'en est pas trop élevée, il le porte vivement dans le fond de la bouche sur la face antérieure du voile, sur la luette. Le faisceau lumineux est dirigé sur le miroir. Il l'incline ensuite et le place dans différentes positions qui permettent l'examen des différentes parties du larynx : épiglotte, aryténoïdes, cordes vocales (Voy. fig. 82). Toutes ces manœuvres seront faites rapidement, en touchant à peine les parties voisines pour ne pas provoquer de nausées.

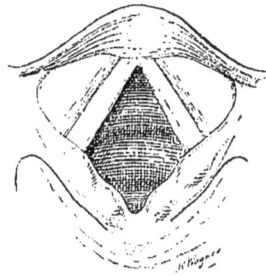

Fig. 81. — Image glottique. Inspiration forcée.

DIFFICULTÉS DE L'EXAMEN. — L'examen au laryngoscope présente un certain nombre de difficultés. Les unes proviennent du malade lui-même, les autres du médecin.

1º Difficultés *provenant du médecin (ce qu'il ne doit pas faire).*

L'examen du larynx nécessite un apprentissage assez long et l'inobservation d'une des règles susénoncées peut le faire manquer complètement. Le *débutant tire trop fort la langue,* causant la blessure du frein de

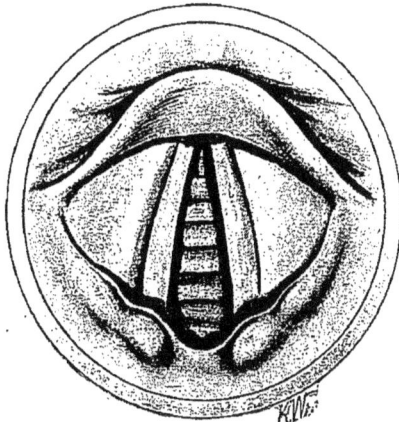

Fig. 82. — Larynx vu en totalité dans un grand miroir.

la langue ; il n'observe pas l'inclinaison à 45° du miroir, ne voyant alors que la région antérieure ou postérieure du larynx. Il *appuie trop avec son miroir, le laisse trop*

longtemps en contact avec la luette, amenant ainsi des
réflexes, nausées qui
rendent bientôt tout
examen impossible.
Procéder au contraire,
chez les sujets ner-
veux, difficiles, par pe-
tites reprises courtes
qui réussisent mieux.
Enfin, faute souvent
commise, ne point faire
dire au malade, ainsi
qu'il lui est plus facile,
la lettre *à* qui ne découvre pas la glotte, mais
la lettre *ê*.

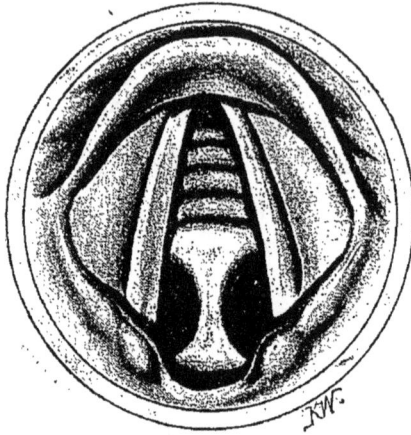

Fig. 83.—Vue de la bifurcation de la trachée
dans grand miroir avec puissant éclairage.

2º Difficultés pro-
venant du malade.

Il faut compter *avec
les sujets nerveux*, à
réflexes et à *nausées
faciles*, mais que peut
supprimer, en général,
la cocaïnisation.

Dans les cas diffi-
ciles, on ne laissera le
miroir que quelques
secondes en contact
avec la paroi du pha-
rynx. En répétant la
manœuvre, on pourra,
procédant par une sé-
rie de petites explora-

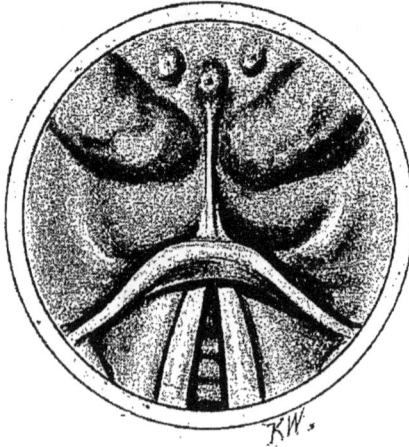

Fig. 84. — Examen du larynx. Portion
antérieure et base de la langue.

tions brèves et réitérées, arriver à examiner la totalité du
larynx.

Les difficultés peuvent venir des *malformations anato-miques* que présente la bouche du malade; la brièveté du frein qui empêche de tirer la langue est souvent un écueil ; une luette très longue qu'il faut charger sur un miroir très large. La contraction de la langue qui se met en boule, effet géné-ral de la nervosité.

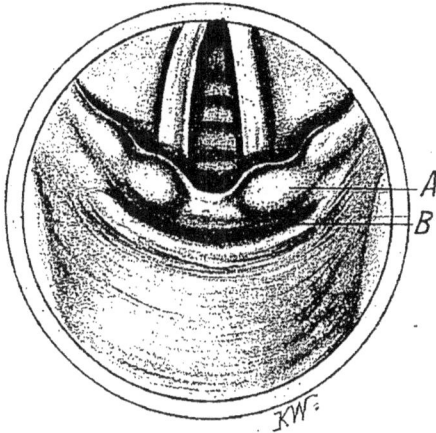

Fig. 85. — Examen du larynx, miroir incliné pour permettre de voir la région posté-rieure, bouche d'œsophage, B, entr'ouverte chez un enfant, et aryténoïdes, A.

Pour faciliter l'examen du larynx, il est indispensable de faire prononcer au malade la lettre *é*, dont l'émission sou-lève le larynx et relève l'épiglotte, en décou-vrant toute la zone sus-glottique et glot-tique.

L'*image* vue dans le miroir nous donne, ainsi que nous l'avons vu à la partie supé-rieure du miroir, l'épi-glotte et la commissure antérieure des cordes, en bas des aryté-

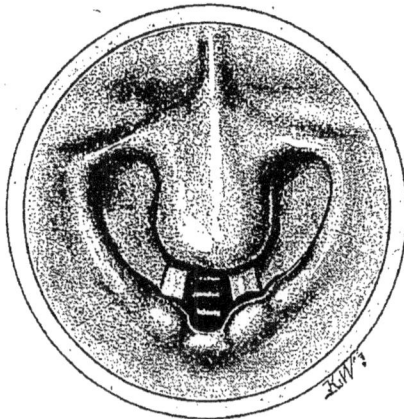

Fig. 86. — Épiglotte procidente chez l'enfant (grand miroir).

noïdes et la commissure postérieure. La partie gauche

du larynx se reflète dans la partie gauche du miroir et la
droite à droite. A
moins d'employer un
très grand miroir, il
est impossible d'obte-
nir une image laryn-
goscopique complète ;
pour y parvenir, il con-
vient d'incliner plus
ou moins le miroir
(Voy. fig. 84 et 85).

L'*image* doit être
recherchée pendant la
respiration et pendant
la phonation.

A. *Pendant la respi-
ration* vous voyez d'a-
vant en arrière (de
haut en bas du miroir)
en inclinant plus ou
moins le miroir :

a. Le V lingual,
l'amygdale linguale,
l'épiglotte, les replis
glosso-épiglotiques et
aryténo-épiglottiques ;
en arrière les carti-
lages aryténoïdes, les
cordes vocales, bandes
blanches mobiles avec
les mouvements respi-
ratoires, délimitant un
espace triangulaire à

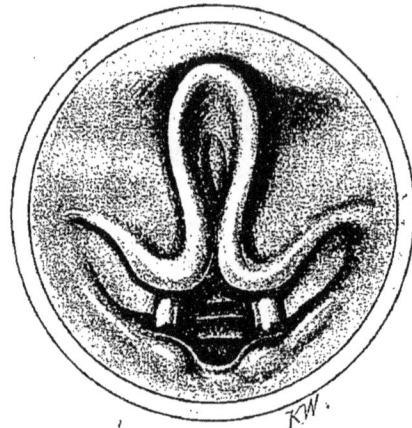

Fig. 87. — Épiglotte en chapeau de gendarme.

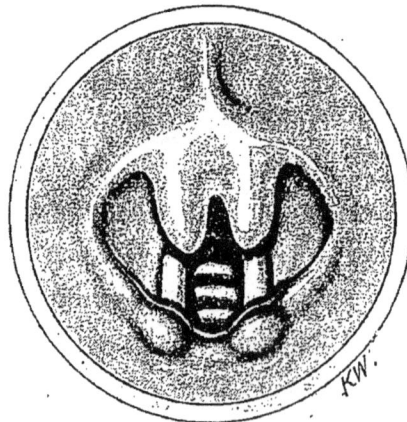

Fig. 88. — Épiglotte en *u* procidente.

base postérieure (inférieure dans le miroir), la glotte avec
ses deux commissures antérieure et postérieure.

b. Regardez un peu au-dessus, vous voyez les deux cordes vocales supérieures ou bandes ventriculaires formées de deux replis de muqueuse ; entre elles et les cordes vocales, se trouvent les orifices des *ventricules*.

c. Faites faire une inspiration forcée et vous·voyez la *sous-glotte* avec l'anneau cricoïdien de couleur jaunâtre

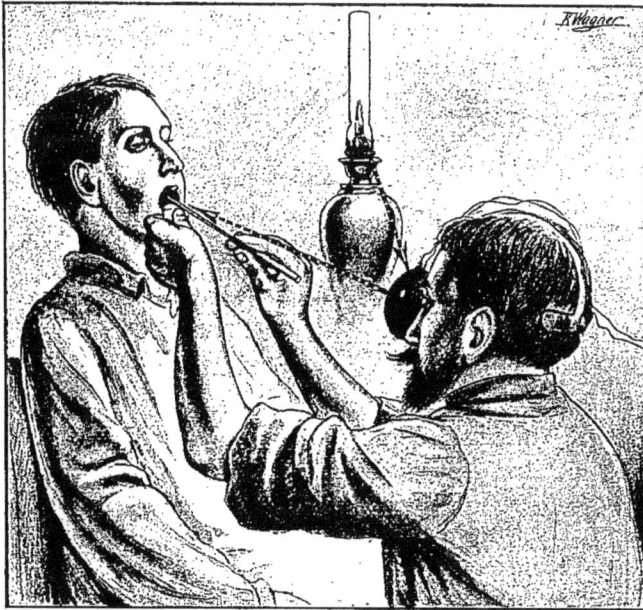

Fig. 89. — Examen de la région postérieure et sous-glottique du larynx. L'observateur est au-dessous du malade.

et les premiers anneaux trachéaux ; mais, dans certains cas favorables, avec bon éclairage et surtout si le sujet est debout, ou le médecin à genoux (Voy. fig. 89), à la partie inférieure, vous verrez les anneaux trachéaux et les deux orifices des bronches (Voy. fig. 83).

B. *Pendant la phonation.* — Pendant l'émission de la voix, en particulier de la voix aiguë (lettre *é*), les cordes

vocales se rapprochent, se tendent, l'épiglotte se relève,
les aryténoïdes viennent en contact. La glotte ressemble à
une fente.

L'épiglotte peut avoir une forme particulière en *u*, en
ω, en chapeau de gendarme, gênant la vision. Elle peut
rester couchée sur le larynx (*épiglotte procidente*) (fig. 88),

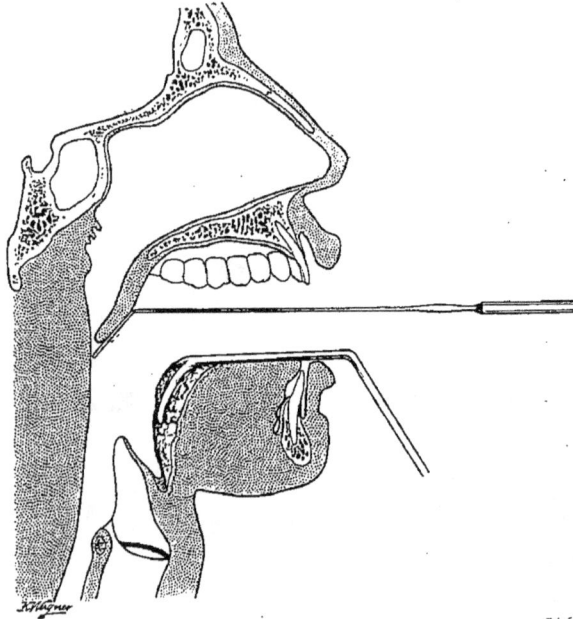

Fig. 90. — Examen du larynx chez l'enfant avec l'abaisse-langue à
crochets d'Escat.

empêchant la vision de la glotte, ne se relevant pas pendant la
phonation; il est nécessaire d'user d'artifices : l'observateur
peut, se mettant debout devant le malade qui reste assis,
faire passer son rayon visuel au-dessus de l'épiglotte. Sinon,
on relève l'épiglotte après cocaïnisation, soit avec un porte-
coton, soit avec une pince de forme spéciale qui permet
de l'attirer en avant (exemple : pince de Fournié).

Chez certains sujets à grosses amygdales il est impossible

d'introduire entre elles autres chose qu'un petit miroir avec lequel on fera patiemment l'examen.

L'âge du malade est parfois un obstacle : la laryngoscopie chez l'enfant exige une technique toute spéciale.

EXAMEN CHEZ L'ENFANT. — En effet, à part l'indocilité, il existe des conditions anatomiques qui font que l'examen est toujours difficile chez les enfants : le frein de la langue

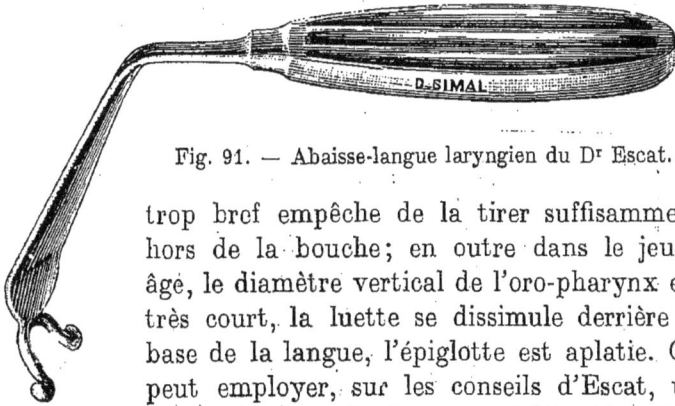

Fig. 91. — Abaisse-langue laryngien du Dr Escat.

trop bref empêche de la tirer suffisamment hors de la bouche; en outre dans le jeune âge, le diamètre vertical de l'oro-pharynx est très court, la luette se dissimule derrière la base de la langue, l'épiglotte est aplatie. On peut employer, sur les conseils d'Escat, un abaisse-langue de forme spéciale (fig. 91), coudé et terminé par deux dents en fourche. Celles-ci se placent dans les deux sinus piriformes et attirent en avant la base de la langue, en dilatant le pharynx dans sa portion laryngée. S'il le faut, on enroule l'enfant dans un drap et on place l'ouvre-bouche.

Le miroir tenu de la main droite est introduit en même temps que l'abaisse-langue ; on attend la première inspiration et par un rapide coup d'œil on aperçoit le larynx. En répétant cette manœuvre plusieurs fois, on peut inspecter successivement les différentes parties du larynx. Quelquefois cet examen n'est pas supporté ; les enfants se mettent à vomir aussitôt et l'anesthésie générale est parfois nécessaire.

Le larynx des enfants peut être aisément examiné maintenant, grâce à la méthode directe de Kirstein.

Examen direct du larynx. Autoscopie de Kirstein. — Ce procédé, décrit pour la première fois par Kirstein, en 1897 (1), permet de faire l'examen du larynx sans miroir.

Cette méthode *constitue le premier stade de la trachéobronchoscopie directe.* Elle repose sur ce fait que, lorsque la tête est très renversée en arrière, la langue étant tirée en avant, on arrive à voir suivant une direction rectiligne la cavité laryngée sous l'épiglotte.

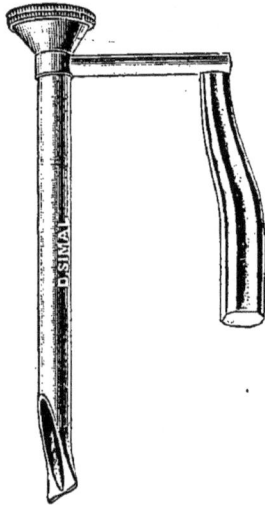

Fig. 92. — Spatule-tube pour laryngoscopie directe.

L'observateur, debout devant ou derrière le sujet qui est assis, introduit au-dessus de sa langue une spatule de forme spéciale, dite *autoscopique.* Il en existe deux modèles : l'une, *pharyngienne*, légèrement recourbée en bas et qui ne doit descendre que jusqu'à la base de la langue au-devant de l'épiglotte. L'autre, *intralaryngienne*, droite, destinée à refouler l'épiglotte en avant et à la coller contre la base de la langue, découvrant de la sorte la totalité de la région glottique et sous-glottique. Elles ont la forme de gouttières ou de sortes de spatules droites, fixées sur un manche (fig. 92) à action perpendiculaire.

Mais, ainsi que le dit Killian, cette spatule est très mal tolérée ; elle écarte très fortement les parties molles et impressionne désagréablement les malades.

Grâce à une modification de cette spatule, que nous

(1) *Munch. med. Woch.*, 1897, n° 38.

avons rendue tubulaire, grâce à son extrémité inférieure taillée en biseau, à son bord inférieur relevé en bec, ce mode d'exploration est devenu beaucoup plus aisé (Voir plus loin *trachéoscopie*).

MANUEL OPÉRATOIRE. — Les positions assise ou couchée tête basse (position de Rosen) sont indiquées. Le malade tirant fortement la langue, la tête renversée en arrière, repose sur un siège très bas à dos vertical ou sur une table surélevée. La cocaïnisation de la gorge et du pharynx étant faite, l'opérateur se place à gauche du malade. Il introduit le tube-spatule légèrement chauffé et le dirige de telle façon que l'extrémité inférieure du biseau soit dirigée en avant. Cette introduction se fait sur la ligne médiane en rasant les incisives supérieures (fig. 93).

On reconnaît successivement par la lumière du tube-spatule le fond de la bouche, le dos de la langue, le voile du palais, la luette, la paroi postérieure du pharynx.

Faisant ensuite basculer le tube spatule, on ne tarde pas à découvrir l'épiglotte ; l'abaissant encore et chargeant pour ainsi dire cet opercule, on découvre progressivement d'abord la saillie piriforme des deux aryténoïdes et la glotte et, dans les mouvements d'inspiration, la région sous-glottique.

AVANTAGES DE CETTE MÉTHODE. — Cette méthode offre de grands avantages : toute la face interne du larynx se trouve ainsi dégagée comme avec une sorte de spéculum.

En particulier, dans le cas d'épiglotte procidente et molle, le tube-spatule la relève très bien et permet de voir toute la région de la glotte.

Quand le rapprochement des mâchoires par trismus empêche l'introduction du miroir, on peut très bien par l'une des commissures glisser le tube-spatule et avoir ainsi un libre accès dans le larynx.

Chez les malades trachéotomisés, on sait qu'il est diffi-

cile de voir le larynx au miroir ; toute tonicité a disparu ;
l'épiglotte, les bandes ventriculaires sont affaissées. Grâce
à la laryngoscopie directe, on peut examiner facilement,

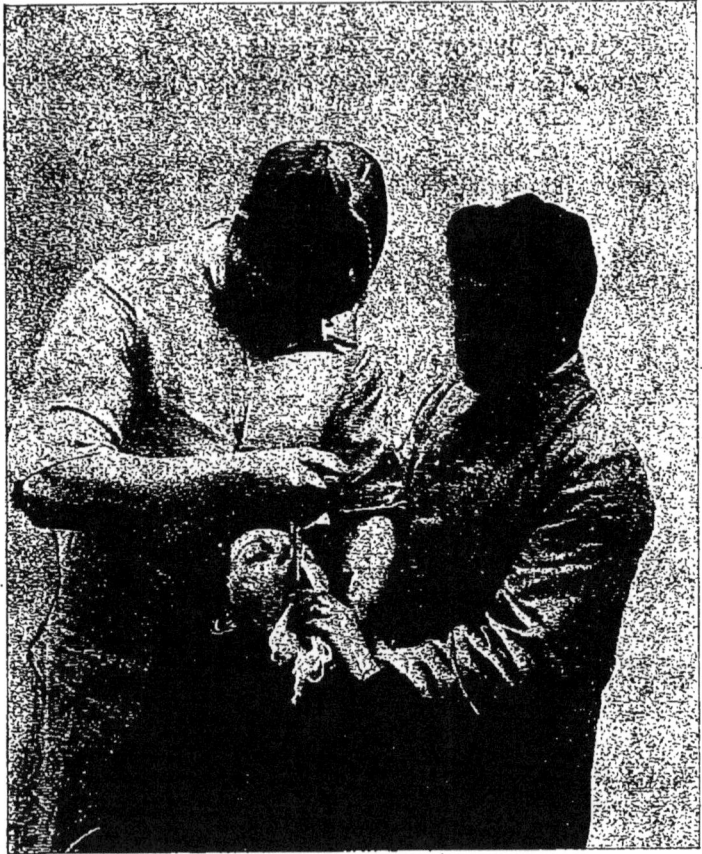

Fig. 93. — Autoscopie directe du larynx (position assise).

surveiller les lésions laryngées, voir à quel moment on
pourra décanuler le malade.

Chez le tout jeune enfant, cette méthode rend les plus
grands services : on ne peut pas, en effet, songer chez lui

à l'emploi du miroir. En outre, comme l'anesthésie chloroformique est souvent nécessaire chez l'enfant, la laryngoscopie directe qui peut se faire dans la position couchée est seule compatible avec ce genre d'anesthésie. L'ouvre-bouche étant placé, on peut, renversant la tête en arrière, examiner avec le tube-spatule tout le larynx, pratiquer par les voies naturelles certaines interventions endolaryngées jusqu'alors impossibles (ablation de corps étrangers, de papillomes multiples, etc.).

Comme on le voit, cette méthode comporte un certain nombre d'indications précieuses ; néanmoins, elle ne doit pas être substituée à la laryngoscopie avec le miroir, d'un emploi plus courant et plus facile.

SÉMÉIOLOGIE FONCTIONNELLE. — Lorsque l'on pratique l'examen d'un larynx, il est utile de rechercher et d'analyser les troubles fonctionnels qui peuvent mettre sur la voie du diagnostic.

Troubles de la voix. — La voix peut être plus ou moins altérée, depuis le voile léger jusqu'à la complète aphonie. Si, en général, il y a rapport entre le degré d'*aphonie* ou de *dysphonie* et les lésions du larynx, il est commun de voir des aphonies totales avec des lésions minimes du larynx, et inversement.

L'aphonie complète ne se voit guère qu'à la phase ultime de la phtisie, dans les paralysies complètes des cordes chez les hystériques.

Il existe des altérations de la voix qui parfois sont assez caractéristiques pour faire songer à des lésions bien déterminées de la muqueuse laryngée.

Une raucité particulière, dite *voix de rogomme*, caractérise celle des alcooliques.

Les syphilitiques présentent une voix dure toute spéciale, la *raucedo syphilitica*.

Les tuberculeux à la phase avancée ont la voix éraillée, puis ensuite *éteinte et soufflée*.

Les cancéreux ont la voix dure ; elle prend un timbre particulier : il semble que le malade parle dans une anche en bois, c'est la *voix de bois*.

Dans les polypes du larynx, la voix, est *multitonale* : le malade a des faux pas dans la voix, qui manque tout à coup, puis reparaît de nouveau suivant la place que reprend le polype.

Troubles de la respiration. — La dyspnée est variable, suivant la nature et le degré de l'obstacle qui existe au niveau du larynx ; elle prend, quand elle est accentuée, le nom de *cornage*.

En présence d'un dyspnéique, il est toujours assez malaisé de savoir si l'obstacle *siège dans le larynx ou dans un autre point de l'arbre aérien*.

Si la voix est éteinte, si on voit à chaque inspiration le larynx s'abaisser, on doit supposer que l'obstacle est dans le larynx ; lorsqu'il siège dans la trachée, le larynx reste immobile.

La dyspnée peut présenter des recrudescences (*accès de suffocation*), durant lesquelles le malade est cyanosé, et fait des efforts considérables pour appeler l'air dans la poitrine.

Si la dyspnée est très accentuée, elle s'accompagne de *tirage sus-sternal* et *sous-claviculaire*.

Spasmes ou ictus laryngés. — Ils siègent au niveau des cordes vocales, immobilisant celles-ci en adduction. Il s'agit là d'accidents purement nerveux, dus soit à des irritations locales par polypes, corps étrangers ou à des phénomènes réflexes à point de départ plus ou moins éloigné.

Toux. — La toux laryngée est peu caractéristique ; elle est très variable suivant les modifications de la voix. Au point de vue du timbre, on distingue différentes variétés de toux : la *toux sèche*, *éteinte*, la toux *aboyante*, la toux *spasmodique*.

Expectoration. — L'expectoration doit être soigneusement examinée. Il s'agit de se rendre compte si elle est normale, purulente, hémorragique, si elle renferme des débris de fausses membranes qui peuvent venir du larynx.

Douleur. — Elle peut être spontanée ou provoquée. Elle est *spontanée* et très vive dans les cas de lésions inflammatoires ou de tumeurs malignes de cet organe, avec parfois irradiation vers les régions voisines, vers l'oreille par exemple. Elle peut être *provoquée* par l'exécution du deuxième temps de la déglutition et prend alors le nom de *dysphagie*, qui peut exister pour les aliments solides ou liquides, et même de la salive ; cette *dysphagie à vide* est souvent très prononcée dans certains cas de laryngite aiguë, dans les ulcérations tuberculeuses ou cancéreuses à la période avancée.

Altération de l'haleine. — La fétidité de l'haleine peut donner certains renseignements : les ulcérations cancéreuses exhalent une odeur de putréfaction ; les ulcérations tuberculeuses une odeur aigrelette. Dans l'ozène laryngé, à point de départ des fosses nasales, il est bien difficile de faire le départ de l'odeur exhalée par le larynx.

THÉRAPEUTIQUE GÉNÉRALE

Application locale des médicaments.

Les médicaments peuvent être administrés dans le larynx sous forme d'inhalations, de pulvérisations, d'insufflations de poudres, mais surtout de badigeonnages et d'instillations que nous étudierons de façon toute particulière.

Les premiers sont en effet communs au pharynx et aux fosses nasales, et leur mode d'administration est sensiblement le même ; les seconds sont spéciaux au larynx.

INHALATIONS. — La technique et l'instrumentation sont les mêmes que pour les fosses nasales (Voy. page 55.

tome I). Elles sont employées dans un but antiseptique, émollient et calmant, dans les cas
de laryngite aiguë ou chronique, de trachéite.

PULVÉRISATIONS. — Les pulvérisations se pratiquent soit à froid, à
l'aide de petits pulvérisateurs à main
(fig. 37), soit à chaud à l'aide du pulvérisateur à chaudière. Nous savons comment ces pulvérisations doivent être
prises pour ce qui est du pharynx, du
naso-pharynx (Voy. plus haut, page 87)
Pour le larynx, il est indispensable que
le malade tire lui-même la langue devant le pulvérisateur et respire largement.
En tirant la langue, il attire et relève
l'épiglotte et la pulvérisation pénètre
facilement dans le fond de la gorge
jusqu'au larynx.

APPLICATIONS DES POUDRES. —
Les insufflations de poudres peuvent
être faites ou par les malades eux-mêmes
(aspiration), ou par le médecin (insufflation).

1° **Aspiration**. — L'aspiration faite
par les malades se pratique à l'aide d'un
tube de forme recourbée comme celui de
Leduc (fig. 95). Le tube est garni de
poudre; le malade fait une brusque inspiration qui fatalement lui fait suivre la
voie respiratoire (fig. 96) et la répand
sur les différentes portions du larynx de
la trachée. Il est nécessaire toutefois que

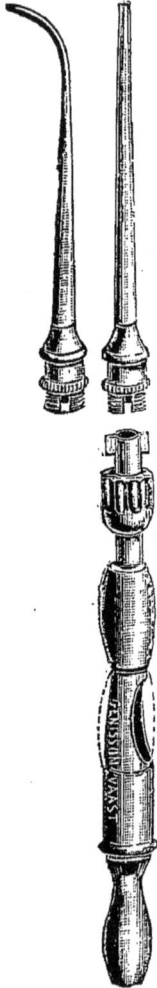

Fig. 94. — Lance-
poudre de Luc.

ces poudres soient finement pulvérisées pour être tolérées
par la muqueuse laryngée.

2º **Insufflation.** — L'insufflation de poudres dans le larynx doit être pratiquée par le médecin, le malade tirant

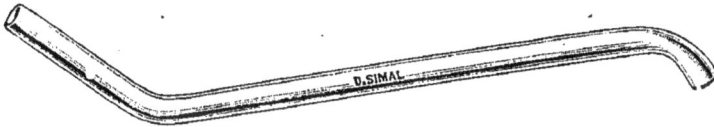

Fig. 95. — Tube de Leduc pour aspiration de poudres.

la langue, avec des lance-poudres sous le contrôle du miroir

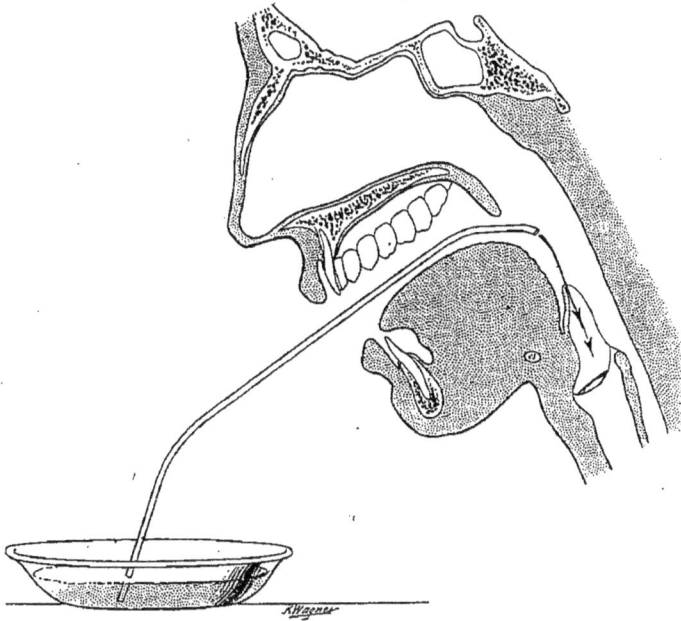

Fig. 96. — Aspiration de poudre avec le tube de Leduc.

laryngoscopique. C'est la seule façon d'être assuré que la poudre pénètre bien dans le larynx.

BADIGEONNAGES, PANSEMENTS DU LARYNX.

— A l'aide d'un porte-ouate recourbé (fig. 97), dont l'extrémité est pourvue d'encoches, on façonne un tampon d'ouate qui, imbibé des substances médicamenteuses, va les porter dans les différentes portions du larynx. C'est le laryngologiste seul qui peut mener à bien ce pansement et il doit le faire sous le contrôle du miroir (fig. 98). Pour faire un pansement de la glotte, il faut profiter d'une inspiration profonde et engager rapidement le porte-ouate entre les cordes vocales. Il arrive parfois que le malade est pris d'un spasme glottique, ce qui l'effraie toujours. Il suffit de le rassurer, de lui faire fermer la bouche et de lui commander de respirer par le nez.

Lorsque l'on doit agir au niveau de la glotte et lorsque l'on utilise les caustiques un peu énergiques, il est indispensable de faire précéder le pansement de la cocaïnisation locale (Voy. p. 173). Il peut arriver aussi que le coton se détache du porte-ouate, accident qui peut devenir grave s'il pénètre dans les voies aériennes, aussi convient-il de le fixer bien solidement : l'adhérence intime du bourrelet d'ouate est assurée si l'on serre bien les deux premiers tours sur les encoches dont est pourvue l'extrémité du porte-ouate.

Fig. 97. — Porte-ouate laryngé.

INSTILLATION LARYNGÉE. — L'instillation laryngée se pratique à l'aide d'une seringue laryngée ayant une contenance de

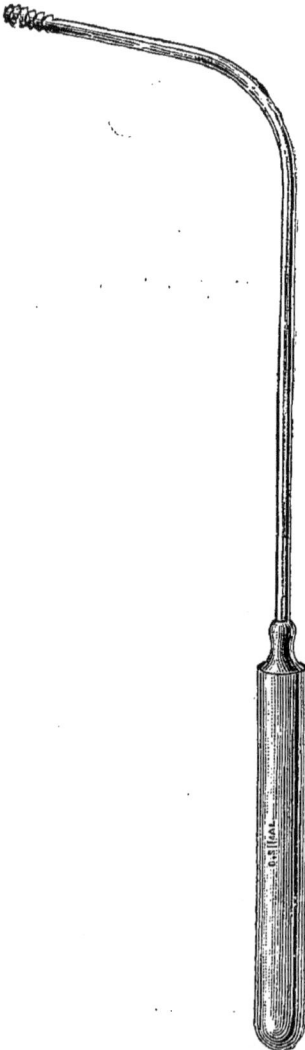

2 à 3 centimètres cubes, dont la canule est coudée, comme tous les instruments laryngiens. Deux anneaux pour les

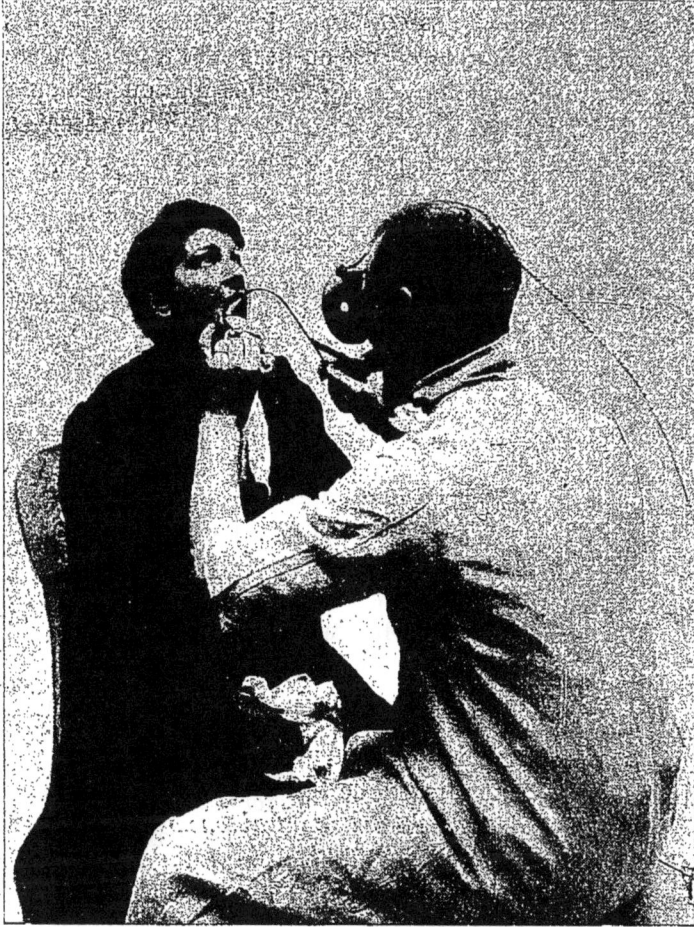

Fig. 98. — Pansement du larynx.

doigts servent à maintenir la seringue et l'un d'eux est fixé au piston qui fait sortir le liquide à instiller (fig. 99).

C'est le médecin qui pratique l'injection sous le contrôle du miroir. Le malade tient lui-même sa langue, émet de préférence un son qui relève l'épiglotte (la voyelle *é*). Ayant bien en vue la glotte, le médecin injecte vivement quelques gouttes de la solution médicamenteuse.

Le rapprochement des cordes vocales favorise, en effet, la stagnation du liquide injecté au-dessus et à leur niveau.

Au contraire, si l'on pratique l'instillation pendant l'inspiration, les quelques gouttes de solution passent à travers la glotte dans la région sous-glottique du larynx.

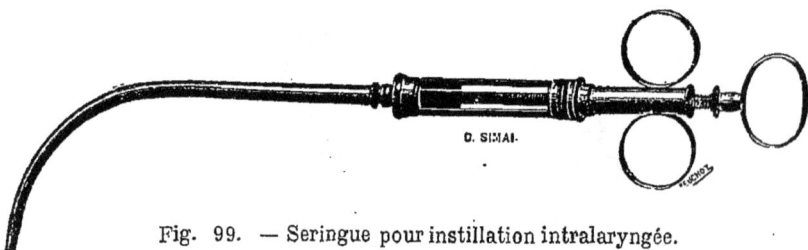

Fig. 99. — Seringue pour instillation intralaryngée.

Mendel a indiqué un procédé qui n'exige pas le secours du miroir. Il repose sur ce fait que, lorsque le sujet tire la langue hors de la bouche, le seul orifice béant est la glotte, l'œsophage, en dehors de tout mouvement de déglutition, étant complètement fermé par le sphincter œsophagien. Si à l'aide de la seringue l'on injecte, dans ces conditions, un liquide vers la paroi postérieure du pharynx, il pénètre directement dans la glotte. Nous verrons plus loin ce qu'il faut penser de cette technique à propos des *instillations intratrachéales* et *intrabronchiques*.

GALVANOCAUTÉRISATION. — La galvanocautérisation se pratique couramment dans les différentes parties du larynx. On se sert de cautères de formes appropriées, à longue courbure et destinés à agir dans tous les points de la muqueuse laryngée. Une très forte cocaïnisation est nécessaire pour pouvoir mener à bien ces galvanocautérisations intralaryngées.

On l'emploie pour la destruction de tumeurs de petit

volume, de nodules, et dans certaines formes d'ulcérations tuberculeuses avec infiltrations laryngées.

Les cautérisations une fois faites, on prescrira, pour combattre la réaction inflammatoire souvent très vive, les boissons froides, les gargarismes analgésiques, et les inhalations émollientes.

Anesthésie locale.

L'anesthésie locale du larynx est très souvent indiquée, soit pour faciliter un examen chez certains sujets qui ne supportent pas le contact du miroir, soit pour pratiquer les opérations intralaryngées.

L'anesthésie se pratique avec la solution cocaïnée à 1/20 ou à 1/10, à laquelle on joint souvent quelques gouttes de solution d'adrénaline à 1/1000.

Elle comporte non seulement l'insensibilisation du larynx proprement dit, mais aussi celle du pharynx, de façon à supprimer tout réflexe.

Technique. — Elle se pratique en deux temps :

Dans un premier temps on anesthésie le pharynx et dans un deuxième le larynx. L'anesthésie du pharynx se pratique en pulvérisant à l'aide du petit pulvérisateur à cocaïne quelques gouttes de solution cocaïnée sur le voile, la région des piliers, la paroi postérieure du pharynx. On fait suivre au bout de quelques instants, dès qu'il y a une amorce d'insensibilisation plus complète, cette simple application d'un badigeonnage à l'aide d'un porte-coton ou d'un pinceau qui, imbibé de cocaïne, va compléter l'anesthésie du voile et des piliers. Lorsque tout réflexe a disparu, on peut, dans un deuxième temps, procéder à l'insensibilisation du larynx. Pour cela, faire tirer la langue par le malade que celui-ci maintient fixée à l'aide d'une compresse hors de la bouche ; le médecin prend de la main droite la seringue laryngée dans laquelle

il a aspiré quelques gouttes de la solution cocaïnée à 1/20 ;
— tenant le miroir de la main gauche, lorsqu'il a bien
en vue l'image laryngée, il instille rapidement quelques
gouttes de la solution sur la base de la langue, l'épiglotte
et le vestibule de l'épiglotte. Un badigeonnage à l'aide
du porte-coton laryngien fait dans ces mêmes régions en
complète l'anesthésie. Puis, faisant prononcer un son,
pratiquer une nouvelle instillation qui insensibilise les cordes
vocales et toute la région glottique.

Pour anesthésier la région sous-glottique, il convient,
pour instiller quelques gouttes de cocaïne, de profiter de
l'inspiration.

La quantité totale de solution à injecter est de 2 à
3 centimètres cubes de solution à 1/20.

L'anesthésie du larynx doit, comme on le voit, être
faite suivant une technique bien déterminée et, avant de
commencer une intervention, on doit s'assurer avec le
porte-coton laryngé qu'il ne se produira plus aucun réflexe.
C'est d'une bonne cocaïnisation que dépendent les succès
opératoires dans toutes les opérations intralaryngées.

Ce qu'il ne faut pas faire. — C'est d'instiller de fortes
doses de cocaïne dans le larynx et dans une première
séance : il faut tâter la susceptibilité du sujet à ce
toxique, sinon on s'exposerait aux plus graves accidents,
surtout si l'on emploie des solution concentrées. En principe, surtout dans une première séance, ne jamais dépasser
le titre de 4 p. 100.

Ne pas employer ici la méthode de l'infiltration, l'injection sous-muqueuse pourrait amener l'œdème rapide
du larynx et l'asphyxie immédiate.

MALADIES DU LARYNX

LARYNGITES AIGUËS

Les formes aiguës de l'inflammation du larynx comprennent :

La laryngite catarrhale aiguë simple.

Les laryngites infectieuses (grippales et fièvres éruptives).

Les laryngites phlegmoneuses.

Les laryngites pseudo-membraneuses.

Laryngite aiguë simple.

On désigne sous ce nom, l'inflammation aiguë catarrhale de la muqueuse laryngée

Étiologie. — Elle reconnaît, comme *causes déterminantes*, le froid et surtout le refroidissement, c'est-à-dire le passage brusque d'une atmosphère chaude à une plus froide. L'abus de la parole, du chant, les excès de table, de boisson ou de tabac peuvent amener le catarrhe aigu du larynx.

Une rhino-pharyngite aiguë la précède très souvent et amène par propagation l'inflammation des cordes vocales.

Certains sujets y sont particulièrement *prédisposés*, et en particulier *ceux dont la respiration nasale est imparfaite*. Dans la respiration buccale, en effet, l'air n'a pas le temps de se réchauffer ni de s'humidifier et irrite très facilement les cordes vocales.

Enfin, il existe toute une série de prédispositions dues à la profession (chanteurs, orateurs, crieurs des rues), au tempérament (arthritisme).

Symptomatologie. — **Symptômes fonctionnels.** —
La laryngite aiguë débute par une sorte de prurit, de
cuisson, de chatouillement et quelquefois d'ardeur dans
la gorge, avec dysphagie.

La voix ne tarde pas à être *enrouée*, bitonale, et l'*aphonie*
survient bientôt. Elle est due à la congestion de la muqueuse et aussi à la parésie de certains muscles. Une
toux sèche, quelquefois quinteuse et douloureuse, secoue
en même temps le malade. L'expectoration, rare, visqueuse
et collante, difficile à détacher au début, devient ensuite
plus fluide, muco-purulente.

Symptômes physiques. — Au laryngoscope, la muqueuse est uniformément *rouge* : les cordes vocales, les
bandes ventriculaires, les aryténoïdes présentent une
teinte égale d'un rouge vif. Sur les cordes, la muqueuse
est dépolie et peut même présenter de *petites ulcérations*.

On aperçoit par places une sorte de sécrétion catarrhale
qui reste collée sur les cordes vocales, les empêche de se
rapprocher, joue un rôle
assez sensible dans les troubles de la phonation : la
voix en effet, en particulier
le matin, ne s'éclaircit que
lorsque ces sécrétions sont
expulsées sous les efforts de
hemmage.

Les muscles peuvent *se
parésier* suivant la loi de
Stockes qui veut que tout
muscle sous-jacent à une
muqueuse enflammée peut se
paralyser : les thyro-aryté-

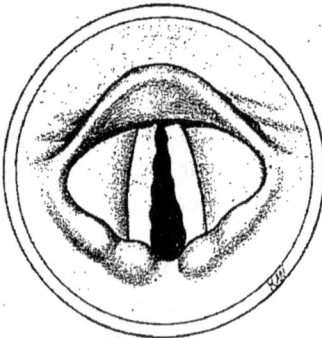

Fig. 100. — Aspect détendu des
cordes vocales dans la laryngite
aiguë.

noïdiens internes sont pris. Les crico-thyroïdiens (tenseurs),
par paralysie *a frigore* du nerf laryngé externe, sont les
plus touchés ; il en résulte que les cordes se tendent mal

(voir fig. 100) ; la *glotte a une forme ovalaire*, les cordes *vocales flottent* : c'est là un nouvel obstacle à la phonation normale.

Évolution. Pronostic. — L'évolution de la laryngite aiguë simple est toujours rapide ; en une semaine ou un peu plus, tout est terminé (1). Seul l'enrouement peut persister plus ou moins longtemps par parésie des muscles, ou, si le malade ne garde pas souvent, de par ses obligations professionnelles, le repos vocal désirable. C'est en pareil cas que la résolution se fait et que la laryngite aiguë peut passer à l'état chronique.

Diagnostic. — La laryngite aiguë est d'un diagnostic facile : il est impossible de confondre l'aphonie par catarrhe aigu avec celle de toute autre cause : hystérie, paralysie nerveuse ; l'examen au laryngoscope faisant voir la coloration rouge généralisée à toute la muqueuse du larynx affirme le diagnostic.

Traitement. — 1° Traitement local. — Il comporte des *applications externes révulsives* et décongestionnantes de compresses ou, mieux, d'éponges chaudes au-devant du larynx et à la base du cou.

On prescrira des *inhalations* de vapeurs émollientes très chaudes, en se servant de l'inhalateur Moura, dans le récipient duquel ou versera une cuillerée à soupe de la solution suivante :

Teinture de benjoin......................	⟩ āā 10 grammes.
— d'eucalyptus....................	⟩
Menthol	0 gr. 50 (2)
Alcool à 90°	50 grammes.
Eau de laurier-cerise...................	150 —

Ces inhalations seront répétées trois ou quatre fois par jour, pendant dix minutes. Dans la chambre, on main-

---

(1) Un signe précurseur de la guérison est l'apparition des petits vaisseaux qui tranchent sur le reste de la corde vocale qui n'est plus que rosée.

(2) Peu de menthol, qui est calmant à petite dose, irritant à forte dose.

tiendra une atmosphère humide et chaude, en faisant bouillir dans un récipient des feuilles d'eucalyptus.

Si les troubles vocaux continuent, c'est que la parésie persiste, les excitants de la fibre musculaire seront nécessaires, les courants faradiques, la strychnine (1).

Le malade gardera un *repos vocal absolu*, restera à la chambre au début et évitera dans la suite les atmosphères enfumées.

2o **Traitement général.** — Quelques gouttes d'aconit (teinture de racine d'aconit, X à XX gouttes) par jour, dans une potion, calment l'irritation et la toux dans les cas très aigus, mais sont rarement nécessaires. La révulsion ou la dérivation du côté du tube digestif (purgatif salin) donnent très souvent un bon résultat. — Dans le même but, les bains de pieds sinapisés chauds.

Laryngite aiguë chez l'enfant.
Laryngite striduleuse, faux croup.

Chez l'enfant, la laryngite aiguë, qui, chez lui, succède toujours à une rhino-pharyngite, presque toujours d'*origine adénoïdienne*, présente des symptômes et une évolution toute particulière.

De par les faibles dimensions du larynx à cet âge, l'inflammation aiguë du larynx amène rapidement des phénomènes de dyspnée intense pouvant aller jusqu'à l'asphyxie.

Elle peut prendre chez lui, en particulier chez l'enfant nerveux, une forme spasmodique, décrite depuis longtemps par les auteurs sous le nom de laryngite *striduleuse ou faux croup*.

La laryngite procède par accès survenant brusque-

(1) Sulfate de strychnine 2 centigrammes, eau 100 grammes, une cuillerée à café dans un peu d'eau aux deux principaux repas (Laurens).

ment après des signes prodromiques insignifiants. Trousseau a donné de cette affection une description saisissante. « Un enfant est pris tout à coup dans la nuit, vers onze heures, minuit, une heure, d'un accès d'oppression ; il se réveille en sursaut dans une agitation fébrile considérable ; sa toux est rauque, très fréquente, mais forte et bruyante, sa respiration est entrecoupée, haletante, accompagnée pendant l'inspiration d'un bruit aigu, d'un sifflement laryngien strident. » Sa voix, modifiée dans son timbre, n'est jamais éteinte comme dans le croup véritable.

Après une demi-heure, une heure de cette crise, l'accès cesse, l'enfant se calme et le sommeil revient.

Assez ordinairement les accès se répètent plusieurs nuits, à peu près à la même heure, mais en perdant de leur violence. Dans l'intervalle des crises, il y a peu de symptômes, la voix est simplement un peu enrouée.

Cette allure permet suffisamment de distinguer cette affection du véritable croup : la gorge ne présente d'ailleurs aucun exsudat, aucune fausse membrane.

Le pronostic est bénin, les cas de suffocation mortelle sont exceptionnellement rares.

Traitement. — 1º Le traitement au moment de la crise comporte tous les moyens pouvant la calmer : il suffit d'appliquer au-dessous du cou quelques compresses ou mieux des éponges imbibées d'eau très chaude que l'on changera et renouvellera aussi souvent que possible, pour provoquer de la révulsion superficielle.

Les inhalations de quelques gouttes d'éther ou de chloroforme ont, dans les formes graves, une propriété très antispasmodique.

Rarement on aura besoin d'avoir recours au tubage ou à la trachéotomie.

2º On préviendra le retour de pareilles crises, en faisant prendre au malade des préparations belladonées ou bromurées, et en maintenant dans la chambre une atmo-sphère humide.

Enfin, on ne négligera pas, lorsque les accès auront dis-paru, de pratiquer un examen soigneux du cavum et de *traiter comme il convient les végétations adénoïdes*, les *amygdales hypertrophiées*, origine le plus souvent de ces laryngites aiguës.

Laryngites infectieuses.

Les maladies microbiennes peuvent toucher plus ou moins le larynx. Les déterminations laryngées de la grippe, des fièvres éruptives, érysipèle, fièvre typhoïde, méritent une mention toute particulière.

LARYNGITE GRIPPALE. — La laryngite peut se montrer à différents degrés au cours de la grippe.

1º Le plus souvent il s'agit d'une inflammation qui pré-sente tous les caractères que nous avons assignés à la laryngite aiguë simple : aphonie, rougeur du larynx. Mais quelquefois aussi elle présente des caractères spéciaux.

2º L'inflammation se localise souvent dans le tissu sous-muqueux, amenant de l'*œdème* plus ou moins prononcé des parties postérieures du larynx dans les régions aryté-noïdiennes, les replis aryténo-épiglottiques. Cette forme est particulièrement douloureuse, amenant une dysphagie intense ; la phonation elle-même est pénible.

Au laryngoscope, on distingue une infiltration œdéma-teuse de la région postérieure du larynx qui fait saillie à l'entrée de l'œsophage, ressemblant à s'y méprendre à l'infiltration tuberculeuse.

3º Des ulcérations superficielles peuvent se développer dans les différentes parties du larynx, principalement sur les bords libres des cordes vocales, à la partie antérieure ou postérieure. Les pertes de substance sont généralement symétriques, se mettant en contact pendant des efforts vocaux.

4º Les **paralysies musculaires** sont relativement rares, mais elles existent néanmoins, affectant parfois un groupe de muscles, constricteurs, dilatateurs ; elles cèdent en général aux moyens thérapeutiques ordinaires.

De pronostic généralement bénin, la laryngite grippale peut laisser dans le larynx des ulcérations qui persistent plus ou moins longtemps (deux ou trois mois). Elles peuvent être un point d'appel de la tuberculose laryngée.

LARYNGITE HERPÉTIQUE. — L'herpès bucco-pharyngé se localise quelquefois dans le larynx, déterminant de ce côté une sensation d'ardeur, de brûlure. On distingue, coïncidant avec celles qui siègent dans le pharynx et la bouche, des vésicules localisées sur l'épiglotte, les aryténoïdes, les ventricules du larynx ; ici comme ailleurs, la muqueuse qui les porte est rouge et tuméfiée.

L'herpès du larynx est très anodin ; il guérit en quelques jours par les inhalations, le repos de l'organe, et par le traitement habituel de l'herpès : sulfate de quinine, purgatifs salins.

LARYNGITE APHTEUSE. — Les localisations aphteuses sur le larynx sont rares : un ou deux aphtes se montrent au décours d'une stomatite aphteuse sur le vestibule du larynx, l'épiglotte, les replis aryténo et glosso-épiglottiques.

Les vésicules aphteuses présentent ici les caractères ordinaires : plaques blanches portées sur une muqueuse rouge tuméfiée.

L'affection se manifeste par une douleur cuisante au niveau du larynx, ou, au moment de la déglutition, de la toux et de la dyspnée chez les enfants. Elle guérit en quelques jours, une semaine au plus. Les irrigations avec le permanganate de potasse, les lavages de bouche, les pulvérisations alcalines dans le larynx constitueront tout le traitement.

GUISEZ. 14.

LARYNGITES DES FIÈVRES ÉRUPTIVES. — A des titres divers, les fièvres éruptives, rougeole, scarlatine, variole, donnent lieu à des manifestations laryngées survenant comme prodromes au décours ou pendant la convalescence des fièvres éruptives.

Rougeole. — 1º Pendant la période prodromique. — L'énanthème morbilleux peut se localiser dans le larynx. La muqueuse est alors simplement rouge, congestionnée ou pointillée, plus foncée, tout comme dans l'énanthème du pharynx qui se montre à cette période. La laryngite est alors indiquée par de l'enrouement, de la toux rauque et un peu de gêne respiratoire.

Mais quelquefois aussi il existe de l'œdème aryténoïdien ou sous-glottique, amenant des crises de suffocation qui peuvent nécessiter le tubage ou la trachéotomie.

2º Survenant plus tardivement, il peut encore y avoir une simple laryngite aiguë, mais souvent aussi il s'agit de laryngite ulcéreuse à début insidieux, se compliquant d'*ulcérations* siégeant à la région postérieure aryténoïdienne.

La *diphtérie* peut s'installer secondairement sur le larynx d'un rubéolique, constituant le *croup morbilleux* à pronostic toujours sérieux.

Scarlatine. — La laryngite scarlatineuse est rare, mais elle présente une forme grave. Tantôt il s'agit de manifestation inflammatoire, mais s'accompagnant presque toujours d'œdèmes et d'exsudat pseudo-membraneux ; d'autres fois même, il y a ulcération périchondritique et nécrose des cartilages sous-jacents.

Ces formes sont particulièrement graves. Elles peuvent exister en dehors de toute complication diphtérique sous laquelle on décrit généralement les laryngites scarlatineuses.

Variole. — Les pustules varioliques envahissent le larynx au moment où elles apparaissent également sur la peau (du quatrième au sixième jour de la maladie). Elles paraissent très fréquentes : elles existeraient communément chez tous les malades qui meurent de variole.

Elles se manifestent par une altération de la voix, des douleurs laryngées, de la dysphagie, de la toux et des expectorations sanguinolentes.

Au laryngoscope, on constate des pustules qui tuméfient la muqueuse laryngée, mais qui ne tardent pas à faire place à des ulcérations plus ou moins profondes qui peuvent atteindre les tissus sous-jacents avec périchondrites.

Dans ces formes, le pronostic est grave : la mort peut survenir par extension aux organes respiratoires (bronchopneumonie), ou rapidement du fait des phénomènes de dyspnée et de l'asphyxie qui peut en résulter. D'autres fois il persiste des *cicatrices* qui mènent aux rétrécissements du larynx. Le malade sera exposé à la trachéotomie et au port d'une canule, si l'on ne peut dilater le larynx par les voies naturelles.

Varicelle. — Exceptionnellement, mais de façon bien établie, l'éruption peut, dans la varicelle, précéder l'éruption cutanée, ou survenir simultanément. Elle est toujours très grave; et Marfan et Hallé, sur 4 cas constatés, n'ont obtenu la guérison que dans un seul cas.

LARYNGO-TYPHUS. — Les manifestations laryngées de la fièvre typhoïde *sont fréquentes*. On s'explique cette fréquence par la présence de *follicules clos* dans la muqueuse laryngée, tissu analogue à celui des plaques de Peyer de l'intestin grêle. Aussi les ulcérations typhiques ne sont-elles pas rares au niveau du larynx.

Cliniquement, l'invasion du larynx est annoncée par de l'enrouement, de la dysphagie, qui peut, dans des formes œdémateuses, s'accompagner de suffocation, d'expectoration sanieuse et sanguinolente, avec cornage, tirage et sensibilité extrême du larynx.

Au laryngoscope, il s'agit d'une simple laryngite aiguë passagère, et la muqueuse apparaît rouge, dépolie, érodée par places. D'autres fois, il existe de véritables *exulcérations* se développant et siégeant de préférence au point où les amas lymphoïdes sont le plus développés. On les voit sur les aryténoïdes, l'épiglotte, les replis aryténo-épiglottiques, le bord libre des cordes vocales, la région sous-glottique. Ce sont des ulcérations en forme de godet, à la surface desquelles on trouve le bacille d'Eberth et qui se développent alors que le malade est en plein état typhique, du deuxième ou troisième septénaire. Elles gagnent facilement en profondeur, s'accompagnant de périchondrite et de nécrose des cartilages. Le cartilage cricoïde et les aryténoïdes sont le plus fréquemment atteints.

Ces altérations sont particulièrement graves ; elles peuvent entraîner la mort par suite de la sténose aiguë qui résulte de l'œdème, de la périchondrite, des abcès, qui obstruent la cavité laryngée, fusent vers le médiastin, ou bien elles laissent à leur place des *rétrécissements cicatriciels* à forme grave.

On décrit aussi une forme de laryngite dothiénentérique *névropathique*, dans laquelle il existe une parésie ou une paralysie d'un ou de plusieurs muscles du larynx. Il s'agirait, dans ces cas, d'une névrite produite par la toxine typhique (Mallard et Bernaud).

Le laryngo-typhus s'observe dans les formes graves de la dothiénentérie ; il est devenu beaucoup plus rare de nos jours, grâce à une meilleure thérapeutique de l'infection typhique et peut-être aussi à une gravité moindre de la maladie.

Le traitement local comporte des inhalations émollientes et, lorsqu'il y a ulcération, des pulvérisations phéniquées à 1 p. 100.

ÉRYSIPÈLE DU LARYNX. — L'érysipèle du

larynx n'est le plus souvent que la propagation de lésions similaires de la face au pharyngo-larynx.

La gêne respiratoire intense, un enrouement et de la douleur à la déglutition survenant au début ou au décours d'un érysipèle de la face devront faire penser à cette propagation. La muqueuse du larynx est rouge, congestionnée, les replis sont gonflés par de l'œdème et portent de petites phlyctènes.

Mais il faut savoir aussi que l'*érysipèle peut se développer primitivement sur le larynx* : Massei, de Naples, a décrit pour la première fois cette forme en 1885. Il y a fièvre intense, frissons violents en même temps que s'installent tous les symptômes locaux que nous avons signalés.

Traitement. — Le traitement sera celui d'une laryngite suraiguë : pour parer à l'œdème aigu, les fomentations à l'aide d'éponges chaudes au-devant du larynx, les inhalations, les pulvérisations alcalines calmantes seront indiquées.

Laryngite pseudo-membraneuse. Croup (1).

La laryngite diphtérique est de beaucoup la plus fréquente des laryngites à fausses membranes, les autres sont tout à fait exceptionnelles et ne méritent pas de description d'ensemble.

Le *croup* est généralement *secondaire* à une angine, à une rhinite diphtérique. Il survient au décours de la diphtérie, du deuxième au cinquième jour de l'affection.

Mais il peut se montrer primitivement, comme manifestation précoce de la maladie (*croup d'emblée*).

La diphtérie consécutive à la rougeole se complique

---

(1) Comme pour l'angine diphtérique, nous n'étudierons de cette affection, que ce qui est spécial au laryngologiste. Le lecteur trouvera dans les manuels de médecine générale la description plus complète de cette affection.

fréquemment du croup à forme grave ; dans les autres fièvres éruptives, le larynx est plus souvent épargné.

Symptomatologie. — Début. — C'est généralement au décours d'une angine diphtérique, que se manifeste l'invasion du larynx : elle est indiquée par des troubles de la voix, qui devient rauque, puis voilée.

Quand il est primitif, le croup ressemble à une laryngite banale, mais très rapidement apparaissent la dyspnée et tout le cortège de la diphtérie laryngée.

D'après Rillet, il est classique de décrire trois périodes à cette affection :

1º Période initiale de troubles vocaux et de toux ;

2º Période de troubles respiratoires (dyspnée) ;

3º Période d'obstruction complète mécanique (asphyxie).

1re Période. Troubles vocaux. — La voix est enrouée, éraillée, et, ses troubles s'accentuant très rapidement, elle ne tarde pas à s'éteindre. La toux subit des modifications parallèles dans son timbre ; elle devient plus difficile, elle est suivie de gêne respiratoire, et le malade marche rapidement en un ou deux jours, quelquefois en quelques heures, vers les troubles respiratoires.

2e Période. Troubles dyspnéiques. — La difficulté respiratoire se traduit par une lenteur remarquable de l'inspiration qui devient plus difficile : cette gêne se manifeste d'abord au moment de l'effort, à la reprise qui suit une quinte de toux, ensuite elle devient continue.

Par suite de l'obstacle laryngé à l'entrée de l'air dans le thorax, il se produit du *tirage* : c'est-à-dire par la production du vide intrathoracique, la dépression des plans superficiels au niveau du sternum, soit en haut au niveau de la fourchette et de la base du cou (*tirage sus-sternal*), soit en bas au niveau du creux épigastrique (*tirage épigastrique*).

Des *accès de suffocation* viennent s'ajouter à ce tableau. Procédant par de véritables crises, quelquefois ils se produisent sans cause, pendant le sommeil par exemple ; mais le

plus souvent ils sont provoqués par une émotion, une crise
de colère. Brusquement l'enfant s'agite, est inquiet, il s'as-
sied ou se dresse sur son lit et l'on assiste au tableau que
nous avons déjà décrit à propos de la laryngite striduleuse.
L'asphyxie est imminente ; il est rare cependant que la
mort survienne pendant un de ces accès : tout cesse, soit
à la suite de l'expulsion d'une fausse membrane, soit tout
à fait spontanément. Ces accès surviennent 4, 5 à 10 fois
dans les vingt-quatre heures.

L'accès de suffocation semble être dû bien plutôt à un
spasme de la glotte (tout comme dans la laryngite aiguë
striduleuse), qu'à la présence de fausses membranes dans
le larynx.

3e **Période. Période asphyxique.** — L'enfant semble
moins souffrir, il tombe dans un état de torpeur.

Il se produit une sorte de fausse détente, due aux progrès
de l'asphyxie et à l'affaiblissement de l'état général. La
face est tantôt violacée et tantôt livide (asphyxie blanche),
les extrémités se refroidissent, le pouls devient petit, fili-
forme, et la mort survient dans les convulsions ou le coma.

La fièvre, quoique constante dans la laryngite diphtérique, est peu élevée ; elle dépasse rarement 39° ; il y a souvent de l'hypothermie à la phase terminale.

Formes. — Telle est la *forme habituelle* de la diphtérie
laryngée; toutefois il est à noter que, dans un certain
nombre de cas, l'évolution peut être différente. Elle peut
avorter et ne pas atteindre la deuxième période, ainsi que
cela est fréquent depuis l'usage du sérum antidiphtérique
(*forme fruste*).

Il existe aussi une *forme toxique* ou *infectieuse*, dans
laquelle les symptômes du croup sont moins nets et moins
accusés, mais où dominent les phénomènes d'intoxication
et de mauvais état général du malade (albuminurie, pros-
tration).

CHEZ L'ADULTE, le croup évolue suivant une forme un

peu spéciale : les phénomènes respiratoires dyspnéiques sont toujours peu accentués, le larynx étant beaucoup plus large chez lui ; les phénomènes généraux d'intoxication passent au premier plan.

Symptômes physiques. — L'EXAMEN LARYNGOSCOPIQUE (quand il est possible) montre la muqueuse laryngée recouverte de fausses membranes à localisations variables ; les deux faces de l'épiglotte, les bandes ventriculaires sont leur siège de prédilection.

L'AUSCULTATION DES POUMONS ne donne point de renseignements bien particuliers : l'air y pénétrant mal, il existe de l'obscurité du murmure vésiculaire.

Complications. — Les fausses membranes peuvent, du larynx, s'étendre à tout l'*arbre trachéo-bronchique*, obstruant les bronches et produisant même, lorsqu'elles sont expulsées à la suite d'une quinte de toux, le moulage des bronches dans lesquelles elles étaient incluses.

Indépendamment de cette localisation des fausses membranes aux bronches, il peut exister des phénomènes de *bronchopneumonie* secondaire, à forme toujours très grave.

La mort peut également survenir par asphyxie ou du fait des phénomènes d'intoxication.

Pronostic. — Le pronostic serait donc on ne peut plus grave. Aujourd'hui, grâce à l'emploi du sérum, il se trouve très amélioré.

Diagnostic. — Le diagnostic est facile dans tous les cas où le croup succède à l'angine diphtérique ; il est très difficile dans tous les cas de croup d'emblée, ou lorsqu'il est consécutif à une angine légère ou méconnue.

Il est essentiel de bien localiser dans le larynx la cause de la dyspnée ; on élimine ainsi la bronchopneumonie, la bronchite capillaire.

La *laryngite striduleuse* ou *faux croup* survient brusquement chez un enfant bien portant : il n'y a que peu de troubles de la voix et de la toux dans l'intervalle des crises.

L'examen bactériologique doit être fait dans tous les cas par la prise et l'examen d'une parcelle d'exsudat et de fausse membrane.

Traitement. — Le traitement de la diphtérie étant institué, il convient, lorsqu'il y a menace de croup ou lorsque celui-ci a débuté, de diriger contre lui des soins tout à fait spéciaux.

Les inhalations émollientes, les compresses d'eau chaude devant la gorge combattront l'élément spasmodique du croup. La sérothérapie aura été instituée de façon très précoce.

Enfin, contre les troubles asphyxiques, il est urgent d'employer le tubage et la trachéotomie (Voy. plus loin).

Laryngite phlegmoneuse. — Abcès du larynx.

Les abcès peuvent se former à l'intérieur du larynx ou dans les parties qui entourent cet organe. Ils peuvent être ou *intrinsèques*, ou *extrinsèques*.

Étiologie. — Ils surviennent fréquemment à la suite des maladies infectieuses : érysipèle, fièvre typhoïde, variole, rougeole, scarlatine ; ou bien il s'agit de la propagation d'une phlegmasie de voisinage, issue des amygdales, adénoïdite. D'autres fois il y a des causes locales plus directes : traumatismes, fractures, corps étrangers, refroidissements.

Symptomatologie. — Symptômes fonctionnels. — Le malade se plaint de *douleurs* localisées exactement au niveau du larynx, vers la base du cou, avec irradiation du côté de l'oreille. Ces douleurs sont très vives, et exaspérées par la déglutition et la pression de l'organe.

La *dysphagie* est intense, surtout si l'abcès est extrinsèque, siégeant soit vers l'épiglotte, soit vers les replis aryténo-épiglottiques.

La respiration est très gênée, principalement dans les

formes intrinsèques. L'enrouement et même l'*aphonie* s'accompagnent de toux sèche ; la voix est étouffée pour ainsi dire.

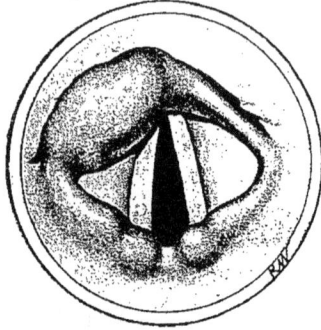

Fig. 101. — Abcès épiglottique unilatéral.

L'*examen au laryngoscope* doit être fait minutieusement ; il montre :

a) *si l'abcès est extrinsèque*, cas le plus fréquent, une tumeur d'un rouge vif luisant qui envahit, soit les replis aryténo-épiglottiques, soit l'épiglotte elle-même. Celle-ci est alors plus saillante d'un côté que de l'autre : l'abcès se développe sur la face antérieure de l'épiglotte, là où le tissu cellulaire est le plus abondant.

b) Les *abcès intra-laryngés* siègent généralement au niveau des bandes ventriculaires, dans les régions vestibulaires ou même dans la région sous-glottique ; le volume varie de celui d'une noisette à celui d'une noix, jamais plus.

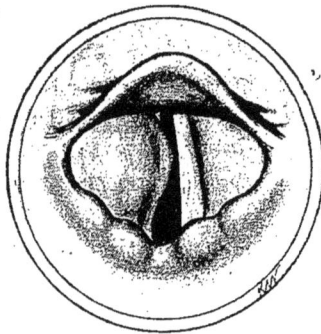

Fig. 102. — Abcès ventriculaire du larynx.

Les abcès ont une évolution rapide : ou bien ils se résolvent, ou bien ils s'ouvrent spontanément dans le larynx, pouvant amener des complications bronchiques et bronchopulmonaires graves.

D'autres fois, la collection fait autour de la trachée des médiastinites descendantes, ou elle peut se faire jour par les parties latérales du cou. La mort survient quelquefois brusquement par suffocation ou syncope.

Diagnostic. — Il doit être établi : 1° **Avec les œdèmes aigus du larynx** ; l'examen laryngoscopique permet d'établir nettement le diagnostic : l'inflammation est plus marquée, la dysphagie et la douleur sont plus intenses quand il y a abcès. La tuméfaction n'a point le même aspect dans les deux cas : « un œil exercé doit savoir reconnaître le pus sous la muqueuse » (Moure) ; celle-ci prend en effet une teinte jaunâtre, indice de la suppuration.

2° **Avec l'érysipèle**, qui est parfois difficile à diagnostiquer au début, mais ensuite la distinction est très facile.

Traitement. — *Si l'on peut voir le malade au début tout à fait*, les méthodes résolutives pourront être mises en usage (compresses chaudes, glace au-devant du cou).

Mais *dès que le diagnostic de suppuration est bien établi* : il convient d'évacuer l'abcès le plus rapidement possible.

Deux voies s'offrent à l'opérateur :

1° Une voie *interne*, qui doit être la voie habituelle ; elle se pratique à l'aide du bistouri à longue lame, de forme spéciale. Après cocaïnisation locale du larynx, inciser largement et profondément. Renverser en avant la tête du malade rapidement, aussitôt que l'incision est faite, pour éviter la projection du pus dans la trachée et les bronches.

On aura d'ailleurs tout préparé pour une trachéotomie, qui parfois doit être faite pour éviter l'asphyxie immédiate, si cette éventualité se produisait.

La trachéotomie s'impose quelquefois d'urgence, avant tout autre traitement, si le malade présente des menaces d'asphyxie par développement de la poche abcédée.

2° La *voie externe* pour l'incision de l'abcès ne doit être qu'exceptionnellement suivie et seulement lorsque la collection pointe au dehors. La recherche de l'abcès se fera alors couche par couche, sur un des bords latéraux du larynx.

Ce qu'il faut éviter. — C'est : 1° de ne pas faire le diagnostic et de prendre par exemple l'affection pour un œdème aigu ou une bronchite aiguë simple. Car 2º ce qu'il y a à craindre se produit fatalement : l'ouverture spontanée de l'abcès dans les voies aériennes avec toutes ses conséquences, ou son extériorisation, etc., ou la fusée vers le médiastin. 3º Ne jamais ouvrir d'abcès intra-laryngé sans avoir tout prêt le nécessaire pour une trachéotomie.

ŒDÈME AIGU DU LARYNX
(ŒDÈME DE LA GLOTTE)

Les *œdèmes du larynx* peuvent être secondaires et se manifester à titres divers, comme complication de différentes

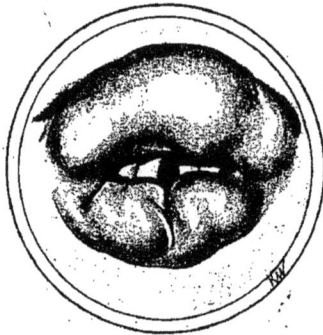

Fig. 103. — Œdème de la glotte.

affections spécifiques du larynx. Mais l'œdème peut se montrer, pour ainsi dire, comme l'*affection primitive* et autonome, constituant par lui seul toute l'affection.

L'œdème présente un siège très variable ; il occupe spécialement les parties du larynx où le tissu cellulaire est le plus lâche : les replis épiglottiques, l'épiglotte, les bandes ventriculaires. Aussi la dénomination encore communément employée d'œdème de la glotte est-elle impropre, attendu que les cordes vocales sont généralement épargnées.

Étiologie. — 1º Le *froid* semble être la cause unique déterminante de l'œdème *primitif* du larynx.

L'ingestion de liquides trop chauds ou caustiques, l'éraillure, le passage d'un corps étranger, l'introduction d'un instrument dans le larynx, du tube dans le tubage, la fatigue vocale exagérée, et l'ingestion de certains médicaments (iodure de potassium) amènent l'œdème aigu du larynx.

2º L'œdème peut se développer aussi *secondairement* à une inflammation du voisinage : angine aiguë, phlegmon, abcès de voisinage (amygdalien, rétro-pharyngien), dans certaines affections générales : grippe, érysipèle, etc. Nous en parlerons à propos de ces différentes affections ; nous aurons en vue surtout ici la lésion primitive, caractérisée par l'œdème aigu sous-muqueux.

Symptomatologie. — Dans l'œdème du larynx, la douleur est très variable ; quelquefois elle est peu marquée, il s'agit simplement d'une sensation de corps étranger ou de gêne dans la gorge ; le malade éprouve un besoin de raclement. La voix est peu altérée ; elle est quelquefois rauque, rarement il y a de l'aphonie ; le malade a de la *dyspnée si l'œdème* progresse ; des accès de suffocation ne tardent pas à se montrer.

Ces accès peuvent être graves, évoluer rapidement et amener la mort : le malade a la face livide, se dresse sur son séant et meurt rapidement, en asphyxie, si l'on n'intervient pas à temps.

Mais cette évolution grave est heureusement rare ; le plus souvent tout se borne à de simples accès dyspnéiques ; la maladie dure huit à dix jours et disparaît sans laisser de traces.

L'examen du larynx au laryngoscope montre, si l'œdème siège au niveau des replis aryténo-épiglottiques, des bourrelets lisses, translucides, analogues à des vessies de poisson. L'épiglotte est augmentée de volume, ressemble à un museau de tanche. Ces lésions empêchent de voir les bandes ventriculaires et plus rarement les cordes vocales qui peuvent être envahies. C'est dans ce cas surtout que les phénomènes asphyxiques sont le plus prononcés et que l'affection mérite véritablement le nom d'ŒDÈME DE LA GLOTTE, sous lequel Trousseau a décrit cette affection. Mais le véritable œdème de la glotte est tout à fait rare.

Traitement. —Traitement local. — Il sera externe ou interne.

A l'extérieur, on essaiera de faire de la révulsion par l'application de compresses très chaudes ou de sacs de glace au-devant du larynx.

A l'intérieur, on ordonnera au malade de faire des inhalations de vapeurs émollientes, d'avaler des bouts de glace.

Quelquefois on s'est trouvé bien de joindre à ce traitement quelques scarifications sur les parties œdématiées.

Le tubage ou la trachéotomie sont parfois indispensables dans les cas d'asphyxie.

Traitement général. — Une injection sous-cutanée de chlorhydrate de pilocarpine 5 à 10 milligrammes, les dérivatifs intestinaux : purgatifs salins, bains de pieds sinapisés, agiront très bien comme décongestionnants et seront prescrits utilement ; mais avant tout prescrire le repos absolu de l'organe.

LARYNGITES CHRONIQUES

Laryngite catarrhale chronique simple.

On dénomme ainsi l'inflammation chronique de la muqueuse du larynx.

Étiologie. — C'est la *plus fréquente*, la plus banale et peut-être aussi la plus tenace des laryngites chroniques.

Elle succède le plus souvent à une ou à plusieurs laryngites aiguës, chacune d'elles laissant à sa suite une légère inflammation ; celle-ci s'accroît avec les poussées aiguës successives, et le catarrhe chronique se trouve constitué.

Toutes les *pharyngites chroniques*, amygdaliennes ou autres, les *catarrhes naso-pharyngiens*, adénoïdiens ou d'origine nasale, peuvent, par voisinage et continuité de muqueuse, passer dans le pharynx et amener de la laryngite chronique.

Toutes les causes de fatigue et d'irritation du larynx y

conduisent, particulièrement le surmenage de la voix chez les orateurs et chanteurs, les excès d'alcool et de tabac, le séjour dans une atmosphère imprégnée de vapeurs ou poussières irritantes (fumées, tailleurs de pierre).

Symptomatologie. — Les laryngites chroniques se traduisent par un ensemble de troubles fonctionnels plus ou moins accentués.

Symptômes fonctionnels. — Les *troubles vocaux* sont constants : la voix est enrouée, principalement le matin : il s'est accumulé pendant la nuit des mucosités que le malade a de la peine à décoller de ses cordes vocales pour retrouver un peu du timbre de sa voix. Cet enrouement reprend le soir sous l'influence de la fatigue vocale.

Ces modifications de la voix présentent tous les degrés, depuis la simple altération du timbre jusqu'à l'aphonie complète.

La toux, fréquente le matin, amène l'expectoration de mucosités grisâtres perlées.

Symptômes physiques. — L'examen du larynx au laryngoscope permet de constater objectivement des lésions qui amènent à décrire plusieurs formes de cette affection.

a) Forme catarrhale simple. — La muqueuse laryngée est rouge dans toute son étendue, les cordes vocales ont perdu leur aspect blanc nacré. Elles sont rouges et dépolies et recouvertes de mucosités visqueuses adhérentes, grisâtres, qui s'accumulent en particulier à la région aryténoïdienne où on les voit accumulées sous forme de points grisâtres, de la grosseur d'un grain de mil.

b) Forme hypertrophique, pachydermique. — Cette forme, bien décrite par Ruault, n'est que l'aboutissant non forcé, mais fréquent du stade précédent. La muqueuse s'hypertrophie : en particulier, dans la région interaryténoïdienne, il existe là des sortes d'élevures mamelonnées faisant saillie entre les cordes vocales, au point d'en empêcher le rapprochement : cette hypertrophie peut

gagner les cordes vocales, amenant de la cordite hypertrophique. C'est à l'ensemble de ces lésions que les Alle-
mands donnent le nom de *pachydermie laryngée* (Virchow).

Les nodules vocaux, les polypes du larynx seraient des
formes localisées de cette hypertrophie catarrhale de la
muqueuse laryngée (Voy. page 254).

Marche. Pronostic. — La laryngite chronique a
souvent une durée indéfinie et une marche très lente, les
mêmes causes persistant, entretenant et aggravant la lésion
primitive. Bien que bénigne au point de vue général, elle
est souvent grave au point de vue fonctionnel et entrave bien
des professions.

Diagnostic. — Il est toujours facile. Il conviendra de
se rappeler que c'est la plus fréquente de toutes les laryngites et que bien des enrouements qui pourraient faire
croire à la tuberculose et à la syphilis lui sont dus.

La forme hypertrophique peut en imposer pour de l'*infiltration tuberculeuse* ou même, dans certains cas, du *cancer
à forme végétante* (1).

Nous verrons, à propos de ces différentes affections, que
la confusion n'est guère possible.

Traitement. — Traitement étiologique. — La première
indication vis-à-vis d'une pareille affection est d'en traiter
la cause : il faut que le malade *modifie son hygiène générale*
(tabac, alcool) et *locale* (abus de la voix parlée ou chantée).

Il faut traiter aussi *les lésions du voisinage* qui entrent
pour une bonne part dans l'étiologie. Il faut désobstruer les
fosses nasales, opérer la sinusite, enlever les reliquats de
végétations, les amygdales cryptiques qui entretiennent le
catarrhe naso-pharyngien, la pharyngo-laryngite.

Traitement local. — Les INHALATIONS, les PULVÉRI-
SATIONS alcalines et antiseptiques ont bien peu d'efficacité.

Seuls, les PANSEMENTS LOCAUX, faits par le médecin avec

---

(1) Nous avons observé un cas très curieux qui ressemblait à s'y
méprendre à du cancer et qui n'était que de la laryngite hypertrophique.

le porte-ouate, agissent comme modificateurs : on peut
employer le chlorure de zinc à 1/20, mais c'est surtout le
nitrate d'argent à 1/20 qui est le véritable topique dans les
laryngites chroniques. Contre les formes hypertrophiques :
les excisions à la curette ou mieux à la pince seront parfois nécessaires. Ce traitement sera complété bien souvent par une saison hydrominérale (Mont-Dore, Cauterets).

RÉTRÉCISSEMENTS DU LARYNX

Étiologie. — Les rétrécissements du larynx peuvent
être *congénitaux*, sous forme de ponts membraneux, de
palmures unissant les cordes vocales à leur portion antérieure en particulier.

Mais le plus souvent ils sont *acquis* ; ils sont dus soit
à des *cicatrices* d'ulcérations, soit à des inflammations
sous-muqueuses et périchon-
driques.

La *syphilis* est la principale
cause des laryngo-sténoses ;
les ulcérations tertiaires donnant lieu à des brides cicatricielles rétractiles.

La *tuberculose*, lorsque les
lésions rétrocèdent, peut amener des rétrécissements laryngés par cicatrices fibreuses
d'ulcération ou d'infiltration.

Les *fièvres éruptives*, et surtout la *fièvre typhoïde*, par les

Fig. 104. — Atrésie cicatricielle
du larynx.

ulcérations morbides auxquelles elles donnent lieu, four-
nissent leur contingent aux sténoses laryngées.

De même les traumatismes, plaies, brûlures, fractures.
Dans un autre ordre d'idées, le *tubage* fait brutalement, ou

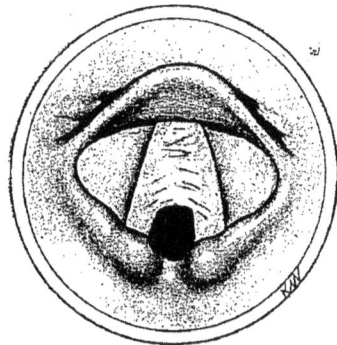

GUISEZ.   15

par une main inexercée ; ou après la trachéotomie intercrico-
thyroïdienne, la présence d'une canule dans la région sous-
glottique qui irrite et enflamme la muqueuse avoisinante, ou encore les opérations laryngées faites par voie
externe (thyrotomie, résection du corps thyroïde) amènent
souvent des rétractions cicatricielles dans le larynx.

Symptomatologie. — Les symptômes sont toujours les
mêmes.

C'est, au début, de la *dyspnée*, de la dysphonie intermittente, ne se manifestant qu'à l'occasion d'un effort,
d'une ascension.

La dyspnée va progressivement croissant, s'accompagnant bientôt de cornage et de tirage.

Des accès de suffocation plus ou moins rapprochés trou-
blent cette évolution.

Pronostic. — Le pronostic est souvent grave ; il
dépend de l'étendue du rétrécissement, de sa forme et
de son ancienneté.

Traitement. — Le traitement a essentiellement pour
but la *dilatation* des portions rétrécies, que l'on s'efforce
de rendre permanente.

On se servira des *bougies de Schrötter* (fig. 105) qui, gra-

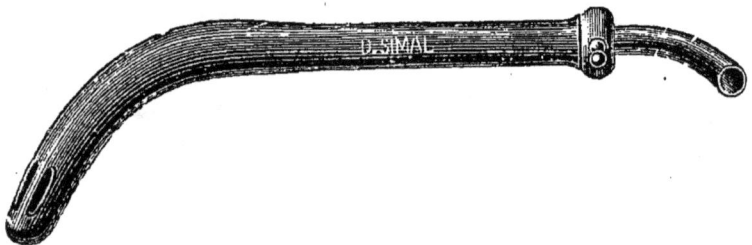

Fig. 105. — Dilatateur laryngien de Schrötter.

duées en série, seront passées sous cocaïne dans le larynx.

Les brides cicatricielles seront sectionnées par des bis-
touris spéciaux poussés à l'intérieur du larynx.

Des bougies électrolytiques seront utilement employées dans certaines formes (1).

Mais dans les cas étendus, on a affaire à une affection qui se développe et qui s'accroît malgré tous les efforts et condamne le malade à la canule à perpétuité.

Dans ces derniers temps, Sargnon a eu le grand mérite d'acclimater en France une opération que nous décrirons plus loin : la *laryngostomie*, qui a pour but de ramener le calibre du larynx à un état voisin de la normale (Voy. plus loin, page 285).

SYPHILIS LARYNGÉE

Les manifestations syphilitiques du côté du larynx sont moins fréquentes que toutes les autres affections spécifiques de cet organe : tuberculose, cancer. Elles figureraient environ dans 3 p. 100 des affections du larynx, d'après Morell-Mackensie.

SYPHILIS PRIMITIVE. — Exceptionnelle à la période primitive (chancre), elle est rare à la période secondaire (plaques muqueuses, érythème vermillon). Mais c'est à la période tertiaire qu'on l'observe principalement (gomme).

On a relaté quelques cas de chancre de l'épiglotte : le diagnostic *syphilis laryngée primaire* en est toujours très difficile : elle se présente sous forme d'une ulcération surélevée ; c'est par la coexistence de ganglions *siégeant sur les bords de l'épiglotte* dans la région sous-maxillaire et surtout par l'apparition de la roséole que l'on établira le diagnostic.

SYPHILIS SECONDAIRE. — L'appel vers le larynx des lésions secondaires reconnaît pour cause, en dehors de la syphilis elle-même, les excès de tabac, d'alcool, l'abus de la parole.

(1) Dans ces derniers temps, nous avons obtenu des résultats appréciables par l'*électrolyse circulaire*. Grâce à elle, le décanulement a été possible chez un rétréci cicatriciel du larynx.

Symptômes fonctionnels. — Les troubles que l'on observe portent surtout du côté de la voix : les accidents secondaires étant peu ou pas douloureux. La *voix* devient rauque et prend un timbre spécial (*raucedo syphilica*). Elle peut être *éteinte* dans certains cas particuliers lorsque, comme nous allons le voir, il y a paralysie des muscles ou plaques muqueuses sur les cordes vocales.

Symptômes physiques. — Le laryngoscope révèle des lésions de divers aspects : 1° Ce peut être simplement une sorte de rougeur toute spéciale que nous avons déjà (Voy. tome Ier) rencontrée au niveau de la pituitaire : l'ÉRYTHÈME VERMILLON. Particulièrement marquée au niveau des cordes vocales, cette altération est tout à fait caractéristique.

2° PLAQUES MUQUEUSES. — Elles se voient sous forme de lésions isolées, grisâtres, saillantes, reposant sur une muqueuse rouge, siégeant sur le bord des cordes vocales, les bandes ventriculaires, l'épiglotte, les replis glosso et aryténo-épiglottiques. Sur les cordes vocales, elles ont parfois l'aspect de véritables ulcérations ou érosions superficielles, entourées d'un liséré rouge, sorte d'ulcérations en coup d'ongle.

3° LÉSIONS ŒDÉMATEUSES. — La muqueuse qui supporte ces lésions réagit pour son propre compte et il n'est pas rare de la voir s'œdématier et amener des phénomènes de suffocation à forme grave. L'œdème envahit principalement les replis aryténo-épiglottiques. Il survient surtout chez les malades qui irritent leurs lésions par l'abus de la voix, de l'alcool et du tabac et il peut amener les plus graves conséquences (*œdème aigu du larynx*).

4° PARALYSIE. — La paralysie d'une corde est parfois observée ; elle est difficile à expliquer en dehors de toute compression récurrentielle et semble due à l'adénopathie de la période secondaire qui amène des troubles de la motilité par compression nerveuse.

SYPHILIS TERTIAIRE. — Il est une notion dont il faut bien se pénétrer en matière de syphilis, c'est que les accidents tertiaires du larynx sont généralement très tardifs ; ils surviennent dix, quinze, vingt ans et plus après l'accident primitif.

Les manifestations constatées au laryngoscope sont : la gomme, l'ulcération, les lésions de voisinage (périchondrites) et les paralysies.

Gomme. — La gomme, qui se présente sous forme d'une tumeur lisse, rouge, circonscrite (fig. 106), siège principalement et par ordre de fréquence décroissante sur les bandes ventriculaires, l'épiglotte, le tiers antérieur des cordes vocales. Elle immobilise la région sur laquelle elle s'insère, mais jamais complètement.

Tôt ou tard, elle ne tarde pas à s'ulcérer.

Ulcération. — L'ulcération qui en résulte présente tous les caractères

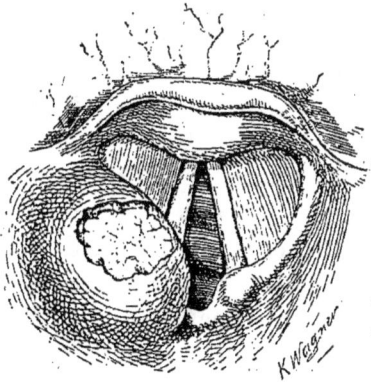

Fig. 106. — Gomme laryngée.

de l'ulcération syphilitique avec ses bords décollés taillés à pic, son fond bourbillonneux. Elle est toujours profonde. Elle gagne ainsi les tissus sous-jacents, nécrose les cartillages, amène des fusées purulentes; en surface, elle s'étend plus ou moins loin, détruit de grandes étendues de la muqueuse dont les débris flottent à l'intérieur du larynx et peuvent gêner la respiration, amenant une asphyxie rapide si l'on n'intervient pas à temps. La syphilis tertiaire *aime l'épiglotte.* Elle est découpée, ses bords sont taillés par des ulcérations à l'emporte-pièce; elle peut être presque complètement détruite.

Dans quelques cas, les cartilages sont envahis primitivement (périchondrite primitive) ; l'ulcération est alors secondaire et la charpente du larynx, sérieusement atteinte, ne tarde pas à se nécroser et à s'éliminer sous forme de séquestres.

Paralysies. — On observe des paralysies à type récurrentiel dont la pathogénie est obscure ; on admet généralement qu'elles sont dues à des compressions récurrentielles ou à des névrites périphériques.

Symptômes fonctionnels. — La voix présente les mêmes altérations qu'à la période secondaire.

Les troubles *respiratoires* peuvent être très marqués ; la dyspnée est souvent intense dans le cas d'ulcération avec œdème.

L'*expectoration*, lorsqu'il y a ulcération, est muco-purulente, fétide, et peut renfermer des débris de cartilage nécrosé.

La *douleur* spontanée ou à la pression est nulle ou presque, quelle que soit la lésion ; la syphilis laryngée est en effet indolore. Il y a peu de dysphagie, sauf cependant quand l'ulcération occupe l'épiglotte ou la région des aryténoïdes, où alors, par suite de l'inflammation concomitante, la difficulté à avaler est très accentuée.

Marche, Durée. Terminaison. — Les lésions de la syphilis laryngée évoluent lentement.

L'érythème vermillon, les plaques muqueuses mettent plusieurs mois à disparaître.

Les lésions tertiaires sont d'évolution plus lente encore.

Mais cette durée est très abrégée par le traitement spécifique, d'autant plus efficace qu'il est institué de façon précoce.

Si l'on a attendu la période d'ulcération et de nécrose cartilagineuse, la guérison est beaucoup plus lente et plus difficile à obtenir.

Complications. — A la deuxième période, les accidents guérissent complètement sans laisser de traces de leur passage dans le larynx.

A la troisième, si le traitement est institué suffisamment tôt, la *gomme* disparaît complètement.

Mais si elle a eu le temps de s'ulcérer, d'atteindre de grandes étendues dans la muqueuses ou dans la profondeur du cartilage lui-même, il en résulte des *pertes de substance* plus ou moins profondes, des *cicatrices vicieuses*.

Il peut exister des soudures entre les cordes vocales, des brides cicatricielles qui immobilisent l'un ou les deux aryténoïdes et qui rétrécissent d'autant la lumière du larynx. Il peut en résulter des sténoses cicatricielles (*laryngosténoses*), avec troubles respiratoires parfois très graves.

Diagnostic. — Le diagnostic du *chancre* est toujours difficile et n'est guère établi que par les signes concomitants, *roséole*, etc.

A la **période secondaire**, la rougeur vermillon laryngée, avec sa coloration toute spéciale, est facile à reconnaître.

A la **période tertiaire**, la gomme a comme caractères d'être lisse, rouge, peu douloureuse ; elle a un siège tout à fait antérieur (épiglotte, bandes ventriculaires). Elle ne ressemble pas du tout à la tumeur à surface irrégulière du cancer qui immobilise la corde vocale sur laquelle il prend naissance.

La *tuberculose du larynx* a des caractères également particuliers que nous énumérerons à propos de cette affection : le diagnostic des deux maladies est souvent très difficile. Les ulcérations sont pâles et peu profondes dans la tuberculose.

Pronostic. — Il est grave, comme on le voit, et surtout à la période tertiaire, la syphilis expose les malades à la destruction des cartilages, à la perte de la voix. Elle détermine parfois un effondrement du larynx et des sténoses cicatricielles qui condamnent le malade à l'asphyxie ou au port d'une canule dont il ne pourra jamais se débarrasser.

Traitement. — Le traitement local s'efface devant l'importance du traitement général.

Traitement général. — Le traitement sera *mixte* : à la fois ioduré et mercuriel.

L'IODURE sera donné à la dose de 3 à 4 grammes par jour et le MERCURE soit sous forme de frictions mercurielles, soit sous forme d'injections d'huile grise. Toutefois il ne faut pas oublier que l'iodure donne parfois de la congestion des muqueuses et il est tout à fait contre-indiqué de l'administrer lorsqu'il existe de la difficulté à respirer par œdème de la glotte. Il conviendra d'agir alors uniquement par le mercure. On peut voir, sous l'influence de la médication mercurielle, les lésions tomber, rétrogresser, la respiration redevenir plus libre et tout danger de sténose définitivement écarté.

Le traitement méthodiquement institué guérit des lésions souvent étendues. Le mercure pare quelquefois à des lésions d'œdème aigu sténosantes qui semblaient de prime abord justiciables de la trachéotomie : *Essayez toujours une piqûre d'huile grise* avant de recourir à cette opération qui, dans la syphilis, doit être faite comme pis aller, le plus tardivement possible, car elle condamne le malade au port de la canule dont il sera presque toujours impossible dans la suite de le décanuler.

Traitement local. — Il sera surtout hygiénique : suppression de toute cause d'irritation, de tabac, d'alcool. Repos de la voix. On pratiquera à la période secondaire quelques attouchements au nitrate d'argent à 1/30, et à la période tertiaire on pourra déterger les ulcérations gommeuses avec du chlorure de zinc à 1/20. Contre les rétrécissements consécutifs, on essaiera de la dilatation avec des bougies de Schrötter. Le tubage et la trachéotomie seront indispensables dans certains cas de laryngosténoses.

TUBERCULOSE DU LARYNX

Dans l'étude de la tuberculose du larynx on doit distinguer une forme primitive et une forme secondaire.

La forme *primitive*, niée longtemps, est admise aujourd'hui sans discussion; elle peut rester pendant plus ou moins longtemps comme seule manifestation de la tuberculose, précédant les manifestations pulmonaires.

La forme *secondaire*, la plus fréquente, apparaît au décours ou à la suite de l'affection pulmonaire. Il n'y a du reste aucun lien chronologique entre les lésions du poumon et celles du larynx, celles-ci pouvant être très avancées, alors que l'on observe parfois des lésions pulmonaires insignifiantes et réciproquement.

Suivant l'évolution de l'affection, on distingue une *forme chronique* vulgaire, qui est la plus fréquente et celle que nous décrirons comme type dans ce chapitre, et une forme *aiguë*, que l'on désigne encore sous le nom de *tuberculose miliaire aiguë* du larynx. Un type à part, de forme atténuée, est constitué par le *lupus du larynx*.

Étiologie. — Causes déterminantes. — Comme cause déterminante de la localisation des lésions tuberculeuses du côté du larynx, il faut noter, comme dans l'étiologie de toutes les laryngites, les excès de la voix, parlée, chantée, ou criée ; les mauvaises habitudes hygiéniques, les excès de tabac, d'alcool, le séjour dans une atmosphère remplie de fumées ou de poussières irritantes, les affections laryngées antérieures : les poussées de laryngite aiguë répétées et surtout les laryngopathies *syphilitiques* qui sont souvent un point d'appel pour les formes *hybrides* de la tuberculose laryngée.

Causes prédisposantes. — C'est une affection de l'âge adulte, rare chez l'enfant, particulièrement fréquente entre vingt-cinq et trente-cinq ans ; c'est surtout chez l'homme, qui observe moins des habitudes hygiéniques, que la maladie se rencontre. Quant à la prédisposition héréditaire, elle n'a rien ici de bien spécial.

La laryngite tuberculeuse est une affection éminemment contagieuse et, en particulier, le laryngologiste ne saurait prendre trop de précautions pour s'en préserver.

Pathogénie. — Comment le bacille tuberculeux se localise-t-il dans le larynx ?

La *contagion directe* est le mode le plus anciennement décrit, celui qu'invoquaient les anciens observateurs (Louis). Ce sont des sécrétions pulmonaires qui stagnent sur la muqueuse laryngée et y portent la greffe de cette affection, ce sont les germes venus de l'air extérieur qui s'arrêtent dans les replis de ces premières voies aériennes, particulièrement *vulnérables*.

Mais il est un autre mode de contagion, et il est admis aujourd'hui que le larynx peut être infecté par l'intermédiaire du *courant sanguin et lymphatique*, amenant à la muqueuse des colonies de bacilles.

Il est assez difficile, on le conçoit, de déterminer dans quel cas on est en présence d'un mode de contagion, plutôt que d'un autre, et souvent l'infection doit être complexe.

Symptomatologie. — Il est classique de décrire à la tuberculose laryngée trois périodes, suivant l'évolution des lésions :

Une période de début, *congestive* :

Une période d'état, où les lésions principales sont constituées par de l'*infiltration et des ulcérations* ;

Et une période terminale avec *nécrose, œdème, abcédation* (qui est du reste rarement atteinte).

1re **Période (Période de laryngite aiguë congestive).** — Les *signes fonctionnels* qui amènent le malade à votre consultation sont une sorte de *toux* sèche, gênante, répétée, se produisant par quintes plus fréquentes la nuit ; c'est quelquefois de la douleur provoquée par la déglutition, ou bien un *enrouement tenace*. La douleur spontanée est généralement nulle au début, le sujet perçoit simplement une sorte de prurit ou de chatouillement au niveau du larynx.

Si l'on examine un pareil malade au laryngoscope, on voit des signes de laryngite subaiguë vulgaire, sans grands caractères spéciaux. Toutefois, on constate que la *rougeur* est surtout localisée, soit *dans la région aryténoïdienne*, soit sur une des cordes vocales (*mono-cordite*), et qu'elle tranche nettement sur la *pâleur des régions avoisinantes*, pâleur qui, comme nous le verrons, est spéciale à la tuberculose pharyngo-laryngée.

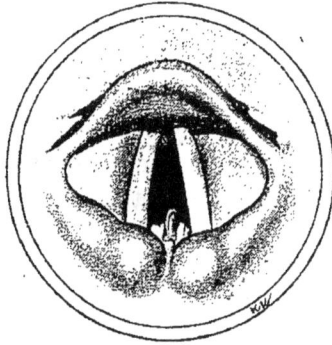

Fig. 107. — Mode de début de la tuberculose laryngée.

On peut considérer cet aspect comme tout à fait caractéristique de la tuberculose au début ; à cette période aussi on peut constater une sorte d'état spécial de la muqueuse, d'épaississement inter-aryténoïdien, auquel Isambert donna le premier le nom d'*aspect velvétique* de la muqueuse laryngée. Comme on le voit, les lésions de la période de début sont assez légères, c'est à la seconde

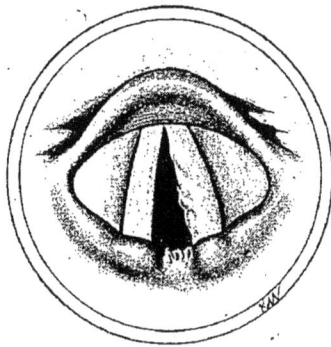

Fig. 108. — Tuberculose du larynx (début).

période qu'apparaissent les lésions beaucoup plus caractéristiques.

2e **Période** (**Période** d'infiltration et d'ulcérations).

— *Symptômes fonctionnels.* — Ils augmentent d'intensité, la *voix* se voile, mais il est commun de voir des lésions très étendues amener des altérations insignifiantes de la voix et réciproquement, la *toux* est quinteuse, éructante, parfois hémétisante, la douleur est vive, elle est d'autant plus marquée que les ulcérations atteignent la région aryténoïdienne postérieure ou l'épiglotte ; la *dysphagie* est intense, se produisant à l'occasion de la déglutition des aliments solides et liquides ou même à vide. Les sensations douloureuses s'accompagnant d'élancements douloureux qui peuvent faire penser à une affection de l'oreille proprement dite (otalgie) : ces douleurs sont dues à l'irritation à la surface des ulcérations ou à des névrites des nerfs laryngés.

La *respiration* peut être gênée par suite de l'immobilisation des cordes vocales et des articulations crico-aryténoïdiennes, par l'immobilisation d'une corde vocale paralysée, ou par la présence de végétations qui bouchent plus ou moins l'orifice du larynx.

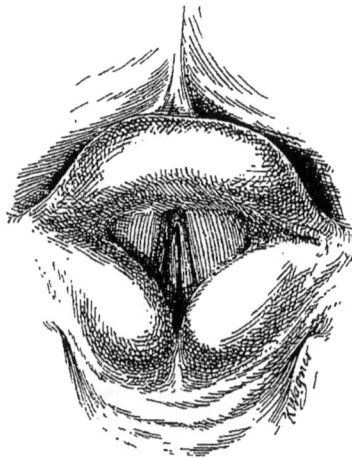

Fig. 109. — Infiltration tuberculeuse.

L'expectoration n'a pas grands caractères ; elle se mêle avec l'expectoration pulmonaire.

Signes physiques. — Trois ordres de lésions s'observent à cette période : l'infiltration, l'ulcération et la végétation.

L'infiltration bacillaire siège sur la région des aryténoïdes qui semblent œdématiés, augmentés de volume, boursouflés, de coloration rougeâtre ; elle peut être également localisée sur l'épiglotte (fig. 109); celle-ci présentera un aspect induré, ressemblant à un museau de tanche ; il est commun de voir l'infiltration gagner une ou les deux cordes vocales qui sont alors rouges, tuméfiées et granuleuses.

Les ulcérations tuberculeuses présentent des caractères tout à fait spéciaux ; elles siègent dans la région aryténoïdienne, sur les cordes vocales, vers l'épiglotte ; elles sont très superficielles ; leurs bords sont découpés, dentelés ; elles sont souvent disséminées dans toute la muqueuse laryngée, sans ligne de démarcation bien nette.

Fig. 110. — Tuberculose ulcéreuse des cordes.

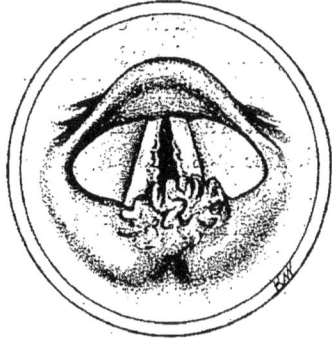

Lorsqu'elles siègent au niveau des cordes vocales, celles-ci prennent un aspect dentelé et sératique. La muqueuse qui avoisine les ulcérations est généralement recouverte de mucosités plus ou moins épaisses.

A côté de ces lésions, on peut voir se développer des *végétations* dont la présence exclusive a fait admettre par certains auteurs une

Fig. 111. — Tuberculose à forme végétante inter-aryténoïdienne.

forme végétante de la tuberculose laryngée. Il n'est pas rare de trouver des tumeurs verruqueuses, acuminées à leur *sommet*, faisant saillie dans la *lumière* laryngée et prenant naissance dans la région inter-aryténoïdienne ;

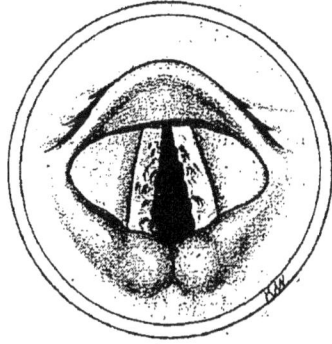

Ces masses végétantes peuvent naître de la région ventriculaire des cordes vocales ; elles ressemblent alors
parfois à de véritables polypes, mais la muqueuse qui les
supporte n'est pas saine et elles se reproduisent aussitôt
après leur extirpation.

Des *paralysies* des cordes peuvent s'observer aussi bien
à la phase secondaire qu'au début de la tuberculose
laryngée ; elles atteignent généralement une des deux
cordes vocales et sont dues soit à des lésions périphériques des nerfs, soit à des compressions par des ganglions
de l'un des récurrents.

3e **Période (Période de périchondrite et de nécrose)**.
— Arrivées à ce stade, les ulcérations s'étendent en profondeur, envahissent les articulations, déterminant des
abcès chondraux. Tout l'intérieur du larynx est définitivement détruit, il peut se faire autour de cet organe
des fusées purulentes : des portions de cartilages sont
expulsées pendant la toux ; de l'œdème très étendu
peut l'obstruer complètement, amenant une asphyxie
rapide. A cette période, la voix a complètement disparu ;
elle est, dit-on, *soufflée*, c'est-à-dire que le malade semble
parler à travers un larynx complètement évidé ; la déglutition impossible, le malade meurt épuisé dans les plus
vives souffrances.

Marche. Durée. Pronostic. — La marche de la
phtisie est, on le conçoit, très variable ; elle est soumise,
si elle est secondaire, à l'état du poumon ; l'évolution en
sera rapide lorsqu'elle survient comme complication à
une période avancée de la tuberculose pulmonaire. Elle
semble évoluer d'autant plus vite que le sujet est plus
jeune ; chez les enfants, elle est particulièrement rapide.

Les formes primitives ont une évolution plus lente.
La mort est souvent la conséquence de l'infection, elle
se produit, soit par le fait de la cachexie qui résulte du
défaut d'alimentation des malades, par la dysphagie et

l'inanition ; ou bien, par asphyxie et œdème de la glotte ;
d'autres fois aussi, elle survient simplement du fait de la
progression des lésions pulmonaires et laryngées.

Le pronostic est, comme on le voit, particulièrement
grave, son apparition au cours d'une tuberculose pulmonaire en aggrave singulièrement le pronostic. Elle
avance toujours le dénouement fatal. Mais il est une notion
que tout praticien doit avoir bien présente à l'esprit, c'est
celle de la curabilité de la phtisie laryngée.

L'examen de l'état général, joint à celui de l'état local,
nous permet bien souvent d'établir cette notion de curabilité de la tuberculose. Lorsque l'état général est bon, en
particulier dans les cas de tuberculose laryngée primitive,
et aussi lorsque les lésions ne sont pas très étendues, on
peut promettre au malade une guérison définitive. Nous
suivons, pour notre part, depuis plus de huit ans, plusieurs
malades guéris de lésions bacillaires laryngées évidentes. Ces
faits sont évidemment l'exception, mais ils nous dictent
une conduite, au point de vue thérapeutique, qui doit être
soumise à des règles bien précises. Il faut donc tenir dans
l'établissement du pronostic grand compte de l'état général du malade.

Diagnostic. — Le diagnostic est plus ou moins difficile, suivant la période à laquelle on observe le malade.

C'est particulièrement à la période de début que le
diagnostic est malaisé ; on se méfiera de ces laryngites à
retours fréquents, s'accompagnant d'enrouements, de
toux quinteuses fréquentes et caractérisées au laryngoscope par une sorte de rougeur et de tuméfaction localisées à la région aryténoïdienne ou sur l'une des cordes
vocales. La pâleur des régions avoisinantes, replis et muqueuse pharyngée, sont des signes de présomption.

On voit donc que la laryngite tuberculeuse au début
présente une série de caractères qui permettent de la
distinguer de la *laryngite chronique simple*, qui s'accom-

pagne, elle, de rougeur généralisée à tout le larynx. La *syphilis* peut bien déterminer une sorte de rougeur de la muqueuse, mais sa teinte est, ainsi que nous l'avons vu, tout à fait typique (rougeur vermillon).

A la deuxième période, il convient de faire le diagnostic des différentes lésions que nous avons décrites ; l'infiltration laryngée, toujours localisée aux aryténoïdes ou à l'épiglotte, ne se retrouve dans aucune autre affection, elle est distincte, de par son aspect et sa localisation, de la pachydermie des *laryngites chroniques simples*, des œdèmes *brightiques* ou inflammatoires simples.

L'ulcération ne ressemble à aucune autre ; elle a comme caractères d'être superficielle, de présenter des bords dentelés et d'avoir une localisation presque toujours postérieure ; les lésions ulcératives sont, en outre, généralement multiples. Dans la *syphilis*, au contraire, les ulcérations sont profondes, taillées à pic ; les bords sont rouges, ainsi que la muqueuse avoisinante ; on a dit que la syphilis *mord*, tandis que la tuberculose *ronge*. .

De plus, les douleurs, la dysphagie, si accusées dans la tuberculose, sont nulles dans la syphilis.

Il faut savoir cependant qu'il existe des *formes hybrides* et qu'on peut voir des manifestations de ces deux infections se combiner ; on retrouve alors les caractères des deux maladies, sans pouvoir nettement les distinguer l'une de l'autre.

L'ulcération *cancéreuse*, ainsi que nous le verrons, est unique, s'accompagne d'immobilisation de la région où elle se développe, présente des bords végétants, ulcéreux, saignants et très douloureux, bien plus que les ulcérations tuberculeuses.

Les végétations tuberculeuses présentent un aspect tout à fait particulier, de coloration pâle ; elles sont plus ou moins pédiculisées ; elles sont multiples ; de surface irrégulière ; baignant souvent dans le pus et reposant sur une muqueuse altérée, ulcérée plus ou moins ; ce sont là autant de caractères qui permettront de les différencier des *papillomes du larynx* et des autres tumeurs à évolution bénigne.

Traitement. — Indications. — Le traitement de la tuberculose laryngée doit être à la fois général et local, il est hors de doute aujourd'hui que le traitement général doit avoir, dans les formes secondaires, la plus large place, et même dans les formes graves il devra être uniquement institué, le traitement local n'étant plus ici qu'un simple palliatif.

Lorsque les lésions pulmonaires sont peu marquées, le traitement local pourra être très actif et, en particulier dans les formes primitives, amener rapidement la guérison du malade.

Traitement général. — Le traitement général a pour but de fortifier le terrain, ce qui permettra au malade de lutter contre l'invasion locale : il faudra lui faire faire des cures de repos, de régime, de soleil, exiger le séjour à la campagne.

Le traitement sera également *prophylactique*, en ordonnant chez un tuberculeux pulmonaire, au début, de garder le repos vocal, de changer ses habitudes hygiéniques, en lui défendant l'usage du tabac et de l'alcool.

Ce n'est que lorsque l'état général sera satisfaisant que l'on sera en droit d'entreprendre un traitement local actif, sinon il ne pourra être que palliatif.

Traitement local. — Le traitement local est variable suivant la période à laquelle on observe le malade.

1º A la première période, il devra être surtout hygiénique il faut soustraire le malade à tout ce qui peut lui nuire, à tout ce qui peut irriter son larynx on lui ordonnera le repos absolu de la voix, on lui prescrira des inhalations avec des principes volatils par exemple :

Teinture d'eucalyptus....................	}	10 grammes.
Teinture de benjoin......................		
Alcool à 80°...........................	50	—
Eau de laurier-cerise	200	—

Mettre une cuillerée à soupe de ce mélange dans un bol d'eau bouillante, *en inhalations* à faire trois fois par jour.

Ces inhalations sont décongestionnantes et calmantes ; on pourra prescrire également, si elles sont bien tolérées et si elles ne produisent pas de nausées, des *pulvérisations* avec le pulvérisateur à chaudière, pulvérisations chaudes et alcalines avec du benzoate de soude à 3 p. 100 ; mais, en général, à la première période, il faut se dispenser de traitement très actif.

2° A LA SECONDE PÉRIODE, on peut se trouver en présence de trois ordres de lésions : l'ulcération, la végétation et l'infiltration. *Contre l'ulcération,* on prescrira au malade des calmants et des désinfectants ; la meilleure façon pour les administrer sera de lui faire faire des pulvérisations devant le petit pulvérisateur à chaudière, en lui recommandant de se bien tirer la langue et en mettant dans ce pulvérisateur une solution phéniquée qui agira à la fois comme désinfectant, cicatrisant et calmant de la douleur ; une bonne formule est la suivante :

Acide phénique........................	2	grammes.
Résorcine	4	—
Benzoate de soude.....................	6	—
Eau distillée...........................	200	—

Le médecin pourra faire également des pansements après anesthésie locale, pansements cicatrisants, en se servant, lorsqu'il y a infection consécutive à l'ulcération, de solution phéniquée dans l'huile à 1 p. 20. Ruault recommande l'usage du phénol sulforiciné à 1 p. 5.

Mais le véritable cicatrisant des lésions tuberculeuses c'est l'*acide lactique*, que l'on emploiera après cocaïnisation préalable, car son emploi est toujours douloureux et peut déterminer des spasmes de la glotte. Les pansements seront renouvelés tous les trois ou quatre jours.

Contre les végétations, il n'y a point d'autre traitement que le traitement chirurgical, lorsque l'état général le permet ; l'ablation à la pince-curette (fig. 112), ou à la curette (fig. 113) de toutes les végétations doit être effectuée.

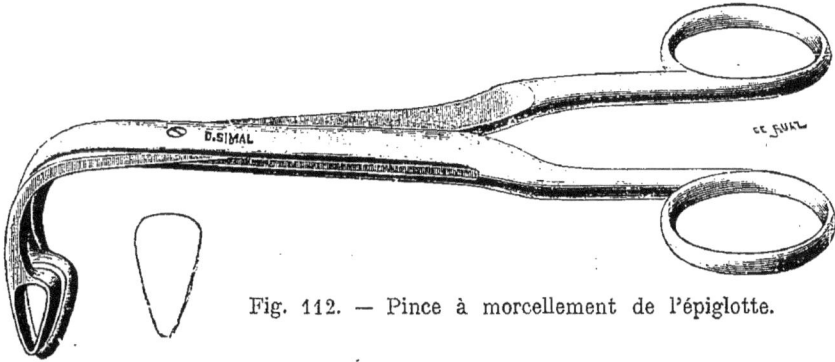

Fig. 112. — Pince à morcellement de l'épiglotte.

Elle laisse, une fois l'opération terminée, à leur emplacement des ulcérations qu'il est toujours facile de cicatriser par l'emploi de l'acide lactique. On obtiendra les meilleurs résultats de ces deux traitements combinés.

Contre l'infiltration, nous sommes généralement désarmés. Les *galvanocautérisations*, les pointes de feu *profondes* dans l'épaisseur de la muqueuse aryténoïdienne sont indiquées pour détruire à la fois et l'infiltration et les reliquats que la pince et l'acide lactique n'auront pas pu atteindre. Luc a bien décrit la technique de cette méthode à laquelle il doit de beaux succès (1).

3º A LA PHASE TERMINALE, le traitement ne sera plus guère que *palliatif* ; il s'agira de calmer la dysphagie et les douleurs atroces, de soulager les derniers moments d'un

(1) Voir Luc, Traitement de la tuberculose laryngée, annexe à Leçon sur les suppurations de l'oreille. 2e édition, J.-B. Baillière et fils, 1910.

malade irrémédiablement perdu. On aura recours aux pulvérisations calmantes, suivant la formule

Chlorhydrate de cocaïne...................	0^{gr},50
Chlorhydrate de morphine	1 gramme.
Antipyrine...............................	2 grammes.
Benzoate de soude.......................	4 —
Eau distillée............................	100 —

En pulvérisations de dix minutes, deux ou trois fois par jour.

On pourra *insuffler des poudres dans le larynx*, à l'aide de lance-poudres, ou le malade pourra agir lui-même en se servant du tube Leduc ; il pourra se servir d'une poudre ainsi formulée :

Orthoforme.............................	5 grammes.
Chlorhydrate de cocaïne	0^{gr},20
Sucre de lait...........................	20 grammes.

On insufflera cette poudre de préférence avant le repas, pour essayer de calmer les douleurs de la déglutition.

Enfin les injections de morphine peuvent être utiles, associées à cette médication locale, à la phase tout à fait ultime.

En terminant, nous voudrions dire quelques mots de l'utilité de la TRACHÉOTOMIE DANS LA TUBERCULOSE LARYNGÉE. Indépendamment des cas où elle s'impose, lorsqu'il y a menace d'asphyxie, en présence d'un malade atteint de laryngite tuberculeuse, surtout lorsque les lésions ont une évolution plutôt intralaryngée, et en outre lorsque l'état général est bon et qu'il y a peu de lésions pulmonaires, il ne faut pas craindre de tenter cette opération de façon même précoce. En isolant le larynx, en le mettant à part et en dehors de toute irritation, la trachéotomie permet d'arriver à la cure radicale des lésions intralaryngées ; elle devrait, selon nous, être faite beaucoup plus souvent. Elle supprime en tout cas les douleurs de la période terminale ; grâce à elle, la dysphagie disparaît complètement. Nous avons observé de nombreux tuberculeux trachéotomisés qui ont eu, après l'opération, un soulagement, une survie et même dans certains cas, où l'état général était resté bon, une guérison tout à fait inespérée.

Ce qu'il ne faut pas faire. — Il faut que le médecin ait beaucoup de circonspection dans les prescriptions du traitement de la tuberculose laryngée, sinon il s'expose à nuire à son malade ; c'est ainsi qu'en règle absolue il ne *faut entreprendre de traitement local actif* que orsqu'il n'y a pas de fièvre et que l'*état général est satisfaisant.* Que de fois le larynx tuberculeux a été traumatisé intempestivement par des cautérisations, des badigeonnages qui n'ont eu d'autre résultat que de précipiter les lésions laryngées (1). Il ne faut, en tous cas, à aucun moment, sauf peut-être dans les cas très rares de laryngite primitive, faire passer le traitement local avant le traitement général.

N'envoyez pas vos malades, sous prétexte de cure d'air, au bord de la mer, le *climat maritime* donne des poussées congestives du côté du larynx ; il en est de même des stations sulfureuses, et en particulier des *eaux sulfureuses en boisson,* qui, pour les phtisiques, *sont très dangereuses.* Il convient aussi de ne point faire faire au malade, sous prétexte d'exercice, des *efforts de la voix* ; il doit, au contraire, laisser son larynx absolument au repos.

Formes de la tuberculose laryngée.

TUBERCULOSE MILIAIRE AIGUË. — Il s'agit ici plutôt d'une tuberculose pharyngée à extension laryngée bien plus que d'une localisation spéciale dans le larynx ;

---

(1) Il y a dans le traitement local de la tuberculose laryngée une question de doigté difficile à acquérir, et, pour le praticien non spécialisé, l'abstention avec un traitement général bien dirigé sera encore la meilleure façon d'être utile à son malade.

elle est caractérisée par des granulations qui envahissent tout le pharyngo-larynx et principalement l'épiglotte, laissant après elles des ulcérations plus ou moins confluentes à bords déchiquetés irréguliers. Souvent très étendues, elles donnent au malade des douleurs très vives. Il y a toujours, dans tous les cas, un état général très mauvais, et la marche de la tuberculose miliaire aiguë est toujours très rapide, amenant la généralisation et la cachexie à brève échéance ; il s'agit donc d'une forme à pronostic particulièrement grave. Le traitement, dans ce cas, doit être, on le conçoit, uniquement palliatif.

LUPUS DU LARYNX. — Il s'agit, dans le lupus du larynx, d'une forme atténuée et particulière de tuberculose.

C'est le plus souvent une propagation au larynx d'un lupus pharyngé ; mais, sans être très fréquent, le lupus *primitif du larynx* existe.

Le début de cette affection est très insidieux ; le malade n'a pas de douleurs, mais de la raucité vocale ; la laryngoscopie montre une sorte de gonflement rougeâtre avec mamelons rosés par places, ayant un aspect verruqueux, de coloration rouge pâle ; quelquefois, ces mamelons s'ulcèrent et amènent des cavités bourgeonnantes profondes ; les lésions lupiques partent généralement de l'épiglotte, suivent les replis aryténo-épiglottiques et atteignent la région aryténoïdienne ; ces lésions se guérissent par transformation fibreuse pouvant amener des sténoses du larynx ; d'autres fois, au contraire, elles gagnent en profondeur, amenant des périchondrites.

En tout cas, la marche de cette affection est très longue ; rarement on observe à sa suite de généralisation.

Le traitement local, ici généralement efficace bien plus que dans la tuberculose proprement dite, consiste en pulvérisations analogues à celles que nous avons indiquées pour la tuberculose, en attouchements à l'acide lactique ou au chlorure de zinc et même en scarifications ou curettage des végétations lupiques ; enfin, des pointes de feu profondes amènent la résolution des productions exubérantes.

TUMEURS DU LARYNX

Les tumeurs du larynx doivent être distinguées en tumeurs bénignes et en tumeurs malignes.

Tumeurs bénignes.

Les tumeurs bénignes du larynx sont généralement connues sous le nom de *polypes du larynx*.

Étiologie. — Ces tumeurs du larynx sont beaucoup plus fréquentes chez l'homme que chez la femme, dans la proportion de 1 p. 3.

C'est une maladie de l'âge adulte. Toutes les causes de laryngite chronique favorisent la production des polypes ; ce sont les poussées de laryngite aiguë, le malmenage et le surmenage de la voix, les excès de tabac et d'alcool.

Symptomatologie. — Signes fonctionnels. — On distingue, parmi les tumeurs bénignes du larynx, suivant leur nature, plusieurs groupes, mais toutes *donnent lieu à des signes fonctionnels à peu près pareils.*

Si la tumeur occupe l'une des deux cordes vocales, fait, du reste, le plus fréquent, les *altérations de la voix* sont celles qui frappent en premier lieu, à la fois le malade et le médecin. Ces troubles vocaux sont variables : c'est souvent d'abord simplement de la fatigue vocale, puis de l'enrouement, de la dysphonie, il y a *des faux pas* dans la voix. La voix peut s'éteindre brusquement et reparaître quelques secondes après : le polype est venu s'insinuer entre les cordes vocales, empêchant l'émission des sons ; ce signe est tout à fait caractéristique et, lorsqu'il existe, il fait diagnostiquer, *à priori*, l'existence d'un polype. L'aphonie peut devenir complète. Chez certains malades, la voix est nettement *bitonale* et le malade, pendant l'émission de la voix, fait entendre deux sons distincts. Il est évident

Fig. 113. — Curettes de Luc pour petites tumeurs laryngiennes.

que tous ces troubles n'existent que si le polype siège sur les cordes vocales.

La *toux* est rare et, lorsqu'elle existe, elle ne présente rien de caractéristique; elle est due plutôt à la laryngite concomitante.

Dyspnée. — La dyspnée, peu marquée pendant longtemps, n'existe que si la tumeur obstrue l'orifice glottique, mais elle est accrue également par la congestion et l'œdème du larynx qui sont symptomatiques de la laryngite aiguë ou chronique.

Chez les enfants, les troubles respiratoires prennent souvent la première place, et c'est à cause d'eux surtout qu'on est appelé à intervenir.

Signes laryngoscopiques. — L'examen au miroir ou avec la spatule-tube fait constater que ces tumeurs siègent la plupart du temps au niveau des cordes vocales;

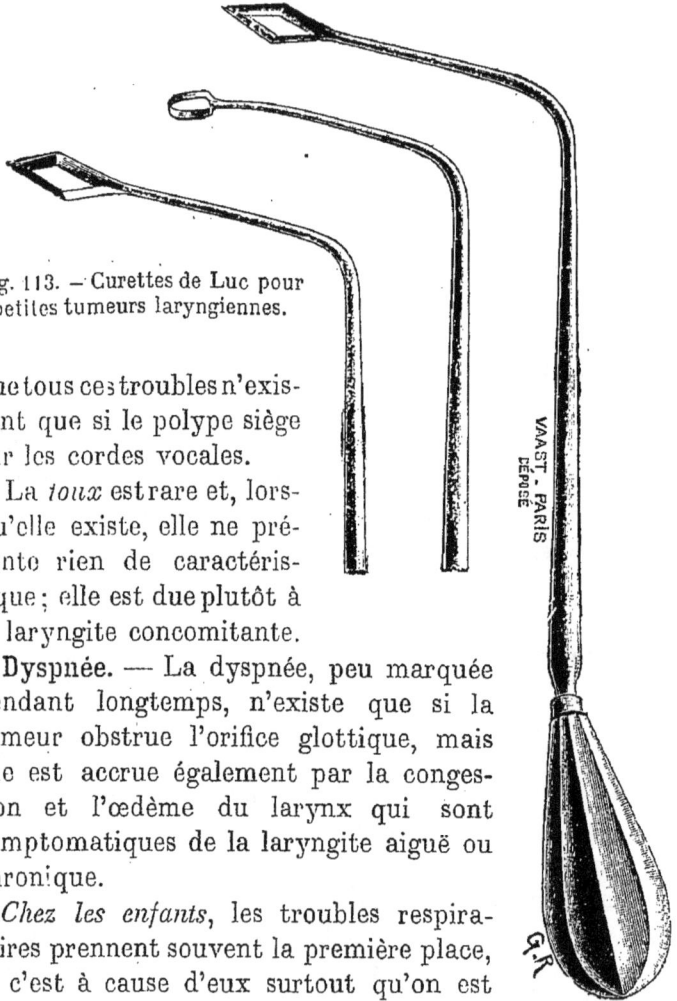

elles sont généralement uniques, sauf les papillomes qui, au contraire, sont presque toujours multiples.

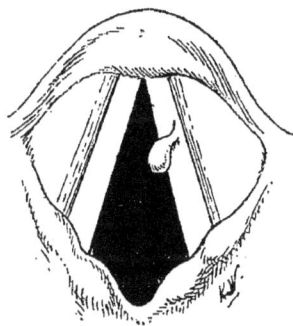

Fig. 114. — Polype du larynx pendant l'inspiration.

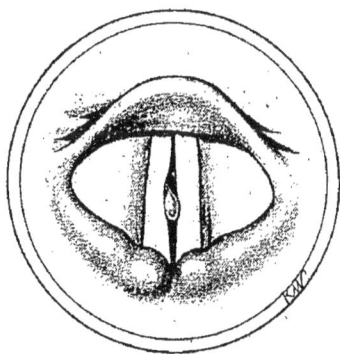

Fig. 115. — Aspect du polype pendant la phonation ; il est pris entre les deux cordes vocales qu'il écarte.

Variétés. — Papillomes. — Ils sont particulièrement fréquents dans l'enfance. Ils siègent surtout là où les papilles sont abondantes, c'est-à-dire dans *le tiers* antérieur des cordes vocales ; ils ont un aspect gris rosé, de forme arrondie, mais, lorsqu'ils sont multiples, ils prennent souvent des aspects mûriformes de tumeurs plus ou moins diffuses, avec des prolongements villeux. Ils présentent une mobilité assez grande et une consistance mollasse.

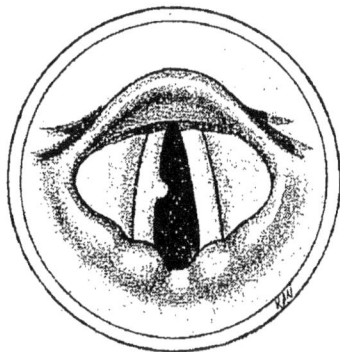

Fig. 116. — Fibrome de la corde vocale.

Fibromes. — Les fibromes sont ordinairement uniques, de volume variable (une graine de chènevis à un petit pois), de surface lisse, de forme arrondie, ils s'insèrent généralement directement sur la corde vocale, sans pédicule. Leur coloration grisâtre tranche peu du reste de la corde.

Kystes. — Les kystes siègent non seulement sur les cordes vocales, mais encore sur les deux faces de l'épiglotte, où ils atteignent quelquefois le volume d'une noisette. Lisses et unis à leur surface, ils ont un aspect transparent. Ils résultent généralement de l'oblitération d'une glande, leur cavité est formée aux dépens du cul-de-sac glandulaire et du canal excréteur dont l'orifice est obstrué.

Myxomes. — Les *myxomes* sont assez rares dans le larynx.

Ce sont des tumeurs molles, rosées, sessiles, d'aspect gélatiniforme, ressemblant aux polypes des fosses nasales ; c'est cet aspect tout particulier qui permet d'en faire le diagnostic *de visu*.

Les *adénomes* et les *lipomes* sont rares, et ceux que l'on a signalés occupent l'épiglotte.

Les *angiomes* sont également des raretés ; nous en avons observé un sur le repli aryténo-épiglottique, il présentait la grosseur d'un grain de raisin, d'aspect régulier et de coloration lie de vin ; sa surface était multilobée. Ils siègent généralement au pourtour ou sur l'épiglotte ; ils semblent dus, soit à des varices laryngées, soit à la rupture d'un petit vaisseau dans les tissus sous-muqueux.

On distingue encore dans le larynx des *enchondromes*, mais de façon tout à fait exceptionnelle.

Il faut savoir aussi, ainsi que Moure l'a bien mis en relief dans son étude sur cette question, qu'il existe dans le larynx des *tumeurs mixtes* ; c'est ainsi que l'on rencontre des chondro-fibromes, des angio-myxomes, etc.

Marche. Durée. Pronostic. — La *marche* des tumeurs bénignes est très lente ; elles mettent souvent longtemps avant d'atteindre un volume suffisant pour amener des troubles. En particulier lorsqu'elle s'insère en dehors des cordes vocales, la tumeur n'est diagnostiquée que lorqu'elle détermine des troubles respiratoires bien nets, c'est-à-dire quand son volume est déjà assez considérable.

La terminaison peut se faire par ouverture de la poche, s'il s'agit d'un kyste, ou par expulsion spontanée lors d'une quinte de toux, quand la tumeur est pédiculée.

Mais il faut savoir que, pour bénignes qu'elles soient de par leur nature, ces tumeurs peuvent, dans une région aussi étroite que la glotte, déterminer des *phénomènes d'asphyxie tout à fait graves*. Si l'on ajoute à cela la transformation toujours possible *de ces tumeurs bénignes en tumeurs malignes*, la fonction vocale du larynx qui se trouve tout à fait compromise, on voit que le *pronostic* de ces tumeurs *peut être grave*, et que le traitement doit être aussi radical que possible.

Diagnostic. — Le *diagnostic du polype du larynx* est généralement facile à faire à l'examen laryngoscopique. Il s'agit d'une tumeur qui s'est développée sur la corde vocale sans s'accompagner d'altération de la muqueuse avoisinante. L'examen histologique d'un fragment enlevé dans les cas douteux élucidera le diagnostic.

Les *végétations tuberculeuses, syphilitiques* ont des caractères spéciaux s'accompagnant de lésions tout à fait typiques qui ne laissent aucun doute dans l'esprit.

Traitement. — **Extirpation.** — C'est évidemment le seul traitement à appliquer aux polypes du larynx, la chose est actuellement tout à fait jugée, l'indication d'opérer s'impose dans tous les cas, la question est de savoir si l'on doit opérer par voie artificielle ou par voie naturelle.

1º Voies naturelles.—Les voies naturelles sont évidemment préférables à tous les points de vue, elles nous donnent la satisfaction d'enlever le polype par une opération qui crée un minimum de traumatisme sur le larynx et il est indiqué d'y recourir aussi souvent qu'on peut.

On procède toujours de la façon suivante : comme instruments on se sert de pinces à formes spéciales (pinces de Ruault, pinces de Moritz-Schmidt). Vous choisirez

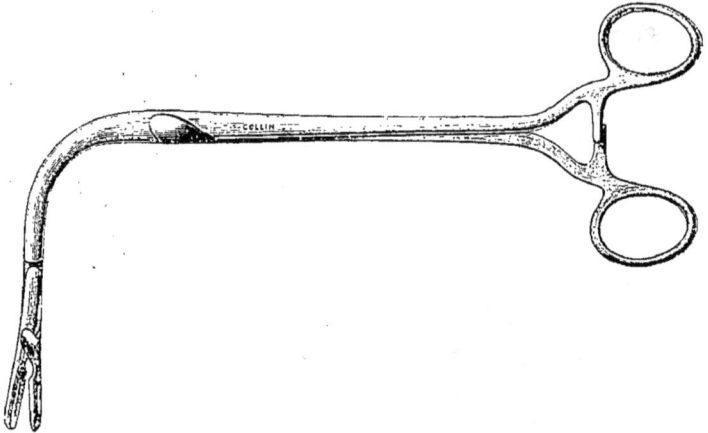

Fig. 117. — Pince à polypes.

une bonne pince laryngée dont les mors saisissent et serrent sur place sans mouvement de recul. Tous les instruments qui ne présentent pas ces qualités essentielles devront être bannis de votre arsenal.

Anesthésie. — La cocaïnisation, non seulement du larynx, mais aussi de la région sous-glottique, sera exactement faite. On ne doit commencer l'intervention que lorsque l'anesthésie est tout à fait complète, après avoir essayé la sensibilité du larynx avec le porte-ouate.

Technique opératoire. — Tandis que le sujet se tire la langue, l'éclairage étant bien dirigé, le médecin, inspectant, avec le miroir tenu de la main gauche, toute la cavité laryngée, prend la pince tout ouverte de la main droite et la dirige dans la cavité laryngée qu'il a sous la vue, vers le polype à enlever. Lorsqu'il est bien assuré qu'en fermant les mors de la pince, le polype va se trouver pris, il suffit de les faire jouer et de retirer l'instrument pour ramener la tumeur.

Soins consécutifs. — Il convient de laisser simplement le malade au repos vocal, de lui prescrire le séjour à l'appartement pendant un ou deux jours, pour éviter tout refroidissement, et la voix reprend rapidement sa tonalité normale.

L'opération, comme on le voit, peut se faire par *laryngoscopie indirecte*, mais, grâce à l'usage du tube-spatule, elle peut être faite également par *laryngoscopie directe ;* le larynx, par cette exploration, étant pour ainsi dire, directement sous la vue (Voy. page 191). C'est même la seule façon d'enlever les polypes difficiles à atteindre par les voies naturelles (ceux de la région sous-glottique, polypes sessiles, commissure antérieure). Chez les enfants en particulier, les papillomes diffus peuvent être enlevés par la laryngoscopie directe ; l'opération a lieu alors sous le chloroforme, la tête très renversée en arrière. Nous avons eu l'occasion d'opérer par cette dernière méthode trois enfants atteints de papillomes qui, autrefois, auraient nécessité une intervention externe.

Ce qu'il ne faut pas faire. — L'ablation d'un polype du larynx est une intervention facile à la condition de respecter, point pour point, les règles que nous avons énumérées plus haut.

Le praticien ne doit pas commencer *l'opération avant de s'être assuré que la cocaïnisation est bien complète* ; il ne négligera pas d'insensibiliser la région sous-glottique, point de départ de réflexes. Il s'assurera aussi qu'en fermant les mors de la pince, il prend la tumeur et pas plus qu'elle, pour éviter toute lésion des parties avoisinantes, tout arrachement des cordes vocales.

Il convient, lorsqu'on se trouve en présence d'un malade à opérer, si l'on prévoit que l'extraction sera difficile, en particulier lorsqu'il y a des contractions, des nausées sur lesquelles la cocaïnisation n'a aucune prise, de pratiquer une sorte d'*éducation* du malade, en faisant, avant l'extraction proprement dite, plusieurs séances d'exploration et de cocaïnisation préalables. En tout cas, il ne faut point s'obstiner et, lorsqu'on ne pense pas pouvoir extraire la tumeur dans une première séance, il vaut mieux renvoyer l'intervention à quelques jours plus tard.

Enfin, n'oubliez pas cette règle absolue de ne saisir avec la pince dans le larynx qu'exactement sous la vue, sinon, vous vous exposerez aux plus graves mécomptes.

Une précaution utile avant l'intervention consiste à faire prendre au malade 2 à 4 grammes de bromure dans une potion ; on calme ainsi beaucoup de réflexes qui gênent le plus les manœuvres intralaryngées.

2° Voie artificielle. — L'intervention par la voie externe présente des indications tout à fait *restreintes*, elle se pratique par *laryngotomie-thyrotomie*. Elle est indiquée seulement dans les cas de tumeurs inopérables par les voies naturelles ; ces cas sont, on le comprend, tout à fait exceptionnels (1).

Dans le cas de *papillomes* chez les enfants, la simple trachéotomie, suivie du port prolongé de la canule laissant l'organe au repos, peut amener la disparition des excroissances, sans qu'il soit nécessaire d'intervenir directement sur le larynx.

NODULES VOCAUX. — Au nombre des tumeurs bénignes du larynx, on peut ranger *les nodules vocaux*, affection curieuse décrite pour la première fois par Turck en 1866.

Les nodules sont constitués par des sortes de petits épaississements de la corde vocale, de couleur grise blanchâtre, qui, généralement doubles et symétriques, siègent à l'union de son tiers antérieur et de son tiers moyen.

---

(1) Dans ces dernières années, nous avons opéré par la laryngoscopie directe des polypes insérés au tiers antérieur de la corde vocale qui, autrefois, auraient nécessité la thyrotomie.

Pathogénie. — *La nature et la pathogénie* de ces nodules ont suscité de nombreux travaux. Pour expliquer leur production, la théorie généralement admise aujourd'hui est qu'ils sont constitués par des épaississements de l'épithélium ; il s'agit là véritablement de *sortes de petits durillons de la corde vocale* ; ils ont comme cause le surmenage et surtout le malmenage vocal.

Pour expliquer leur siège, toujours le même, au niveau du tiers antérieur, il suffit de se rendre compte que c'est

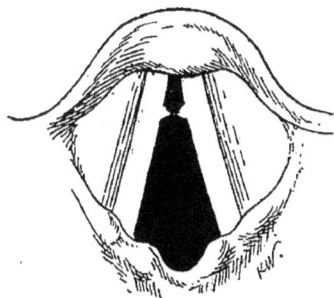

Fig. 118. — Nodules vocaux (inspiration).

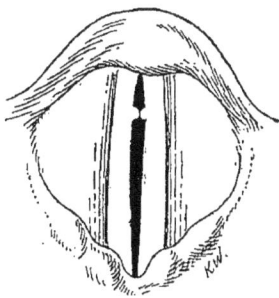

Fig. 119. — Nodules vocaux (phonation).

en ce point principalement, un peu en avant de leur milieu, que les cordes vocales se touchent, en particulier au moment du passage de la voix de poitrine à la voix de fausset.

Symptomatologie. — De la difficulté à chanter, à retrouver certaines notes, en particulier dans l'aigu, de l'enrouement ensuite, ce sont là les symptômes pour lesquels le malade vient généralement nous consulter. Il peut exister aussi de la dysphonie vocale, c'est-à-dire que le sujet émet deux sons en chantant. Plus tard la voix devient enrouée et le chant est tout à fait impossible ; c'est donc une affection qui a souvent de la gravité, car elle *atteint les professionnels de la voix.*

L'examen laryngoscopique montre la présence de ces petites tumeurs généralement symétriques, acuminées et sessiles sur la muqueuse qui les supporte; elles ont la grosseur d'un grain de mil, et siègent, comme nous l'avons vu, au tiers antérieur des cordes vocales. Comme elles sont symétriques, lorsque l'on fait émettre un son, elles se rapprochent et divisent véritablement la glotte en deux parties, antérieure et postérieure.

Traitement. — Le traitement doit être avant tout *hygiénique et prophylactique,* en supprimant les causes qui ont donné naissance aux nodules, en laissant le malade au *repos vocal,* en veillant surtout à ce qu'il n'existe plus de malmenage vocal. On pourra voir, dans les cas récents, le nodule pour ainsi dire disparaître de lui-même, et pour qu'il n'y ait pas récidive, on surveillera ultérieurement la méthode que le malade emploie pour chanter.

Si, fait très rare, on est obligé d'opérer ces nodules, on peut soit les enlever avec des pinces à petits mors soit appliquer à leur surface une pointe de galvanocautère.

Mais, dans ce cas, méfiez-vous et ne promettez pas trop au malade, car bien souvent, après cette intervention, la voix ne sera que peu améliorée : quoi qu'on fasse, on lèse toujours plus ou moins la corde vocale. C'est ici qu'il importe au médecin d'user de la plus grande prudence, car il assume en opérant les plus grandes responsabilités. Il ne devra opérer que contraint et forcé.

Toutefois nous avons actuellement dans la *laryngoscopie directe* une méthode sûre qui permet l'abord direct de la corde vocale et l'extirpation de ces petites tumeurs, en les énucléant pour ainsi dire (1).

---

(1) Nous avons eu l'occasion, dans ces derniers temps, d'opérer par la voie directe toute une série de nodules qui avaient échappé aux procédés jusque-là employés (*Soc. Belge de Laryngol.*, juillet 1912).

ÉVERSION DES VENTRICULES. — Cette affection a été décrite à tort, très longtemps, sous ce nom qui sert encore aujourd'hui à la désigner ; il s'agit, non pas, comme le titre l'indique, d'une sorte de luxation, d'un retournement de la muqueuse ventriculaire, mais uniquement d'une saillie de la muqueuse qui tapisse ces portions ; il s'agit *d'une sorte de bourrelet inflammatoire de la muqueuse qui fait saillie dans la cavité du larynx.*

Elle succède à des inflammations successives du larynx. Dans les laryngites aiguës ou chroniques, elle est constituée par une sorte de tumeur du ventricule qui le remplit presque en totalité ; elle peut même faire saillie au-dessus des cordes vocales, ressemblant à un véritable polype.

Les signes auxquels cette affection donne lieu sont en somme ceux des tumeurs bénignes du larynx développées en dehors des cordes vocales. La voix est peu ou point altérée, il n'y a de troubles respiratoires que lorsqu'elle atteint un volume suffisant ; l'examen laryngoscopique révèle au lieu et place de l'orifice ventriculaire une saillie rouge, lisse, située en dehors de la corde vocale ; elle se continue avec la bande ventriculaire. Si on la touche avec le porte-coton laryngé, on voit que cette tumeur est molle et en partie réductible dans la cavité du ventricule.

Étant donnés ces caractères, on se rend compte que le diagnostic de cette lésion sera facile dans la plupart des cas.

Traitement. — Le traitement consiste en l'extirpation de cette masse à la pince par morcellement, ou par galvanocautérisation ; tous les autres procédés, telle la réduction proposée par différents auteurs, ne donnent pas de résultats bien durables.

LARYNGOCÈLE. — La laryngocèle est une affection rare, c'est une *tumeur gazeuse* qui se développe soit en dedans, soit en dehors du larynx, à l'occasion d'un effort brusque. La laryngocèle peut donc être *extralaryngée* ou *intralaryngée*.

Lorsqu'elle est *extralaryngée*, elle est constituée par une tumeur qui siège sur les côtés de la face antérieure du larynx, tumeur du volume d'un œuf et même plus, molle, sonore à la percussion, qui s'exagère dans l'effort et qui peut être réduite par la pression.

Quand elle est *intralaryngée*, on voit une sorte de gonflement qui se produit au moment de l'effort dans la partie supérieure de la bande ventriculaire, ressemblant à une sorte de petit ballon de baudruche, qui apparaît dès que le malade essaie d'émettre un son ; il s'agit de tumeur, de hernie de la muqueuse et des parties molles sous-jacentes, entre les pièces cartilagineuses du larynx. Dans certains cas, une disposition congénitale semble favoriser la formation de cette tumeur, en particulier le prolongement des ventricules de larynx (qui peut s'étendre jusqu'au voisinage de l'os hyoïde) (Virchow).

Traitement. — On essaiera de réduire cette poche et de la maintenir réduite à l'aide d'appareils de contention improvisés, bandes, gaze ; si elle gêne réellement le malade, on pourra en pratiquer l'extirpation en l'incisant, en enlevant complètement la poche et en suturant les plans profonds au catgut et superficiellement la peau à l'aide de crins de Florence.

Tumeurs malignes (Cancer du larynx).

On distingue généralement les cancers du larynx en deux grandes catégories suivant leur siège : *les cancers intrinsèques*, ou cavitaires, qui se développent primitivement dans le larynx, et *les cancers extrinsèques*, qui atteignent tout ce qui entoure l'orifice supérieur du larynx, l'épiglotte, les replis aryténo-épiglottiques, glosso-épiglottiques et les bandes ventriculaires. Un certain nombre de caractères leur sont communs, mais ils se distinguent les uns des autres par des signes particuliers.

Étiologie. — Causes prédisposantes. — Le cancer du larynx est une affection qui se développe dans la deuxième moitié de la vie, principalement à l'âge adulte. L'hérédité joue un rôle dans son étiologie ; on retrouve ici l s causes déterminantes ordinaires locales, le tabac, l'alcool, etc., que nous avons incriminées à propos des diverses laryngites.

Enfin, comme nous l'avons dit, les tumeurs bénignes peuvent se transformer en tumeurs malignes.

Symptômes fonctionnels. — Les signes fonctionnels sont, on le conçoit, variables suivant que la tumeur est intra ou extralaryngée.

Les **altérations de la voix** seront précoces dans le cas de tumeur intralaryngée. C'est de l'enrouement, qui pendant très longtemps, deux, trois ans, et même davantage, attire uniquement l'attention du malade : cet enrouement tenace, qui amène bientôt de la raucité de la voix, lui donnant un timbre tout spécial, rude et ligné, c'est la *voix de bois* ; à une période plus avancée, l'aphonie peut être complète.

La *déglutition*, au contraire, peut être troublée très tardivement, dans le cas de cancer intralaryngé ; elle est beaucoup plus précoce lorsque le cancer s'est développé en dehors du larynx.

Les **douleurs** sont très marquées dès que la tumeur s'ulcère ; elles présentent une intensité, une unilatéralité tout à fait typiques, avec irradiations du côté de l'oreille, et aussi vers la nuque ; elles sont exagérées par la déglutition des liquides, des solides et même par la déglutition à vide.

Les **troubles respiratoires,** nuls au début, sont toujours très marqués à la période d'état ; c'est en particulier lorsque la tumeur occupe les bandes ventriculaires qu'ils peuvent être précoces. La respiration, de par l'immobilisation de la région atteinte, prend un timbre tout particulier, une rudesse qui lui fait donner le nom de respiration *ligneuse*, le tirage ne tarde pas à s'établir et l'apnée peut devenir rapidement complète. Mais ce qu'il est plus fréquent de constater, ce sont *des accès de suffocation* qui surviennent de temps à autre, en particulier la nuit, dans la position horizontale, accès de suffocation qui mettent la vie du malade en danger pendant quelques minutes et qui se calment sans laisser une grande gêne respiratoire ; il faut être prévenu de ces faits pour conseiller en temps utile une intervention (trachéotomie) au malade qui vient nous consulter.

Lorsque la tumeur est extralaryngée, les troubles respiratoires n'apparaissent qu'à une période ultime, lorsqu'il existe une extension de l'infiltration à tous les replis de la portion supérieure du larynx ou lorsque la tumeur, par son volume, obstrue complètement l'ouverture de cette cavité.

L'*expectoration* est souvent abondante dans le cas de néoplasme *extrinsèque*, le malade rend une salive gluante, épaisse, filante qu'il a de la peine à cracher et à arracher du fond de la bouche. Elle contient quelquefois de petits filets de sang et c'est là un caractère qui indique presque à coup sûr sa malignité. A une période plus avancée, cette expectoration devient mucopurulente, renferme même des débris de tumeur sphacélés et peut déterminer des hémorragies souvent abondantes et même mortelles.

Signes physiques. — C'est l'examen laryngoscopique qui, le premier, donne la clef du diagnostic et qui permet d'affirmer le cancer de façon presque certaine à une période même précoce, c'est-à-dire lorsqu'une intervention utile pourra être proposée au malade.

Ce qui frappe à l'examen laryngoscopique au début d'une tumeur maligne, c'est l'existence d'une sorte d'épaississement rouge, légèrement mamelonné, qui augmente le volume de la corde vocale ou de l'aryténoïde siège du néoplasme. Ce qui semble particulier, c'est l'*immobilisation de la corde vocale*, celle de l'aryténoïde sur laquelle s'insère la tumeur maligne. Aucune autre tumeur ne donne lieu à une infiltration pareille qui apparaît très nette si l'on fait mouvoir le larynx dans la phonation : la corde vocale et l'aryténoïde sont immobilisés.

Plus tard, la tumeur présente des aspects distincts suivant que l'on a affaire à un épithélioma ou à un sarcome ; s'il s'agit d'un *épithélioma*, on observera une tumeur bourgeonnante rougeâtre, qui envahit tout ou une partie de la corde vocale, qui s'accompagne d'œdèmes périphériques, qui est r. couverte de détritus grisâtres, sanieux et saignant au moindre contact avec le porte-coton ; dans le *sarcome*, tumeur plus rare et généralement extralaryngée, il s'agit d'une tumeur

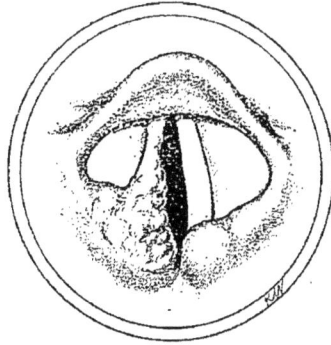

Fig. 120. — Cancer du larynx, forme infiltrante ulcéreuse.

lisse, de coloration rouge ou jaunâtre, pouvant atteindre un volume assez considérable et qui présente une évolution généralement plus rapide que celle de l'épithélioma.

Les signes physiques tirés de l'*examen du cou* ne donnent aucun renseignement, pendant une longue période, en ce qui concerne les cancers *intrinsèques*, l'*envahissement ganglionnaire* est en effet tardif dans cette variété de cancer. Au contraire il est plus précoce dans le cas de cancer du pourtour du larynx; on observe alors des ganglions indurés douloureux, adhérents, qui se développent dans la région angulo-maxillaire. Quant aux modifications externes du larynx proprement dites, l'épaississement des cartilages, le développement et l'infiltration des régions avoisinantes que l'on peut apercevoir directement par le palper extérieur, ils constituent des signes de la phase avancée. Les ganglions qui sont pris à une période tardive dans le cas de cancer intrinsèque, et qui font corps pour ainsi dire avec l'organe, sont les sous-sterno-mastoïdiens. On peut signaler également comme signe fourni à la palpation, l'immobilisation du larynx, en particulier dans le sens transversal, on n'entend plus cette sorte de crépitation caractéristique de l'état normal, due au jeu du cartilage thyroïde sur le cricoïde.

Marche, Durée. — La marche du cancer du larynx est variable suivant sa forme et suivant son siège ; les cancers extralaryngés, qui sont exposés à des irritations de voisinage, ont une marche beaucoup plus rapide que les cancers intrinsèques ; au contraire, les cancers des cordes vocales ont une évolution beaucoup plus lente, pouvant durer deux, trois ans, même davantage.

Dès que l'ulcération apparaît, on peut dire que la terminaison fatale est proche.

La diffusion ganglionnaire indique une extension de mauvais augure et une issue fatale à brève échéance.

La terminaison est toujours mortelle, le cancéreux meurt ou par asphyxie, ou par inanition, en particulier dans les formes extrinsèques qui entravent la déglutition. La mort peut résulter des phénomènes de compression qui s'exercent du côté des récurrents et même du pneumogastrique ; l'*hémorragie* constitue quelquefois une complication fatale, d'autant qu'il est presque toujours impossible d'y remédier.

Diagnostic. — *a*) Le diagnostic, très utile à faire à la période *de début*, présente alors quelques difficultés; l'immobilisation de la région sur laquelle s'insère une TUMEUR non pédiculée doit faire penser d'emblée au cancer, c'est là un signe qu'il faut avoir toujours présent à l'esprit. En outre, cette tumeur présente comme caractère d'être toujours unique et de ne pas s'accompagner de lésions de la muqueuse avoisinante.

La *tuberculose* laryngée, la *syphilis* laryngée ne présentent aucun de ces caractères typiques, les *végétations tuberculeuses* sont en effet toujours multiples, s'accompagnent d'altérations de la muqueuse avoisinante ; la *gomme* est plus difficile à diagnostiquer ; on n'oubliera pas qu'elle se localise surtout à la partie antérieure du larynx, à l'épiglotte, aux bandes ventriculaires. La marche de la gomme est beaucoup plus rapide.

b) Lorsqu'il y a ULCÉRATION, l'ulcération cancéreuse est bourgeonnante, sanieuse, douloureuse, elle est bien distincte de l'ulcération *syphilitique*, qui est taillée à pic, présente un fond bourbillonneux et s'accompagne d'œdème de la muqueuse avoisinante. Les *ulcérations tuberculeuses* sont multiples, ont un aspect mité superficiel tout à fait caractéristique.

Enfin, si l'on hésite particulièrement entre la syphilis et le cancer, le *traitement pierre de touche* aura vite fait de trancher le diagnostic ; en tout cas, dans les formes douteuses l'*examen histologique* d'un fragment enlevé à la pince permettra toujours de dire à quelle variété de tumeur on aura affaire.

Traitement. — Le traitement du cancer du larynx dépend de la période à laquelle il nous est donné de l'observer. Si l'on arrive très tôt, si l'on a la chance de faire le diagnostic de façon précoce, on pourra tenter l'extirpation de la tumeur en totalité par des opérations diverses que nous indiquerons plus loin (Voy. page 285 et suivantes) ; sinon, on se bornera à un traitement uniquement *palliatif*, destiné à prolonger la vie du malade et à calmer ses souffrances.

Traitement chirurgical. — Lorsque l'on a affaire à une tumeur bien limitée au larynx, lorsqu'il y a peu ou pas d'engorgement ganglionnaire, on peut essayer d'en pratiquer l'EXTIRPATION : celle-ci peut avoir lieu par la *voie naturelle* ou par la *voie artificielle*.

L'extirpation par la voie naturelle est aujourd'hui généralement abandonnée, elle ne donne que des résultats bien trompeurs, et on tend de plus en plus à pratiquer, de façon plus radicale *l'extirpation aussi large que possible* de la tumeur.

Celle-ci peut être faite par des procédés tout spéciaux. La THYROTOMIE, dont nous indiquerons plus loin la technique, permet, après section sur la ligne médiane du cartilage thyroïde et ouverture du larynx, d'aller enlever la tumeur aussi largement que possible, mais on comprend que cette intervention ne sera suffisante que lorsque la tumeur n'a pas envahi des régions trop étendues du larynx, sinon elle devra céder le pas à la LARYNGECTOMIE TOTALE ou à l'HÉMI-LARYNGECTOMIE qui, dans ces dernières années, a donné des résultats satisfaisants entre les mains de ceux qui l'ont entreprise. Nous verrons plus loin quelle technique il faudra employer pour mener à bien cette opération (Voy. page 290).

Traitement palliatif. — Lorsque la tumeur est inopérable ou lorsque l'intervention est refusée par le malade ou son entourage, il convient néanmoins de calmer les douleurs et jusqu'à un certain point d'essayer d'arrêter la marche envahissante de la néoplasie.

Comme *désinfectant*, on prescrira, dans le larynx, des pulvérisations antiseptiques phéniquées faibles ou simplement alcalines ; les attouchements d'adrénaline, préconisés dans ces derniers temps par Mahu et que nous avons nous-même pratiqués, semblent retarder la marche de la tumeur ; s'il existe des phénomènes dyspnéiques, on pourra enlever à la pince les bourgeons saillants qui obstruent la lumière du larynx.

Dans le cancer, on devra faire de façon hâtive la *tra-chéotomie*, qui permet souvent des survies assez étendues ; nous en avons observé une de trois ans après la pose de la canule et certainement, si l'extirpation complète avait été faite dans ce cas, on aurait été très heureux de cette durée de la survie opératoire.

Contre les douleurs très viol ntes, on s'adressera à la *morphine* qu'il est indiqué parfois de pratiquer à haute dose.

Les rayons **X** ne donnent que des résultats bien incertains. Le radium est difficile ou même impossible à appliquer correctement dans le cancer du larynx.

NÉVROSES DU LARYNX

Les névroses du larynx peuvent porter soit sur la sensibilité de la muqueuse, soit sur la motricité des muscles du larynx.

PARALYSIES DU LARYNX

Avant d'aborder l'étude des paralysie laryngées, il est bon que le lecteur ait bien présente à l'esprit et se remémore la physiologie du larynx.

Chacun sait que cet organe préside à deux fonctions, la *respiration* et la *phonation*, la première involontaire, passive, la seconde volontaire et active.

Les muscles du larynx peuvent être divisés en 3 groupes : les *tenseurs*, les *constricteurs* qui sont phonateurs, et les *dilatateurs* qui sont respiratoires.

Les tenseurs sont les crico-thyroïdiens, les dilatateurs sont les crico-aryténoïdiens postérieurs ; tous les autres sont constricteurs.

Sauf le crico-thyroïdien, qui est innervé par le *laryngé supérieur*, le *récurrent* préside à l'innervation de tous les muscles du larynx, aussi bien respiratoires que phonatoires. Aussi les paralysies des récurrents amènent-elles un certain nombre de troubles liés à la double fonction qui est dévolue à ces nerfs.

La sensibilité de la muqueuse laryngée est fournie par

la branche interne du nerf laryngé supérieur qui nous apparaît ainsi comme nerf sensitif.

Le nerf récurrent est au contraire un nerf essentiellement moteur (1).

a) Les paralysies des muscles peuvent être dues *aux altérations des troncs nerveux.*

b) Elles pourront atteindre séparément ou simultanément les muscles animés par ces deux nerfs : par le récurrent (*paralysie récurrentielle*), ou par le laryngé supérieur (*paralysie du crico-thyroïdien*).

c) Elles peuvent être également d'origine *myopathique.*

d) Dans certaines affections, elles peuvent être *centrales.*

Paralysies par altération des troncs nerveux.

PARALYSIE DU NERF LARYNGÉ SUPÉRIEUR.

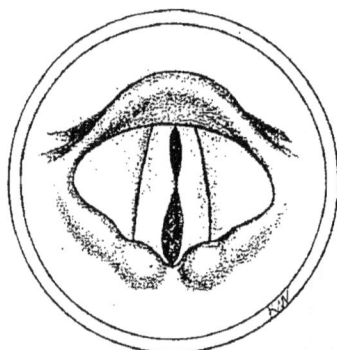

Fig. 121. — Paralysie du crico-thyroïdien (tenseur des cordes). Glotte sinueuse.

— **Étiologie.** — Elles sont généralement consécutives au *froid*, et s'observent alors à la suite de laryngites catarrhales aiguës simples ; elles se rencontrent également dans l'*hystérie*.

Symptomatologie. — Les crico-thyroïdiens tenseurs des cordes vocales étant paralysés, celles-ci ne sont plus tendues et la voix devient rauque et voilée. Au laryngoscope, les bords de la corde vocale sont ondulés, et si la paralysie est double, la glotte prend, pendant la phonation, un aspect fusiforme.

(1) Ces notions sont évidemment un *peu schématiques* et des recherches récentes prouvent que le récurrent renferme également des filets sensitifs. — En outre les deux nerfs laryngé supérieur et récurrent s'envoient mutuellement des anastomoses.

Le nerf laryngé supérieur étant également sensitif par sa *branche interne*, il en résulte de l'anesthésie de la muqueuse laryngée qui accompagne toujours cette paralysie et se révèle par l'absence de réflexes et de sensibilité au porte-coton.

PARALYSIE RÉCURRENTIELLE. — **Étiologie.** — Les paralysies récurrentielles reconnaissent comme causes des altérations du nerf dans l'un des points de

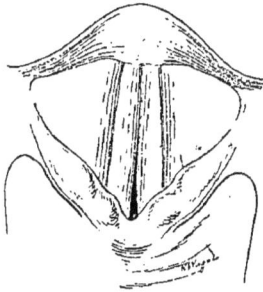

Fig. 122. — Paralysie récurrentielle double (au moment de l'inspiration). Les cordes sont presque accolées et aspirées.

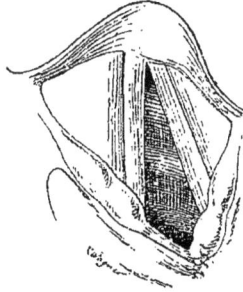

Fig. 123. — Paralysie récurrentielle unilatérale (droite) pendant l'inspiration.

son trajet, compression, névrite. L'*ectasie aortique* atteint le plus souvent le récurrent gauche. Le droit, à cause de ses rapports différents, sera comprimé plutôt par des dilatations de la sous-clavière.

Les *tumeurs du cou ou du médiastin* : les cancers de l'œsophage, l'adénopathie trachéo-bronchique, les indurations du sommet du poumon ; les intoxications (saturnisme, diphtérie), l'hystérie peuvent amener des paralysies récurrentielles.

Symptomatologie — Les paralysies récurrentielles peuvent être *uni* ou *bilatérales complètes*, atteignant tous les muscles d'un seul côté, ou *incomplètes*.

1º **Paralysie bilatérale.** — Signes fonctionnels. — Si

la paralysie est complète, la voix et la toux sont étouffées et même éteintes : les cordes vocales étant incapables de se rapprocher pour émettre un son.

Les cordes restant fixées au début en position intermédiaire, dite *cadavérique*, et ensuite se-rapprochant du fait de la contracture des adducteurs (Simon), il en résulte que la *dyspnée* s'installe et s'accentue progressivement; le malade a du cornage, du tirage ; tous ces phénomènes sont plus

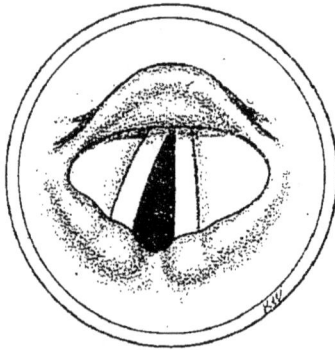

Fig. 124. — Paralysie récurrentielle gauche pendant la respiration.   Fig. 125. — Paralysie récurrentielle gauche pendant la phonation.

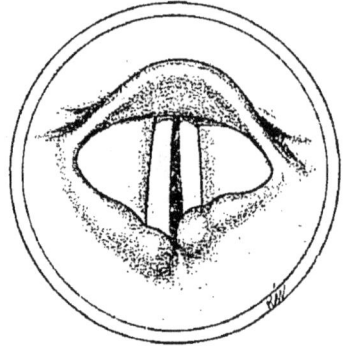

marqués au moment de l'effort et redoublent par crises pouvant amener de véritables accès de suffocation.

Chez l'enfant, l'apnée est rapidement complète. La paralysie est d'ailleurs très rare chez lui.

Examen laryngoscopique. — La position des cordes est variable, elles peuvent occuper la ligne médiane ou en être un peu écartées: en position dite *cadavérique*. Les aryténoïdes et les cordes vocales restent immobiles aussi bien pendant la respiration que dans les efforts de phonation. Pendant l'inspiration les rubans vocaux se dépriment sous l'influence du courant d'air (fig. 122).

2° **Paralysies unilatérales.** — Si la lésion *récurrentielle* *est unilatérale*, la corde vocale est immobilisée sur la ligne médiane ou un peu éloignée de la ligne médiane en position intermédiaire, la glotte prend pendant la respiration et la phonation l'aspect des figures 124 et 125. La voix est rauque et bitonale, la respiration est tout à fait normale.

L'examen laryngoscopique permet de faire le diagnostic, montrant la mobilité exagérée du côté sain comparé à l'immobilité du côté paralysé. La corde saine s'écarte

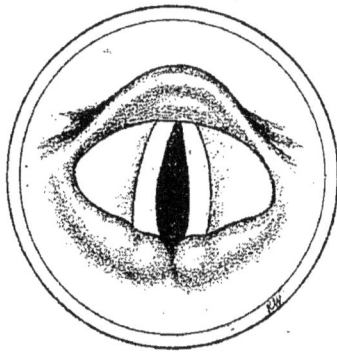

Fig. 126. — Paralysie isolée   Fig. 127. — Paralysie du crico-
des crico-aryténoïdiens latéraux.   aryténoïdien latéral gauche.

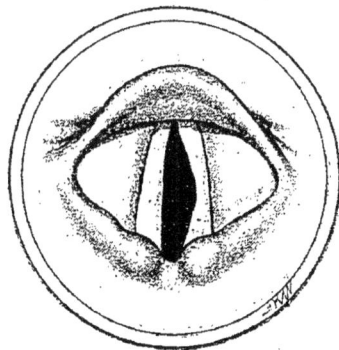

dans les inspirations fortes plus qu'à l'état normal (*abduction compensatrice*). Pendant la phonation (Voy. fig. 125), la corde saine arrive sur la ligne médiane qu'elle atteint et quelquefois dépasse, l'aryténoïde du côté sain chevauchant sur l'aryténoïde du côté malade pour amener un affrontement des bords des deux cordes vocales (*adduction compensatrice*).

3° **Paralysies incomplètes.** — Telle est la description d'une paralysie récurrentielle complète uni ou bilatérale. Quelquefois elle peut être *incomplète*.

Dans ce cas, la loi de Semon nous enseigne que les *abducteurs* sont toujours les premiers atteints ; il en résulte, par suite de la contracture concomitante des adducteurs et la position de la corde vocale en situation exactement médiane.

La *paralysie isolée des dilatateurs* et *des constricteurs* est généralement bilatérale.

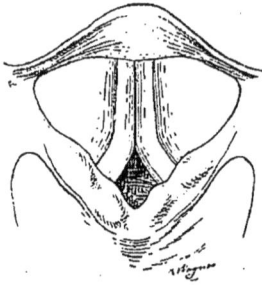

Fig. 128. — Paralysie de l'ary-aryténoïdien (phonation).

Si elle porte sur les dilatateurs (crico-aryténoïdiens postérieurs), les cordes occupent une position voisine de la ligne médiane; les symptômes sont les mêmes que dans la paralysie récurrentielle, la dyspnée est intense.

Si les constricteurs sont pris, les cordes en situation externe ne peuvent se rapprocher : il y a aphonie complète.

PARALYSIES ISOLÉES DES MUSCLES DU LARYNX. — La paralysie isolée de ces muscles est assez fréquente; elle atteint l'ary-aryténoïdien, le crico-aryténoïdien latéral, le thyro-aryténoïdien. Pour comprendre l'aspect du larynx dans une de ces paralysies, il suffit de se représenter le rôle physiologique du muscle atteint.

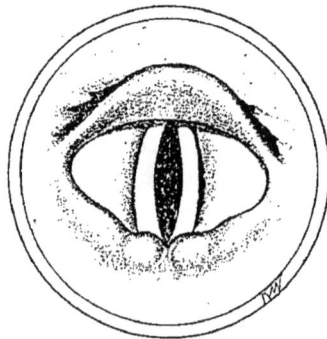

Fig. 129. — Paralysie des thyro-aryténoïdiens (tenseurs des cordes). La glotte a une forme en boutonnière.

La *paralysie de l'ary-aryténoïdien* (fig. 128) est caractérisée par de l'aphonie et au laryngoscope un aspect tout spécial de la glotte qui présente une forme triangulaire pendant la phonation, les cordes vocales se rapprochant et se rejoignant seulement dans leurs deux tiers antérieurs.

Les *crico-aryténoïdiens latéraux* sont des muscles qui rapprochent l'une de l'autre les cordes vocales membraneuses. Si l'un d'eux est paralysé, il en résulte une cassure, un angle qui regarde la corde saine (Voy. fig. 127). Si les deux muscles sont paralysés, la glotte reste béante pendant la phonation, se présentant sous la forme d'un orifice losangique (fig. 126).

Paralysie des thyro-aryténoïdiens. — Ces muscles tendent les cordes vocales. S'ils sont paralysés, il en résulte l'affrontement incomplet de celles-ci, leurs bords flottent, laissant entre eux un espace elliptique (Voy. fig. 129) : Glotte en boutonnière.

Paralysies myopathiques.

Les catarrhes aigus du larynx peuvent déterminer des paralysies par atteinte directe des muscles sous-jacents à la muqueuse du larynx : les muscles pris le plus souvent sont : les thyro-aryténoïdiens et l'ary-aryténoïdien. Ils subiront le plus facilement les inflammations issues de la muqueuse. Les maladies générales infectieuses, la syphilis créent également des myosites des muscles du larynx.

Paralysies centrales.

Elles peuvent être dues à des *lésions bulbaires* lorsqu'elles atteignent les centres laryngées ; ce sont des lésions en foyer (ramollissement, hémorragies, gommes), des lésions *diffuses* (sclérose en plaques), d'autres fois des lésions *systématisées* (paralysies labio-glosso-laryngées, tabes).

La *paralysie labio-glosso-laryngée*, après avoir atteint la langue, gagne les lèvres, le larynx ; les muscles tenseurs sont pris les premiers, puis les adducteurs.

Dans le *tabes*, on observe de l'incoordination des mouvements des muscles du larynx et aussi des paralysies. La paralysie habituelle du tabes frappe les abducteurs d'un seul ou des deux côtés. Si la lésion est double : les cordes vocales se tenant sur la ligne médiane, il en résulte de l'asphyxie et la nécessité parfois de faire la trachéotomie.

Un certain nombre *d'intoxications*, parmi lesquelles le saturnisme, déterminent des paralysies laryngées.

Il en est de même de la *syphilis* à la période tertiaire (gomme).

Paralysies hystériques. — A côté de ces paralysies centrales, on peut ranger également les *paralysies hystériques* (fig. 130) qui représentent une altération fonctionnelle des centres corticaux.

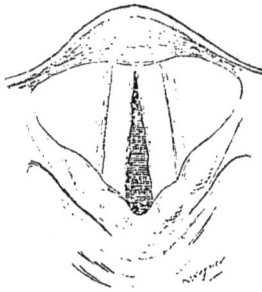

Fig. 130. — Paralysie hystérique. Les cordes vocales sont écartées pendant la phonation.

Elles sont généralement *bilatérales*, mais souvent elles atteignent des groupes *musculaires isolés*, généralement les constricteurs des deux côtés, de sorte que la glotte est ouverte au moment de la phonation, et l'APHONIE est complète.

Rarement elles atteignent les constricteurs.

Traitement des paralysies laryngées. — Le traitement des paralysies laryngées doit être au premier chef étiologique.

Traitement étiologique. — S'agit-il de paralysies *périphériques* ? Y a-t-il compression ? Il faut essayer de supprimer la cause ; malheureusement nous ne pouvons que peu de chose dans la majorité des cas ; les tumeurs du médiastin sont au-dessus des ressources de l'art.

S'il y a *intoxication, syphilis, hystérie,* le traitement général de ces différents états morbides sera institué.

Traitement local. — Dans les paralysies inflammatoires myopathiques, on conseillera les inhalations, les pansements locaux au nitrate d'argent, le repos vocal, en somme tous les moyens destinés à lutter contre le catarrhe laryngé.

L'*électrisation* sous forme de courants faradiques ou continus, les deux pôles étant appliqués en dehors ou dans la cavité même du larynx dans les cas rebelles, le massage vibratoire nous ont donné de bons résultats dans les paralysies *a frigore*, hystériques. Il est nécessaire de faire jouer les muscles du larynx, de faire émettre des sons pendant le passage du courant. L'effet peut être immédiat, en particulier dans l'électrisation intralaryngée.

Dans les paralysies par altération des troncs nerveux ou centrales, le traitement local sera inefficace et inutile.

Traitement général. — Il comporte, comme dans toutes les paralysies, l'administration des bromures, de la strychnine.

Dans les *paralysies hystériques*, les exercices vocaux joints à la persuasion et à un peu d'*électrisation faradique locale* viennent souvent à bout des formes même très anciennes.

SPASMES DE LA GLOTTE

A côté des troubles de la motilité que nous venons de décrire dans le chapitre des Paralysies du larynx, il peut y avoir au contraire exagération de la motricité donnant lieu à l'*hyperkinésie* ou *spasme de la glotte*.

SPASMES DE LA GLOTTE. — Les spasmes de la glotte peuvent se rencontrer chez les enfants et chez les adultes. Ils consistent en une contraction convulsive des muscles adducteurs, amenant l'occlusion de l'espace glottique. Affection essentiellement nerveuse, elle se produit au cours de *lésions centrales*, dans le tabès, la paralysie générale, l'épilepsie, etc., dans les *névroses*, chorée, hystérie, dans les *irritations périphériques* des nerfs récurrents par compression dans les tumeurs (ectasie aortique, cancer d'œsophage, adénopathie, hypertrophie du corps thyroïde), par *irritation directe* de la muqueuse laryngée, dans la laryngite aiguë surtout chez les jeunes sujets, tumeurs,

polypes du larynx, corps étrangers du larynx et des
voies aériennes, à la suite d'un froissement, d'un attouche-
chement des cord s. Les spasmes amènent des troubles
vocaux ou *asphyxiques*.

Ils peuvent donc être divisés en spasmes phonatoires et
respiratoires.

a) **Spasmes phonatoires.** — Ils se produisent soit pendant l'inspiration, soit pendant l'expiration.

Pendant l'expiration c'est la *toux nerveuse*, qui est
sèche, quinteuse, se répétant à tout moment sans cause
appréciable. Pendant l'inspiration, le spasme donne lieu
à du *hoquet*, à des *sanglots* qui, chez les hystériques, peuvent
se reproduire à heure fixe, parfois indéfiniment. La reprise de la coqueluche ou *chant du coq* peut être rangée au
nombre de ces spasmes.

b) **Spasmes respiratoires.** — La *laryngite aiguë striduleuse des enfants* n'est pas autre chose qu'un spasme des
muscles de la glotte qui s'obstrue chez lui avec la plus
grande facilité à cause de l'étroitesse du larynx à cet âge.

Chez l'*adulte*, les spasmes de la glotte s'observent au
décours des affections laryngées, dans certaines formes
de tumeurs, de lésions récurrentielles (anévrysme de la
crosse de l'aorte, adénopathie, goitre) et toutes les compressions récurrentielles.

Traitement. — Le traitement du spasme glottique
consiste à *calmer les crises* par des compresses d'eau très
chaude placées au-devant du larynx, des inhalations
calmantes de vapeurs émollientes et parfois de chloroforme et d'éther.

En dehors de la crise, le bromure, la valériane seront
indiqués comme antispasmodiques pour éviter la repro-
duction des accès. Il faut également traiter la cause géné-
ratrice : enlever les adénoïdes chez les enfants, reconnaître
l'affection nerveuse initiale, la lésion laryngée (tumeur
des cordes, polypes) pour la soigner comme il convient.

Chez l'adulte, en cas de spasme, faire respirer le malade par le nez, la bouche fermée. Dans les cas graves, la trachéotomie et le tubage sont parfois nécessaires.

ANESTHÉSIE ET HYPERESTHÉSIE DU LARYNX
ICTUS LARYNGÉ

La sensibilité du larynx est variable suivant les sujets. Elle est en général très vive, et la muqueuse laryngée est le point de départ de réflexes (toux) très accentués. A l'état pathologique. on peut observer soit de l'anesthésie du larynx, soit de l'hyperesthésie.

ANESTHÉSIE DU LARYNX. — L'anesthésie du larynx se rencontre chez les hystériques dans la paralysie générale ou comme suite de la diphtérie.

On la reconnaît à certains troubles, en particulier de la déglutition, les malades avalant de travers, les aliments tombent dans le larynx et c'est même là un mode de mort des paralytiques généraux.

L'exploration à la sonde ou au porte-coton laryngé fait reconnaître les zones d'anesthésie et l'absence de tout réflexe : il s'agit là d'un état analogue à celui produit artificiellement par la cocaïne.

L'électrisation, l'administration de noix vomique seront utilement employées lorsqu'il s'agit de phénomènes hystériques, et l'usage de la sonde à demeure rend possible la déglutition chez les paralytiques généraux.

HYPERESTHÉSIE DU LARYNX. ICTUS LARYNGÉ. — L'hyperesthésie du larynx se rencontre dans certaines affections chez les neurasthéniques, les névrosés, certains tuberculeux, chez les alcooliques, les fumeurs ; elle donne lieu à des phénomènes douloureux dans le larynx, des sensations de pointe, de chatouillement, de piqûres, qui amènent de véritables accès de toux spasmodiques.

A cette hyperesthésie, on peut rattacher *l'ictus laryngé*, sorte de crise qui se présente avec l'ensemble symptomatique suivant : le malade ressent dans la gorge une sorte de chatouillement qui amène une toux spasmodique, il est pris d'une anxiété très grande, son visage se congestionne ; il pousse un cri, perd connaissance, tombe à terre et se relève inconscient de l'état dans lequel il vient de se trouver. Ces crises se reproduisent en général assez fréquemment.

L'ictus laryngé est dû à des causes variables, il se rencontre généralement chez des sujets nerveux à l'occasion d'un froid, d'un excès alcoolique ou tabagique, d'une fatigue morale ou physique sans lésions laryngées.

D'autres fois, il est symptomatique du tabes ou de l'épilepsie, se manifestant alors comme une sorte de petit mal avec aura prémonitoire.

Aux troubles hyperesthésiques se rattachent les troubles *paresthésiques* et *névralgiques* du larynx. Dans la paresthésie, les malades ont la *sensation de boule*, de *corps étranger*. Ils viennent vous trouver pour qu'on leur enlève un corps étranger ou une tumeur qu'ils croient avoir dans le larynx.

Les névralgies du larynx sont beaucoup plus rares ; Castex aurait observé des cas très nets de névralgie du nerf laryngé supérieur ; le plus souvent, les névralgies dites essentielles du larynx sont symptomatiques de quelque tumeur cachée, que l'on découvre dans la suite au laryngoscope.

OPÉRATIONS SE PRATIQUANT
SUR LE LARYNX

TRACHÉOTOMIE

La trachéotomie est une opération que tout médecin devrait être à même de savoir faire et dont il doit connaître au moins la technique et les indications.

Indications. — Elle est pratiquée en effet, la plupart du temps, comme intervention d'*urgence*, lorsqu'il existe un obstacle à la pénétration de l'air au niveau du larynx; plus rarement on l'exécute comme *opération préliminaire* à certaines interventions plus ét.ndues sur le larynx (laryngotomie, laryngectomie).

Siège. — Si l'on se rappelle les rapports de la trachée à la partie moyenne et à la base du cou, l'on se rend compte très bien que ce canal est d'autant plus superficiel que l'on se rapproche davantage de l'extrémité supérieure, et que dans son tiers inférieur existent des rapports veineux importants : anastomoses des veines thyroïdiennes; pour ces deux raisons, il résulte que la trachéotomie doit être faite le *plus haut possible, immédiatement au-dessous du cricoïde.*

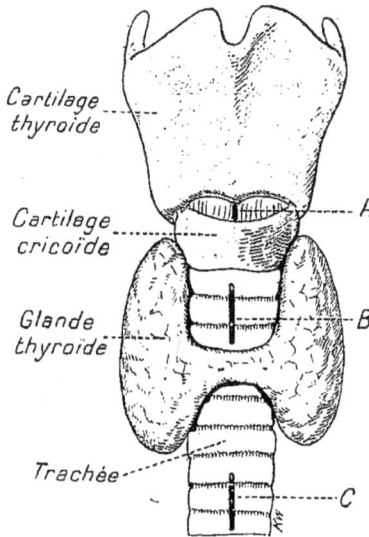

Fig. 131. — Les trois sièges d'élection de la trachéotomie.

A, intercrico-thyroïdienne ; B, trachéale supérieure ; C, trachéale inférieure.

Quelques cas spéciaux : développement exagéré du corps thyroïde, rétrécissement de la trachée, propagation et infiltration cancéreuses, corps étrangers, amèneront l'opérateur à choisir la *voie basse*. Ainsi donc on fera généralement la *trachéotomie supérieure* au niveau des premiers anneaux de la trachée. Dans certaines indications spéciales on choisira la *trachéotomie basse*

Enfin, exceptionnellement, on pourra faire la trachéotomie très haut ; c'est alors la *laryngotomie intercrico-*

thyroïdienne la plus facile, mais seulement quand l'obstacle siège très haut, au niveau de la glotte.

Instrumentation. — M tt z dans un plateau le strict minimum comme instrumentation : bistouri-ciseaux, écarteurs, pinces, sonde cannelée, un dilatateur à deux branch s, une canule montée sur un mandrin et de calibre approprié à l'âge (1).

Technique. — Pour ce qui est de l'anesthésie, chez *l'adulte l'anesthésie locale* par infiltration à la novocaïne à 1/100 suffit et il (st du reste impossible de recourir à un autre mode si le malade asphyxie.

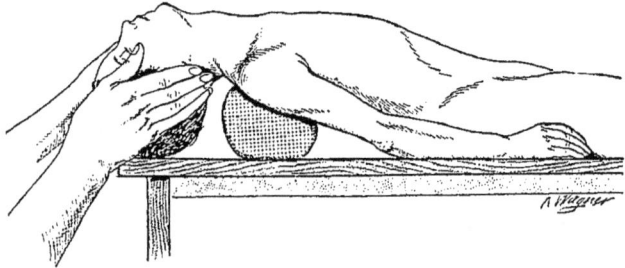

Fig. 132. — Position de la tête sur le billot.

Chez *l'enfant*, on agit soit en dehors de toute crise, et alors l'anesthésie générale est seule possible et est tout à fait indiquée ; soit en période asphyxique, alors, si l'enfant est un peu âgé, on fera l'anesthésie locale, sinon on opérera sans anesthésie.

Le malade est couché sur le dos, le cou découvert, un coussin sous les épaules pour bien faire saillir la partie médiane du cou (fig. 132).

(1) Le numérotage des canules est ainsi établi :

N° 00 : 5 millimètres, au-dessous de 15 mois.
    0 : 6 millimètres, jusqu'à 2 ans.
    1 : 7 millimètres de 2 à 5 ans.
    2 : 8 millimètres de 6 à 12 ans.
    3 : Adultes femmes.
    4 ;   — hommes.

a) Le chirurgien *repère en haut le cricoïde* sous la saillie angulaire du thyroïde, *en bas la fourchette sternale.* Fixant

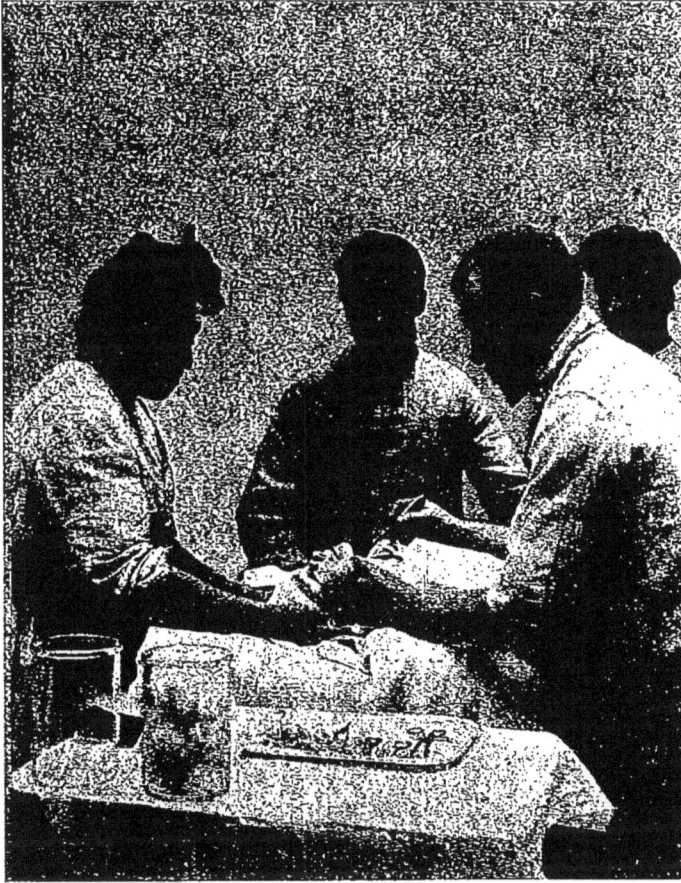

Fig. 133. — Opération de la trachéotomie.

de la main gauche le larynx et la trachée, il trace une incision de 4 à 5 centimètres de longueur partant de la face antérieure du cricoïde et se dirigeant vers le sternum.

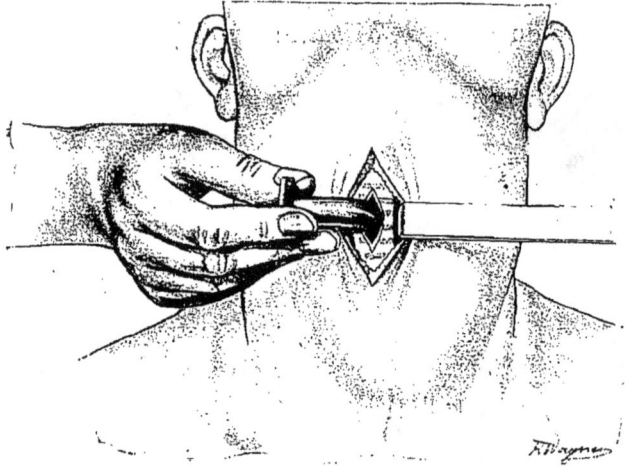

Fig. 134. — Introduction de la canule. Premier temps, inclinaison
latérale.

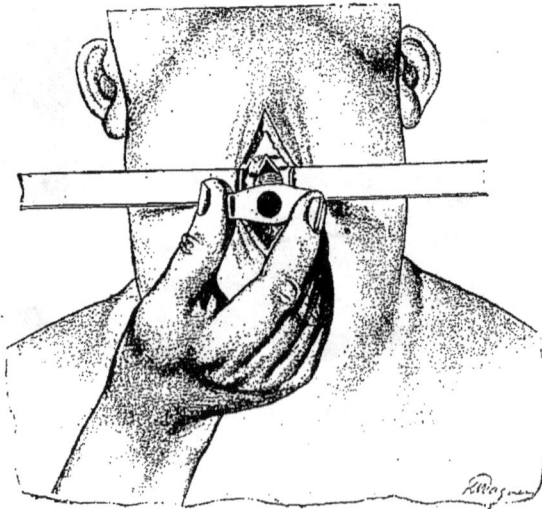

Fig. 135. — Deuxième et troisième temps, rotation et introduction.

Les plans superficiels étant sectionnés, les vaisseaux pincés et l'hémostase bien exactement faite avec la sonde cannelée, on dénude la trachée que l'on reconnaît à ses anneaux cartilagineux, sa forme et sa couleur toutes spéciales. Les lèvres de l'incision sont prises dans les pinces de Péan qui, en retombant naturellement de chaque côté, jouent très bien pour les plans superficiels l'office d'écarteurs. Deux petits écarteurs placés plus profondément et confiés à un

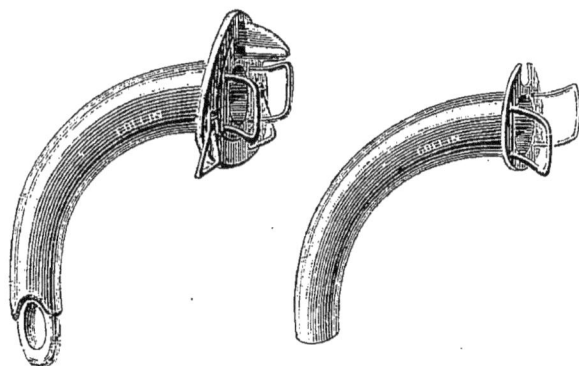

Fig. 136. — Canule de Krishaber.

aide chargent les plans profonds et maintiennent la trachée dénudée sous le doigt et l'œil de l'opérateur.

b) Tenant le cricoïde entre l'index et le pouce de la main gauche, *avec le bistouri* tenu verticalement, on *ponctionne* la trachée. Sans retirer l'instrument, *on sectionne sur la ligne médiane et de haut en bas les deux premiers anneaux. Si la trachée est bien ouverte*, on entend une sorte de sifflement tout à fait caractéristique. A ce moment, toujours dramatique, le malade a un mouvement de dyspnée, tousse.; rassurez-le s'il n'est pas endormi, en tous cas faites-le maintenir bien immobile.

c) Passez rapidement au temps suivant, l'*introduction de la canule* (fig. 136) qui, munie de son mandrin, est toute prête et à votre portée.

Pour cela, fixant bien exactement le cricoïde de la main gauche et prenant la canule de la main droite, on l'insinue entre les lèvres de la plaie trachéale que l'on a repérées bien exactement. Le malade a à ce moment de violents réflexes, tousse, fait des efforts : en lui faisant exécuter un mouvement de rotation (Voy. fig. 134 et 135) fixez les rubans de la canule derrière le cou et enlevez rapidement le mandrin, la partie principale de l'intervention est terminée.

Ce temps doit être exécuté rapidement, mais sans précipitation. Si les lèvres de la trachée sectionnée ne bâillaient pas suffisamment pour permettre l'introduction du mandrin, on se sert *du dilatateur* à deux ou trois branches (fig. 137). De la main droite, on insinue cet instrument dans l'ouverture trachéale ; on l'ouvre, il écarte les lèvres trachéales et, saisissant la canule, on l'introduit en suivant la convexité des branches du dilatateur.

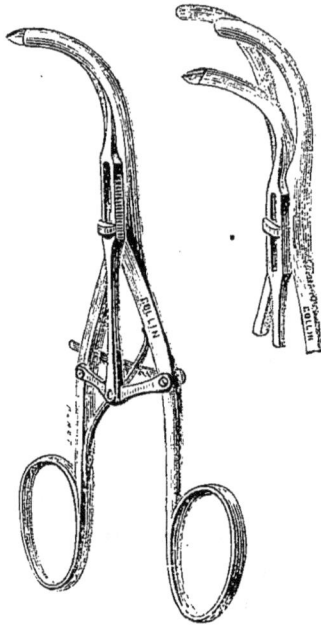

Fig. 137. — Dilatateur pour plaie de trachéotomie.

d) La canule interne est placée ensuite; quelques points de suture en haut et en bas de la plaie sans serrer sur la canule terminent l'intervention.

Une compresse aseptique insinuée entre la plaque de la canule et la plaie cutanée et une cravate de mousseline disposée en bavette au-devant de la canule complètent tout le pansement.

L'enfant sera placé dans une chambre chaude à atmosphère humide, dans laquelle on fera bouillir des feuilles d'eucalyptus.

La canule interne doit être nettoyée toutes les deux ou trois heures. La canule externe est enlevée et changée au bout de deux ou trois jours.

Quand faut-il enlever la canule ? Ce temps sera variable. S'aider d'examen au miroir, essayer la respiration sans canule.

En tout cas, quand on décanule, laisser la canule à proximité, toute prête pour la remettre à la première alarme.

Difficultés de la trachéotomie. — *Ce qu'il ne faut pas faire.*

a) **Mauvaise incision cutanée.** — L'incision est souvent *trop courte* : ne craignez pas de vous donner du jour ; elle doit toujours s'étendre du cricoïde à un travers de doigt de la fourchette sternale. Outre qu'elle gêne pour l'opération, l'incision courte est une cause *d'emphysème sous-cutané.*

Elle peut être *latérale* ou *oblique* : si l'on n'a pas pris soin de rester bien exactement sur la ligne médiane. Pour que l'incision soit régulière, il importe de bien fixer les points de repère. La main gauche doit tenir le cricoïde et maintenir le larynx en position médiane.

Les *points de repère ont été mal pris,* l'incision est trop haute, souvent on incise le cricoïde, le corps thyroïde au lieu de la trachée.

b) Il arrive souvent que, dans sa précipitation à introduire la canule, le chirurgien fasse **une fausse route :** le mandrin glisse sur les parties latérales ou au-devant de la trachée : on n'entend pas le bruit canulaire caractéristique, la dyspnée persiste. Ne pas s'obstiner, revenir à la plaie, s'assurer que la trachée est bien incisée et introduire de nouveau la canule en s'aidant du dilatateur.

c) La canule est introduite dans la trachée, mais le **malade ne respire pas,** *l'asphyxie* continue : une fausse membrane, un bouchon de caillot sanguin l'obstrue ; à l'aide d'un écouvillon, d'une sonde molle, d'une plume de pigeon, exciter la toux qui expulsera cet obstacle, sinon l'enlever avec une pince spéciale.

d) **L'hémorragie** n'est pas une complication, le pincement des vaisseaux en vient toujours à bout. Veillez à une hémostase soigneuse des plaies superficielles, c'est elle qui vous permettra de voir clairement ce que vous ferez.

e) **L'emphysème sous-cutané** est une complication assez fréquente, parfois grave : l'air, par l'incision trachéale, passe sous la peau. Cette éventualité ne se produira pas si l'on a fait une grande incision et si la suture de la peau est incomplète.

Enfin ne sacrifiez rien à la rapidité, il n'y a pas d'opération qui demande à être faite plus méthodiquement : en exécutant tous les temps vous irez sûrement et atteindrez le but que vous vous proposez : créer un passage à l'entrée de l'air dans les voies aériennes.

LARYNGOTOMIE. — THYROTOMIE

La laryngotomie, c'est-à-dire l'ouverture temporaire du larynx, se fait toujours sur la ligne médiane avec incision du cartilage thyroïde et prend le nom de *thyrotomie*.

Bien que ses indications soient plus restreintes depuis l'usage de la laryngoscopie, cette opération comporte une technique, des indications que l'on doit connaître car elle rend les plus grands services.

Instrumentation. — L'opérateur prépare dans un plateau les mêmes instruments que pour la trachéotomie, en plus une canule de Trendelenburg, des cisailles pour section des cartilages, et il doit avoir à sa disposition le plan incliné.

La *trachéotomie* sera *pratiquée de façon préalable* ; elle facilite en effet l'intervention, mettant à l'abri des troubles respiratoires, elle permet à l'opérateur d'agir tout à son aise, sans crainte d'écoulement de sang et de mucosités dans les voies aériennes. Il convient d'employer des canules à trachéotomie un peu spéciales : canules de Trendelenburg à manchon caoutchoutée (fig. 138) ou de Hahn munie d'éponge préparée, qui obturent bien la trachée.

Dans quelques cas seulement, où l'on peut agir très rapidement, on se dispensera de trachéotomie préalable (corps étrangers, extirpation de papillomes).

Technique opératoire. — Le malade est placé tête renversée en arrière, en position de Trendelenburg, pour éviter la chute du sang dans les voies aériennes. La tête est disposée comme dans la trachéotomie, un billot sous le cou.

a) **Incision de la peau partant du bord inférieur de l'os hyoïde et se terminant à la fourchette sternale.** — On sectionne tous les plans superficiels jusqu'au cartilage thyroïde, la membrane thyro-hyoïdienne, le cricoïde et les trois premiers anneaux de la trachée et à la sonde cannelée on dénude toutes ces parties.

On fait alors la trachéotomie sur le deuxième ou troi-

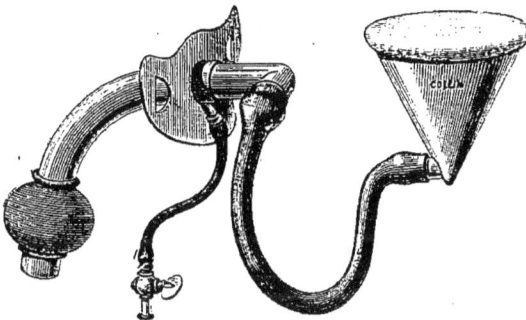

Fig. 138. — Canule de Trendelenburg.

sième anneau de la trachée et on place dans l'ouverture trachéale la canule tampon de Trendelenburg (fig. 138) qui permettra de continuer l'anesthésie, tout en faisant par son manchon en caoutchouc une obturation parfaite de

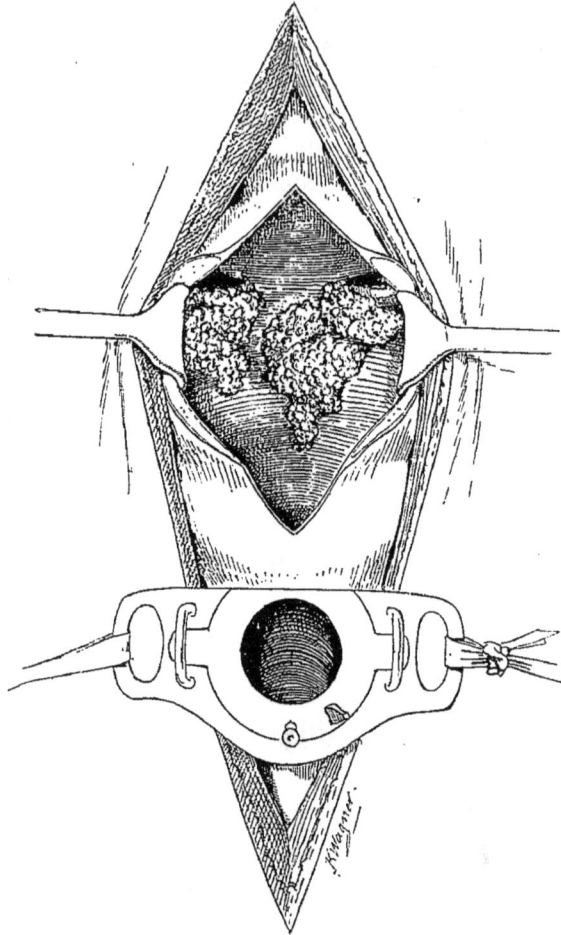

Fig. 139. — Thyrotomie.

la trachée, empêchant l'issue du sang dans les voies aériennes. Mais si l'on opère dans la position déclive, l'usage de la canule-tampon a une moins grande importance.

b) Avec le bistouri, on ponctionne la membrane thyroïdienne et on sectionne ensuite avec une cisaille le
cartilage thyroïde au niveau de l'angle formé par les
deux lames du thyroïde, *bien exactement sur la ligne
médiane*, pour éviter les troubles ultérieurs du côté de la
phonation.

Entr'ouvrez ensuite doucement comme les deux feuil-
lets d'un livre les deux lames thyroïdiennes et maintenez-
les écartées avec deux écarteurs mousses.

Tamponnez la cavité laryngée en bas, faites un pansement compressif pour éviter l'hémorragie.

c) Exécutez alors les interventions endolaryngées
qui ont commandé la thyrotomie : extirpation de corps
étrangers, ablation de tumeurs, polypes, etc.

d) Enfin, lorsque l'intervention endolaryngée est terminée, il ne reste plus qu'à suturer à la soie, en les rapprochant, les deux lames du cartilage thyroïde, ainsi que
les deux lèvres de la membrane crico-thyroïdienne, et
l'on recouvre le tout avec les plans superficiels que l'on
réunit au crin de Florence.

La canule de trachéotomie est de façon générale enlevée
immédiatement et les bords de la trachée sont suturés
tout comme les cartilages. Ce n'est que dans les cas où l'on
craint l'hémorragie et où l'on veut pratiquer certaines manœuvres endolaryngées que la canule sera laissée à demeure.

Indications. — La thyrotomie est une excellente
opération. Elle est indiquée :

Dans le cas de *corps étrangers* enclavés dans le larynx,
qu'il a été impossible d'extraire par les voies naturelles ;

Pour enlever des *tumeurs bénignes* multiples ou volumineuses, impossibles à extraire complètement et sans
danger par les voies naturelles, ou dans certains cas de
tumeurs malignes bien limitées, elle peut précéder une
résection plus ou moins grande du larynx.

Chez les enfants, la thyrotomie comportait surtout

autrefois des indications souvent impérieuses : l'accès du larynx par les voies naturelles étant impossible chez lui.

L'usage de la *laryngoscopie directe*, à l'aide de la spatule ou du tube-spatule, qui permet d'opérer directement dans le larynx a restreint beaucoup les indications de la thyrotomie.

LARYNGOSTOMIE

Killian et Piniaseck en Allemagne, puis Sargnon en France, ont décrit (1906) cette opération dans laquelle le larynx reste ouvert pendant un temps plus ou moins long, permettant ainsi d'agir sur sa cavité ou sur la portion

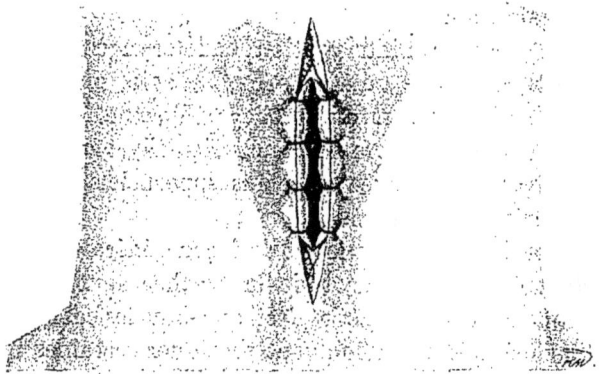

Fig. 140. — Laryngostomie. Affrontement de la muqueuse aryngée à la peau.

toute supérieure de la trachée. Grâce à elle, on a pu guérir des malades porteurs de rétrécissement fibreux du larynx, et débarrasser de leur canule les malheureux qui autrefois y étaient condamnés pour toujours. L'intervention comprend les temps suivants.

a) On fend à l'aide de ciseaux les cartilages thyroïde et cricoïde et l'on prolonge l'incision jusqu'au niveau de l'ouverture trachéale où se trouve la canule.

b) On suture ensuite à l'aide d'un fil de soie les bords cartilagineux sectionnés aux lèvres cutanées de la plaie.

c) Dans le larynx ainsi ouvert, on enlève au bistouri le plus largement possible le tissu cicatriciel.

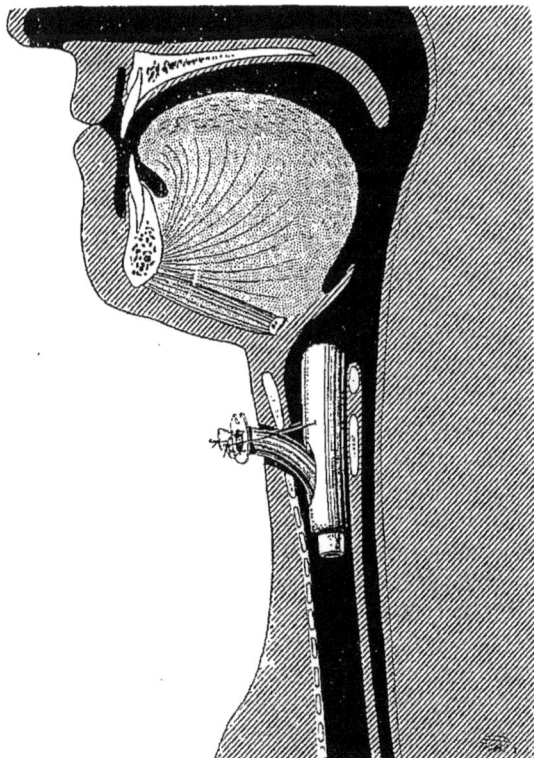

Fig. 141. — Laryngostomie. La canule et le dilatateur caoutchouté en place.

d) Un tube en caoutchouc de faible calibre est introduit dans la plaie, un fil de soie est fixé à l'une de ses extrémités pour éviter qu'il ne passe dans la trachée ou dans le pharynx, et le larynx est bourré de gaze aseptique.

e) La **présence** du tube amène *le sphacèle* du reliquat de

Guisez.   19

tissu fibreux avoisinant, agrandit le degré de perméabilité du larynx, et cutanise la surface intérieure du larynx.

On peut augmenter progressivement le volume du drain et donner au larynx un calibre tout à fait suffisant. Les pansements et le drain seront changés presque quotidiennement pendant de longs mois (huit à quinze mois).

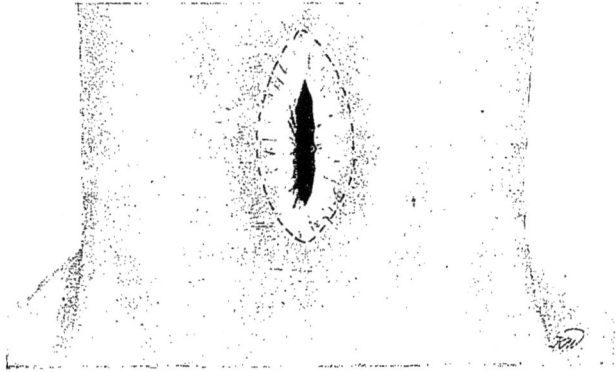

Fig. 142. — Laryngostomie terminée. Le pointillé indique ou portera l'incision pour la plastique destinée à fermer l'ouverture laryngée.

Et lorsque l'on est bien assuré que la respiration se fait de façon normale et régulière, on ferme par une autoplastie l'orifice externe laryngo-trachéal.

Tel est le principe de cette opération qui exige, comme on le voit, la plus grande patience, mais qui a déjà donné les meilleurs résultats (1).

LARYNGECTOMIE

Indications. — L'extirpation totale du larynx peut être *indiquée* dans les cas de tumeur maligne lorsque celle-ci est trop développée pour pouvoir être enlevée

(1) Dans quatre cas que nous avons opérés, dont un chez un enfant canulard depuis huit ans, le larynx a pu être recalibré et la respiration est redevenue normale.

par une opération plus restreinte (thyrotomie).

Pour qu'elle soit faite avec fruit, il est nécessaire aussi que la tumeur n'ait pas envahi les parties avoisinantes, que le larynx soit mobile sur les organes sous-jacents, qu'il n'y ait pas de réactions ganglionnaires, et que l'état général soit satisfaisant.

Technique. — Elle peut être faite en un temps ou en deux temps.

a) **Laryngectomie en un temps** (Procédé de Périer). — Le temps initial de cette intervention consiste, par une incision analogue à celle de la thyrotomie sur laquelle on fait tomber deux autres incisions transversales (incision en H renversé), à découvrir le larynx et la trachée aussi largement que possible en avant et latéralement.

La trachée est séparée sur sa face postérieure de l'œsophage. Passant une sonde cannelée en arrière de ce conduit ainsi libéré, on le sectionne immédiatement au-dessous du cartilage cricoïde, on l'attire en avant et on place dans son orifice une canule spéciale (*canule de Périer*).

On libère ensuite la face postérieure du larynx, à l'aide d'un doigt introduit dans le cricoïde en soulevant cet organe et en l'attirant en avant. On le détache successivement de l'œsophage et du pharynx et on le sépare finalement de ses attaches supérieures, en coupant transversalement la membrane thyro-hyoïdienne et le ligament glosso-épiglottique.

Les bords de la trachée sont suturés à la peau. L'orifice supérieur est fermé et les bords latéraux, bords du pharynx, sont également rapprochés sur la ligne médiane.

Une sonde œsophagienne est glissée par la fosse nasale dans l'œsophage et doit être laissée tant que la réunion de la plaie n'est pas complètement effectuée ; de cette façon, la cavité bucco-pharyngée est isolée de la plaie et des voies aériennes.

b) **Laryngectomie en deux temps.** — Elle fut reprise et

mise en honneur dans ces derniers temps par Le Bec qui
lui doit de très beaux succès.

On fait, dans un premier temps, suivant la technique
que nous venons d'indiquer, la résection de la trachée et
son abouchement par suture à la peau.

Dans un temps ultérieur, lorsque la première opération
a bien réussi, on procède à l'ablation du larynx, tout comme
dans la méthode précédente.

Le principal avantage de cette technique est un traumatisme moindre du malade, un isolement plus facile
des voies aériennes contre la déglutition vicieuse des premiers jours, et une mortalité moins grande aussi bien par
shock que par broncho-pneumonie (1).

(1) Dans certains cas, il peut être indiqué de réséquer uniquement la
moitié du larynx et l'opération prend alors le nom d'*hémilaryngectomie*.

IV. BRONCHO-ŒSOPHAGOSCOPIE

Principe de la méthode.

Les méthodes de la trachéo-bronchoscopie et de l'œso-phagoscopie sont basées toutes les deux *sur la vision directe dans les bronches et l'œsophage*, et elles ont pour but l'examen, à l'aide de tubes, de l'intérieur de ces conduits, depuis leur origine jusqu'à leur terminaison.

La vision directe à l'intérieur et à l'extrémité d'un tube n'est possible qu'à la condition que ce dernier soit recti-ligne.

A priori, l'introduction d'instruments *rectilignes*, en particulier dans la trachée et les bronches, semble irréali-sable ; cependant il faut se rappeler que la tête étant dans l'extension forcée, soit dans le décubitus (position de Rose), soit dans la station assise, la bouche et le pharynx se continuent suivant une droite avec l'œsophage et que le larynx se trouve également sur le prolongement d'une *ligne droite* partie des incisives supérieures.

Lorsque la trachée est franchie, *les grosses bronches épousent la direction des tubes que l'on introduit* à leur intérieur. Elles sont en effet mobiles dans la cavité thoracique, étant simplement suspendues à l'intérieur de celle-ci, et peuvent être facilement ramenées vers la ligne médiane.

Les bronches sont, en outre, éminemment élastiques et extensibles, le tissu qui les entoure est celluleux et facile-ment compressible.

Quant aux bronches de second ordre, s'il est moins facile

d'arriver à pénétrer avec les tubes dans leur cavité, on peut néanmoins avoir une vue suffisante à leur intérieur, en inspectant simplement leur entrée.

Instruments.

L'instrumentation qui sert à pratiquer l'œsophago-scopie ou la trachéo-bronchoscopie est à peu près la même dans ses points essentiels.

Elle se compose de tubes d'exploration, d'un appareil d'éclairage et d'instruments secondaires, pinces d'extraction, porte-coton, etc.

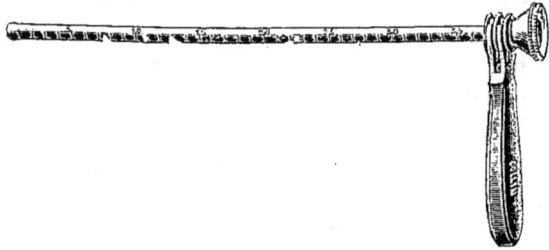

Fig. 143. — Tube de l'auteur muni de son manche.

D'après le principe même de la méthode, on conçoit que les *tubes devront être rectilignes, cylindriques,* plus ou moins

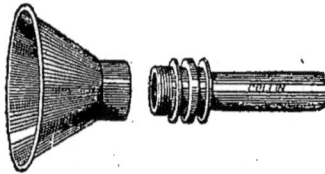

Fig. 144. — Entonnoir démontable.

longs suivant la région à explorer et plus ou moins étroits suivant le calibre des conduits à parcourir.

Tubes. — Nous avons fait subir aux tubes des modifications pour faciliter leur maniement (fig. 143). A leur extrémité inférieure, nous avons accentué la dila-tation ampullaire terminale, tout en faisant rentrer leur bord inférieur et en l'émoussant le plus possible. De cette façon, les tubes accrochent moins et glissent mieux, en particulier au niveau de la glotte et sur les aryténoïdes.

L'extrémité supérieure est évasée en entonnoir, d'un diamètre de 3 à 4 centimètres, pour bien capter tous les rayons lumineux issus de la lampe et les diriger ensuite vers l'intérieur du tube.

Ces tubes, dont nous avons réduit beaucoup le nombre, comportent simplement deux séries, une pour enfants et une pour adultes. Ils sont exactement gradués. A l'aide d'une gorge placée immédiatement au-dessous de l'entonnoir, ils peuvent être fixés sur un *manche* à trois tenons, et cela instantanément sous simple pression. Leur face interne est particulièrement brillante, grâce à un polissage très soigné.

Plusieurs tubes présentent, à quelques centimètres en deçà de leur extrémité inférieure, une double fenêtre latérale de forme ovalaire. En cas d'obstruction complète d'une des bronches par un corps étranger, par exemple, cet œil latéral laisse à la bronche opposée le soin d'assurer la respiration.

Pour faciliter et rendre moins douloureuse l'introduction des tubes œsophagoscopiques, nous avons fait construire des mandrins demi-souples et demi-rigides (fig. 145).

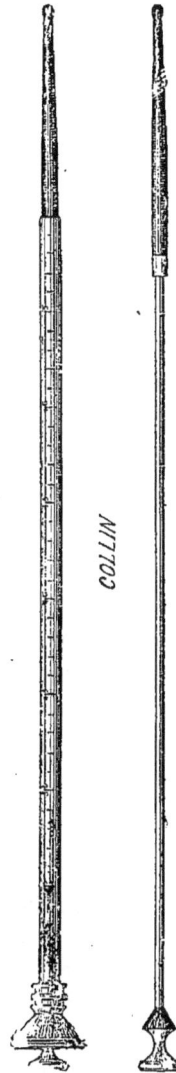

Fig. 145. — Tube œsophagoscopique et son mandrin.

Plusieurs tubes présentent une disposition un peu
spéciale. Deux ou trois d'entre eux, d'un calibre et d'une
longueur différents (le plus long ayant 20 centimètres et
le plus court 10 centimètres, le plus large 12 millimètres et
le plus étroit 9 millimètres), présentent une extrémité
inférieure en biseau ou en bec de flûte et sont munis, tout à
fait à la partie inférieure, d'une sorte de bec destiné à
relever l'épiglotte. Ils constituent des tubes-spatules très
commodes, basés sur le même principe que l'instrument
initial de Kirstein, mais beaucoup plus maniables et mieux

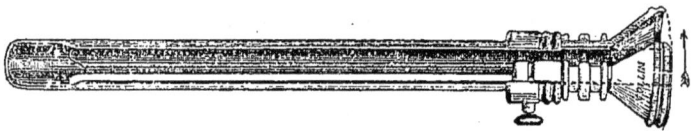

Fig. 146. — Tube à spatule démontable.

supportés par le malade grâce à leur forme tubulaire.
Nous en avons fait construire un, démontable (fig. 146),
en deux pièces permettant de l'enlever, en laissant
en place le tube bronchoscopique auquel il a servi de
conducteur.

En règle générale, l'exploration par ce tube-spatule doit
toujours être faite en premier lieu. Il permet à l'observateur l'examen du larynx de la région sous-glottique et
même de la partie supérieure de la trachée. Il peut même,
si on le fait pénétrer un peu plus bas que la glotte, laisser
apercevoir la bifurcation de la trachée et aussi servir de
tube conducteur pour l'introduction de tubes plus longs et
plus étroits.

Appareils d'éclairage. — Si l'on se sert de tubes courts
et larges, les différentes sources lumineuses dont nous nous
servons ordinairement peuvent convenir parfaitement :
le photophore médio-frontal, le miroir de Clar peuvent

suffire ; mais pour arriver à voir à l'extrémité des tubes longs et étroits, les difficultés de l'éclairage sont beaucoup plus grandes.

Éclaireur de Kirstein. — L'éclaireur de Kirstein, (fig. 147), dont nous nous servions au début, se compose essentiellement d'une lampe de 12 à 16 volts, dont les rayons recueillis et concentrés par une lentille sont réfléchis, grâce à un plan incliné à 45°, et dirigés suivant l'axe du tube d'examen.

Un orifice percé au centre du miroir permet à l'œil placé derrière lui de voir directement dans les tubes.

Cet instrument, grâce à la puissance de la lampe éclairante, permet la vision dans les tubes longs et

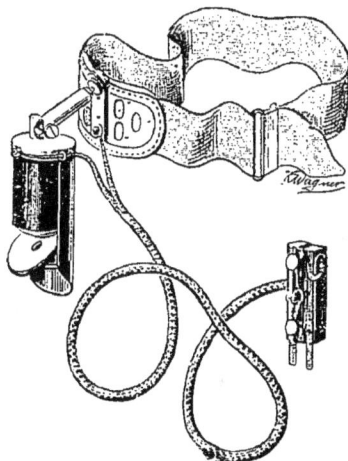

Fig. 147. — Éclaireur de Kirstein.

étroits. Néanmoins il présente, ainsi construit, de grands inconvénients. Beaucoup des rayons issus de la lampe échappent au miroir réflecteur, arrivent dans l'œil de l'observateur, et l'impressionnent péniblement. La lampe très puissante de 16 volts, outre qu'elle nécessite l'emploi d'accumulateurs très volumineux, échauffe très rapidement la totalité de l'appareil, brûle la conjonctive, et la joue de l'observateur ; la fatigue survient très vite, et la vision distincte est bientôt impossible.

Éclaireur de l'auteur. — 1° C'est pour remédier à ces principaux inconvénients que nous avons fait construire par Collin un éclaireur (fig. 148) basé sur la vision directe sans réflecteur. Trois petites lampes de 8 volts sont fixées au-devant d'une plaque rectiligne, arrondie, noircie, dont le centre est percé d'un orifice de 3 à 4 millimètres de diamètre, destiné à la vision monoculaire à l'intérieur du tube bronchoscopique.

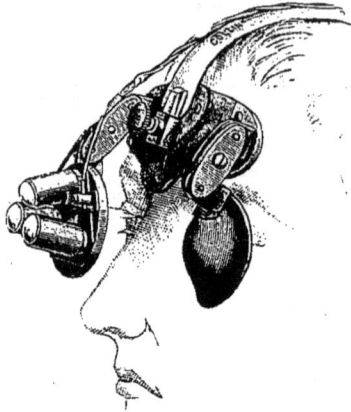

Chaque lampe est munie d'une lentille cylindrique qui se visse directement sur la plaque et qui est destinée à recueillir, à rendre sensiblement parallèles les rayons lumineux.

D'une façon générale, les tubes portelentilles sont dirigés de telle sorte qu'ils convergent tous vers un foyer assez rapproché, de façon qu'en ce point s'entre-croisent tous les rayons lumineux. Ce foyer doit être le plus près possible de l'extrémité de l'éclaireur, mais d'autre part les tubes porte-lentilles ne doivent pas être trop convergents pour ne pas gêner l'œil d'un observateur.

Fig. 148. — Éclaireur à 3 lampes de l'auteur.

On peut du reste éloigner ou rapprocher le foyer, le faire varier de 5 à 15 ou 16 centimètres, grâce au dispositif suivant : chaque tube porte-lampe est mobile autour d'une charnière à ressort ; une bague est vissée sur la plaque et peut, en agissant sur la partie supérieure de chacun des tubes porte-lampes, incliner leur axe plus ou moins vers le foyer. Il est donc très facile de les rendre plus ou moins convergents.

Grâce au faible voltage de ces lampes, cet éclaireur s'échauffe très peu. Il n'y a aucun miroir réflecteur et, ainsi que nous l'avons vu, tous les rayons sont dirigés vers l'entonnoir noirci de chacun des tubes, aucun d'entre eux ne vient fatiguer par sa réflexion l'œil de l'observateur.

2° Depuis trois ans, nous employons généralement un miroir de Clar (fig. 149) que nous avons modifié de la façon suivante; il possède un long foyer avec une seule ouver-

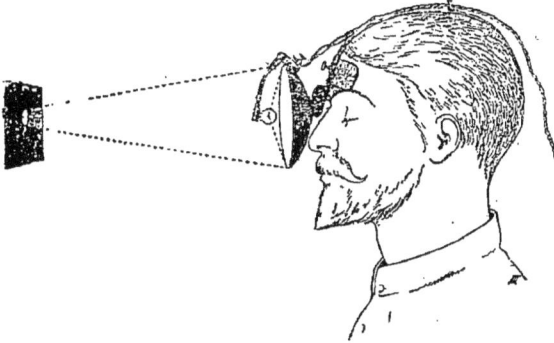

Fig. 149. — Éclaireur bronchoscopique de l'auteur (modifié de Clar).

ture latérale pour l'œil de l'observateur, la vision monoculaire étant seule possible dans ces tubes. C'est là, croyons-nous, l'éclaireur le plus parfait et le plus simple que l'on puisse imaginer. Il donne un éclairage tout à fait satisfaisant.

Miroir de Kasper. — Le miroir à manche de Kasper (fig. 87), qui se manie à la main, peut, pour les démonstrations, remplacer avantageusement la lampe précédente. Par suite d'un dispositif spécial, les rayons, après avoir traversé la lentille, sont réfléchis par un miroir qui n'occupe que la moitié inférieure du tube. De la sorte, l'œil de l'observateur peut examiner, par la partie restée libre, l'intérieur du tube.

Manche de Brunings. — Brunings a doté l'instrumentation d'un éclaireur dans le manche dont l'emploi s'est généralisé en Allemagne. L'éclairage qu'il donne est très puissant, mais on peut lui reprocher d'immobiliser une des mains de l'observateur, sa fragilité, la difficulté du maniement des pinces. Tout au plus le recommandons-

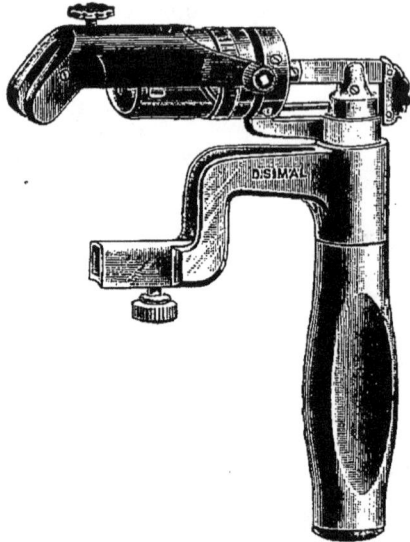

Fig. 150. — Manche de Brunings.

nous en bronchoscopie dans les fines bronches, à cause de

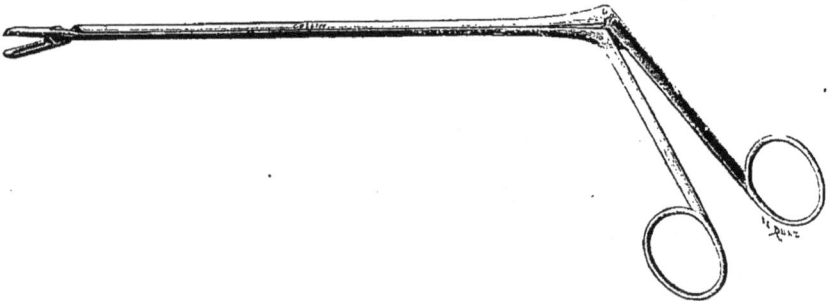

Fig. 151. — Pince de l'auteur pour ablation des polypes sous-
glottiques du larynx et pour prises biopsiques.

la puissance de l'éclairage. Dans tous les autres cas, l'éclairage frontal avec miroir de Clar doit lui être préféré. Le

miroir de Kasper, immobilisant une des mains de l'observateur, est surtout un instrument pour l'étude ou l'enseignement.

Œsophagoscopie.

Choix des tubes. — Les tubes dont on se sert pour pratiquer l'œsophagoscopie présentent une longueur et un diamètre variables suivant le sujet que l'on se propose d'examiner.

La vision étant en principe beaucoup plus facile à l'aide de tubes courts et larges, on devra donc employer des tubes construits sur cette donnée générale. On se basera aussi, pour le choix de ces tubes, sur les dimensions exactes de l'œsophage, sur le point que l'on désire explorer, et la distance qui sépare ce point des arcades dentaires supérieures.

On devra tenir compte de la situation exacte des deux orifices de l'œsophage et des dimensions de ce conduit.

Chez l'adulte, *l'orifice supérieur* répond exactement en avant au bord inférieur du cartilage cricoïde, en arrière au corps de la sixième vertèbre cervicale. Il est distant des incisives supérieures de 15 *centimètres en moyenne.*

L'œsophage, mesuré en place, présente une *longueur* de 24 à 26 centimètres ; ses dimensions varient, du reste, avec l'âge, le sexe et la taille du sujet ; chez les enfants, Morosoff a trouvé chez le nouveau-né 9 centimètres et 13 centimètres à quatre ans. D'après ces dimensions, on peut conclure que, pour l'adulte, les tubes devront avoir comme longueur au minimum 20 centimètres et 46 au maximum, suivant le point à examiner.

Calibre des tubes. — Le calibre des tubes sera basé sur celui de l'œsophage dont le diamètre est de 20 millimètres au minimum ; on sait que ce canal n'est pas exactement cylindrique, mais qu'il présente plusieurs points rétrécis (orifices, croisement de la bronche gauche).

Des tubes de 15 à 18 millimètres peuvent donc être
employés sans aucun danger chez l'adulte ; chez l'enfant
au-dessous de dix ans, on ne dépassera pas 11 millimètres.

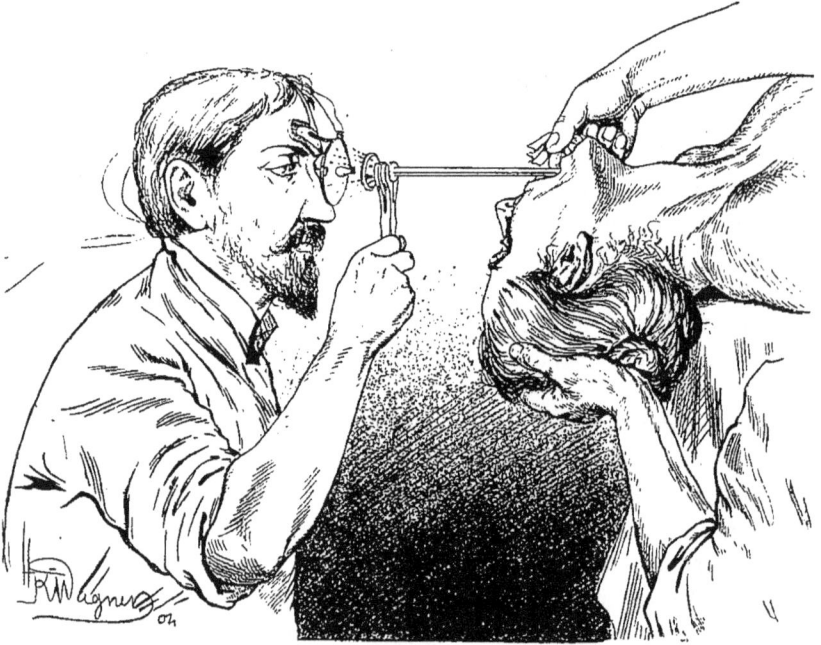

Fig. 152. — Examen de l'œsophage en position couchée.

Position du malade. — Le malade est placé dans la
position assise, le dos fortement appuyé et la tête penchée
très en arrière, un aide soutient la nuque ; si, pour une
raison quelconque (raideur de la colonne vertébrale), il
n'est pas possible au malade de prendre cette position, on
lui fait un peu incliner la tête à droite ou à gauche, de
façon que le tube se place dans la commissure labiale plus
facilement. Le décubitus dorsal en position de Rose est
souvent indiqué (fig. 152).

L'anesthésie locale suffit la plupart du temps ; la narcose

chloroformique est nécessaire seulement chez les enfants et chez les sujets nerveux.

Le malade sera à jeun ; dans les cas urgents, on peut pratiquer un examen immédiat, après évacuation du contenu stomacal à l'aide de la pompe.

Manuel opératoire. — a) **Anesthésie.** — A l'aide d'une solution de cocaïne au vingtième dont on imbibe un porte-coton ou un pinceau, on cocaïnise le voile du palais, la paroi postérieure du pharynx, la base de la langue, la région aryténoïdienne, la face interne du cartilage cricoïde.

b) **Introduction du tube.** — Le malade tire lui-même sa langue avec une compresse.

L'introduction du tube dans l'orifice supérieur œsophagien constitue un des points délicats de la méthode. En effet, le premier obstacle physiologique que l'on rencontre à l'entrée de l'œsophage est dû au peu d'espace qui existe entre le cartilage cricoïde et la colonne vertébrale, obstacle accru encore souvent par la saillie des aryténoïdes et par le spasme du contricteur inférieur qui constitue ce qu'avec Killian nous appellerons *la bouche de l'œsophage*. La bouche œsophagienne est facile à reconnaître, se présentant comme une sorte de fente, de pli transversal, limité en avant par les deux saillies aryténoïdes (Voy. figure 153).

Le spasme est vaincu en partie par la cocaïnisation et l'introduction lente et méthodique du tube. Le tube est plus facilement avalé en introduisant à son intérieur une bougie en gomme olivaire ou mieux notre mandrin demi-souple et demi-rigide qui le dépasse de quelques centimètres et que l'on retire dès qu'il a pénétré dans l'œsophage. On parvient, grâce à ce mandrin, à faire glisser facilement en arrière des aryténoïdes à l'extrémité du tube ; il est bon, dans ce premier temps, s'aidant de la main gauche dont le médius et l'index seront introduits dans la bouche, de faire basculer le tube et de lui donner la bonne direction.

La pénétration dans l'œsophage étant faite, cocaïnisant

de proche en proche la muqueuse de ce conduit, au fur et à
mesure que l'on des-
cend le tube, on ar-
rive ainsi jusqu'au
point à explorer sans
éveiller de douleur ni
de spasme.

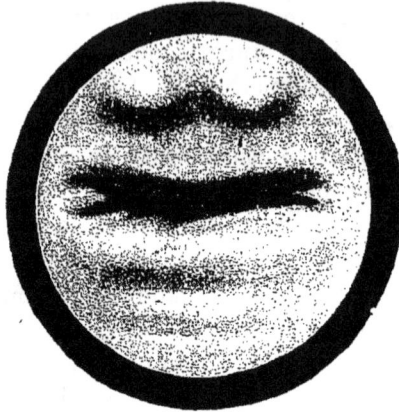

Fig. 153. — Aspect normal de la
bouche de l'œsophage.

**Aspect normal
de l'œsophage**. —
Grâce à l'œsophago-
scopie, on peut se
faire une idée très
nette de la forme de
l'œsophage normal à
l'état de vacuité et
par conséquent, d'a-
près cet aspect, juger de tous les états pathologiques de
ses parois.

La lumière de l'œso-
phage est réduite à une
fente aplatie d'avant
en arrière dans la por-
tion cervicale, et cette
lumière s'élargit beau-
coup dans la portion
thoracique. On peut
donc en conclure que
l'examen sera plus fa-
cile dans la partie infé-
rieure que dans la par-

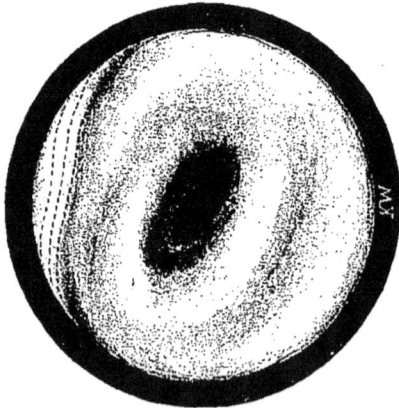

Fig. 154. — Aspect de l'œsophage normal,
rétrécissement aortique.

tie supérieure, puisque
dans celle-là, une fois
le tube introduit, on
pourra voir à plusieurs centimètres en avant de lui :
1° l'entrée de l'œsophage est fermée par le muscle con-

stricteur inférieur du pharynx, véritable sphincter, bouche de l'œsophage ; 2° dans toute la portion cervicale, la lumière est fermée, la paroi antérieure est appliquée sur la postérieure par la pression extérieure ; 3° dans la portion thoracique, on trouve un canal ouvert, ce qui est dû à la pression négative de la cavité thoracique ; l'œsophage est donc une véritable cavité

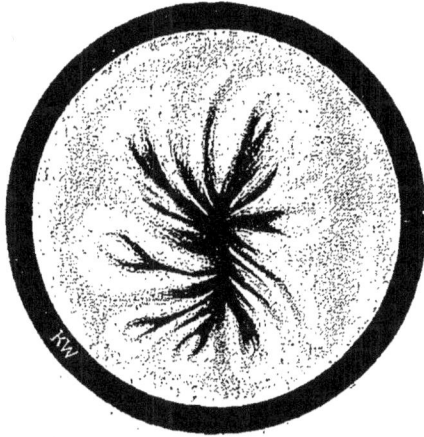

Fig. 155. — Aspect du cardia normal.

dans toute sa portion thoracique ; 4° la paroi œsophagienne est animée de *mouvements* de plusieurs ordres : pulsatiles, dus aux pulsations de l'aorte et du cœur ; respiratoires, l'œsophage s'élargit au moment de l'inspiration et se rétrécit au moment de l'expiration, mais sans se fermer complètement ; péristaltiques, formés de faibles ondes contractiles ; 5° le passage dans l'estomac est fermé par un sphincter mais peu serré (sphincter cardiaque) (1).

1° *CORPS ÉTRANGERS DE L'ŒSOPHAGE.* — Une des principales indications de l'œsophagoscopie consiste dans le diagnostic et l'extraction des corps étrangers de cet organe ; il n'est point rare en effet que des corps étrangers s'arrêtent dans l'œsophage, maintenus en place par le spasme œsophagien ou bien fixés par une de leurs aspérités. Leur siège est assez fixe, ils s'arrêtent au niveau de l'un des points rétrécis de ce conduit, c'est-à-dire : 1° au niveau de la portion supérieure ; 2° au niveau du

(1) Voir *Presse médicale,* 23 février 1908, et Guisez, Traité des maladies de l'œsophage, J.-B. Baillière et fils, 1910.

cardia ; 3º au niveau de la crosse aortique (Gross), ou à l'entrée de l'œsophage dans le thorax, au niveau du croisement de la bronche gauche. Ceux de la portion supérieure sont certainement les plus fréquents.

Chacun sait que la présence d'un corps étranger dans l'œsophage ne va pas sans déterminer de grands troubles ; le muscle est irrité, le spasme survient, et celui-ci est définitivement maintenu dans sa position. Outre la dysphagie qui en résulte, il n'est point sans déterminer des phénomènes d'œsophagite et de péri-œsophagite phlegmoneuse et ultérieurement de rétrécissements cicatriciels intra-œsophagiens. L'indication de toujours extraire ces corps étrangers est bien nette ; c'est ainsi, du reste, que le professeur Terrier l'établissait, dès 1870, comme une règle absolue.

Diagnostic. — Deux faits sont à élucider : 1º Y a-t-il corps étranger ? 2º Quel est son siège ?

Au point de vue du diagnostic, la *dysphagie* qui persiste depuis la déglutition du corps étranger est le seul signe de présence ; la douleur, les spasmes, les anamnèses sont variables et infidèles ; le *cathétérisme* lui-même est sujet à des causes d'erreur, la sonde à olive peut glisser sur la paroi postérieure de l'œsophage. Elle peut passer sans toucher le corps étranger, si celui-ci est situé fortement en avant ; en outre, c'est là un moyen aveugle, pouvant enfoncer davantage une de ses arêtes dans les parois œsophagiennes et dont il ne faut user qu'avec la plus grande prudence.

Les *rayons X* donnent des renseignements beaucoup plus précieux, et constituent un véritable progrès dans la recherche de ces corps étrangers. Dans l'image de Röntgen cependant, l'ombre du corps étranger peut être couverte par celle de la colonne vertébrale ou par celle du cœur (Gottstein) ; en outre, beaucoup de corps étrangers n'arrêtent pas les rayons X. Seuls, les corps métalliques donnent une image nette. Dans plusieurs cas, nous avons, sur la foi

de la radiographie, recherché des corps étrangers de l'œsophage, et l'œsophagoscopie nous a nettement montré
qu'ils n'étaient plus dans ce conduit (1). Il est parfois
aussi très difficile, même en s'aidant de la radioscopie,
de savoir si le corps étranger est dans l'œsophage ou dans
les voies aériennes.

Il faut savoir aussi que, dans l'œsophage, plus encore
que dans tout autre organe, les corps étrangers sont *souvent imaginaires ;* l'œsophagoscopie, étant un moyen de
certitude diagnostique, permettra d'assurer au malade
qui vient nous consulter qu'il n'a point de corps étranger, de lui enlever son idée fixe et d'éviter toute manœuvre
exploratrice souvent irritante et parfois dangereuse.

Traitement. — L'usage de l'œsophagoscope a changé

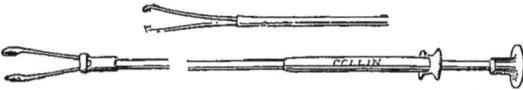

Fig. 156. — Pince à poussette et à mors creux pour corps étrangers.

complètement la *thérapeutique* de ces corps étrangers. Tous ou presque tous peuvent être
extraits directement sous le contrôle de
la vue.

L'anesthésie locale à la cocaïne suffit
presque toujours ; en tout cas, si l'on
emploie l'anesthésie générale, il faut lui
adjoindre l'anesthésie locale. La cocaïnisation, en faisant cesser le spasme, con-
tribue au *désenclavement* du corps étranger, ce qui constitue le temps le plus
important dans l'extraction du corps
étranger de l'œsophage.

Le tube une fois introduit, on aper-

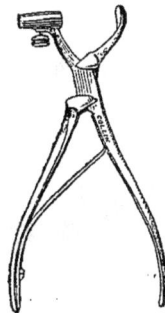

Fig.157. — Manche
universel pour
les pinces.

(1) Voir *Annales des mal. des oreilles,* janvier 1908. — *Archives des
maladies du tube digestif,* août 1910.

çoit exactement le genre de corps étranger, sa position et
l'état anatomique des parois de l'œsophage. *De visu*, on

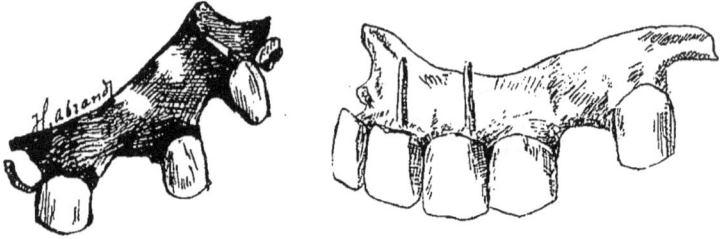

Fig. 158. — Dentiers enlevés par œsophagoscopie.
(Grandeur naturelle).

constate les altérations de celles-ci, et avec un stylet, on
peut voir le degré de fixité du corps à extraire.

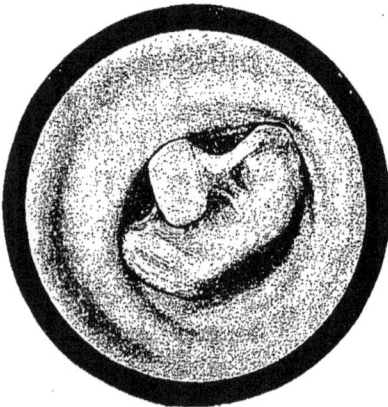
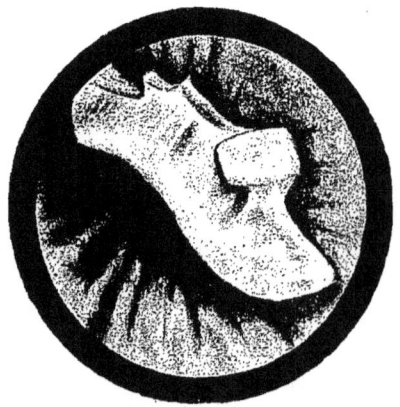

Fig. 159. — Dentier au tiers   Fig. 160. — Le même, après
moyen d'œsophage.   désenclavement.

A l'aide de longues pinces (fig. 156), de crochets à
articulation terminale, on peut pratiquer facilement
l'ablation de l'objet à enlever.

La simple introduction du tube, jointe à la cocaïnisation,

semble du reste dilater l'œsophage et jusqu'à un certain point mobiliser les corps étrangers enclavés.

Pour réaliser plus nettement ce désenclavement, nous avons fait construire des tubes *ovalaires* à grand diamètre transversal 18/14, et même des tubes *dilatateurs* qui protègent l'œsophage, à la manière d'un panier renversé, pour éviter que les parois de ce conduit ne soient lésées par le corps étranger (Voy. fig. 161).

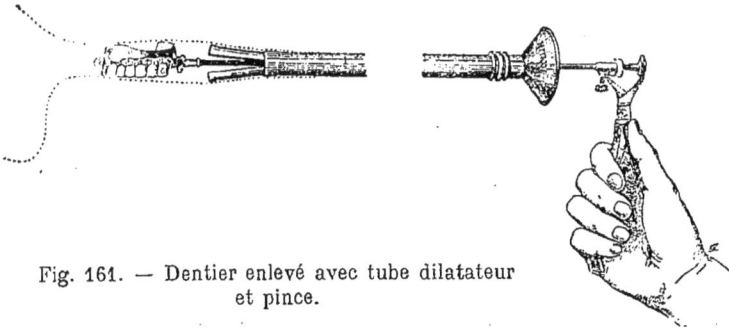

Fig. 161. — Dentier enlevé avec tube dilatateur et pince.

Non seulement l'extraction par cette méthode donne les meilleurs résultats, mais on peut, grâce à elle, saisir les premiers stades de l'œsophagite aiguë traumatique, et, par le tube de l'œsophagoscope, porter un topique approprié et cautériser les plaies en voie de formation.

2° *CANCER DE L'ŒSOPHAGE.* — L'examen par l'œsophagoscope peut rendre les plus grands services pour le *diagnostic* du cancer de l'œsophage ; c'est même le seul qui permette de l'établir de façon précise.

Ce sont surtout les lésions du début qu'il importe de reconnaître en matière de cancer de l'œsophage.

Gottstein, à la suite d'un grand nombre d'examens œsophagoscopiques, a décrit les formes suivantes dans le cancer de l'œsophage : 1° l'infiltration segmentaire de la paroi sous forme de petites plaques blanches épaissies et rouge vif ; 2° carcinome annulaire avec anneaux carci-

nomateux plus ou moins étendu, et ulcération bourgeonnante, siégeant au-dessus d'un point très rétréci ; 3° infiltration carcinomateuse en forme d'entonnoir ; 4° végétations
sanguinolentes et en choux-fleurs ; 5° végétation papilloma-
teuse de l'œsophage. Immédiatement au-dessus, l'œsophage
est très dilaté ; sa muqueuse est plus ou moins altérée.

Tels sont les aspects que l'on observe la plupart du
temps. Mais quelle que soit la forme du cancer, il est des
caractères qui ne trom-
pent jamais l'œil exercé :
l'induration, l'immobili-
sation de la paroi à son
pourtour, l'hémorragie
facile à sa surface et
que l'on provoque avec
le porte-coton.

*Des plaques de leuco-
plasie œsophagienne* sont
fréquentes dans la poche
de dilatation. Il semble
que ce soit le premier
stade de la dégénéres-
cence cancéreuse.

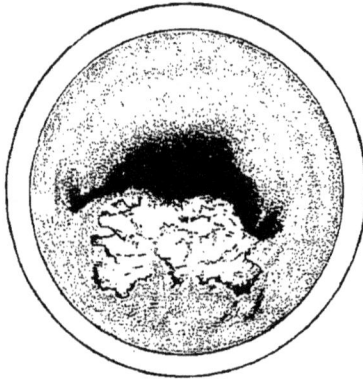

Fig. 162. — Ulcération cancéreuse
de l'œsophage.

Dans les cas de doute, il est très facile, par la lumière de
l'œsophagoscope et à l'aide d'une pince appropriée, de
prendre un fragment de la tumeur et d'en faire *l'examen
histologique*.

Au *point de vue thérapeutique*, grâce aux données
fournies par l'œsophagoscopie, il est possible d'agir directement et localement sur la région ulcérée. Les applications *locales de radium*, à la dose de 5 à 10 centigrammes,
ont amené, dans un certain nombre de cas, la rétrocession
des accidents (1).

(1) Nous suivons toute une série de malades dont la guérison apparente date de deux ans et demi, un an et demi, et un an consécutivement à cette thérapeutique.

3° *ULCÉRATIONS DE L'ŒSOPHAGE*. — Les ulcérations de la muqueuse œsophagienne pourront être diagnostiquées directement par l'œsophagoscopie, en particulier l'*ulcère simple* de l'œsophage, qui siège toujours au tiers inférieur de l'œsophage, a pu être diagnostiqué exactement grâce à l'œsophagoscopie. La *syphilis œsophagienne* est une rareté. Nous n'en avons diagnostiqué qu'un cas sur plus de 1400 examens œsophagiens.

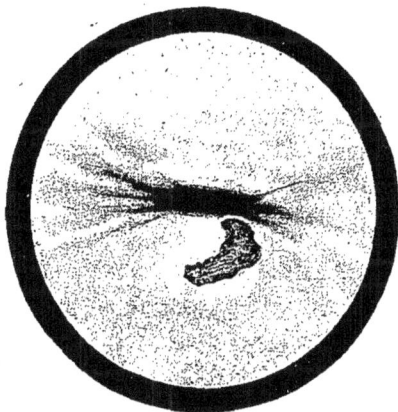

Fig. 163. — Ulcère simple du cardia.

C'est la gomme et à sa suite le rétrécissement qui ont été décrits dans ce groupe. Les *ulcérations tuberculeuses* de l'œsophage sont moins rares, elles sont presque toujours *secondaires* à des lésions tuberculeuses avancées.

4° *SPASME DE LA BOUCHE, DE L'ŒSOPHAGE ET CARDIOSPASME DE STRUMPELL*. — C'est une sorte de contracture musculaire du

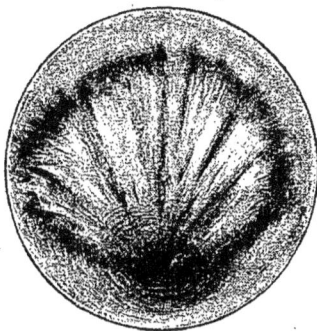

Fig. 164. — Rétrécissement cicatriciel du cardia dû à ulcère simple.

cardia pouvant amener consécutivement une dilatation rétrograde de l'œsophage. Le spasme et le cardio-spasme peuvent être reconnus par l'œsophagoscopie. L'absence de lésions, l'aspect du cardia contracturé sont typiques (1).

(1) Spasmes à forme grave de l'œsophage ; diagnostic et traitement œsophagoscopiques. (*Société médicale des hôpitaux*, mars 1908.)

5° *RÉTRÉCISSEMENT CICATRICIEL.* — Depuis cinq ans, nous avons employé l'œsophagoscope à la *cure des* rétrécissements cicatriciels de l'œsophage, infranchissable aux autres procédés. L'œsophagoscopie permet de faire le diagnostic exact grâce à l'aspect scléreux nettement cicatriciel de la muqueuse, siège de la brûlure par le caustique, l'aspect est caractéristique. L'œsophagoscopie a montré qu'il existe tout un groupe de rétrécissements cicatriciels

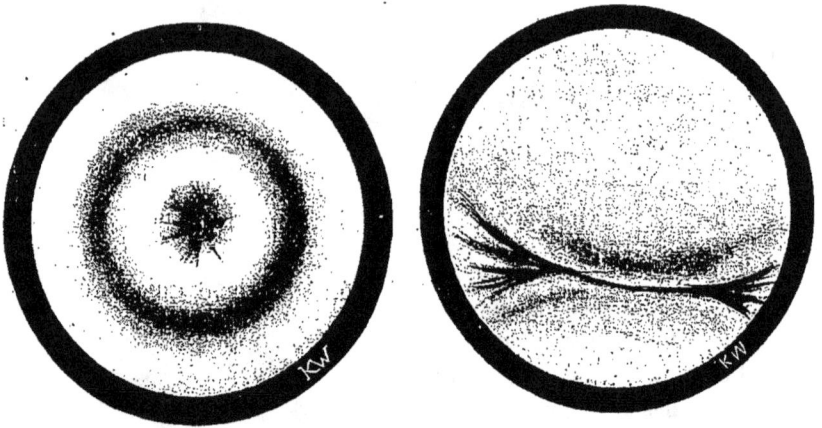

Fig. 165. — Spasme du cardia.   Fig. 166. — Spasme de la bouche
de l'œsophage.

dus à l'ulcère simple (Voy. fig. 164), à des plaies suites de maladies infectieuses diphtérie, variole, syphilis (rare), et même à la suite de sténoses inflammatoires simples.

Ayant bien en vue le pertuis, reliquat de la lumière de l'œsophage, nous pouvons y faire passer des bougies dilatatrices, et arriver à rendre peu à peu à ce conduit un calibre normal ou voisin de la normale. L'électrolyse circulaire permet de recalibrer les rétrécissements même serrés de l'œsophage.

Enfin, il est tout un groupe de rétrécissements cicatriciels de l'œsophage qui sont d'*origine inflammatoire simple.* C'est

le spasme et à sa suite la contracture spasmodique qui
amènent la stase alimentaire et consécutivement l'œsophagite. Celle-ci amène les rétrécissements inflammatoires de ce
conduit relativement fréquents puisqu'il nous a été donné
d'en diagnostiquer plus de cinquante. Ce sont là des notions
nouvelles, non classiques, établies depuis l'œsophagoscopie.

Nous avons, par cette
méthode, guéri près de
cent malades atteints,
de rétrécissements cica-
triciels et inflamma-
toires de l'œsophage
dont plusieurs avaient
dû être gastrotomisés.
Leur alimentation est
redevenue normale (1).

Les *compressions* œso-
phagiennes par les tu-
meurs du médiastin
présentent des carac-
tères tout à fait parti-
culiers. La paroi de
l'œsophage est comme
comprimée par celle

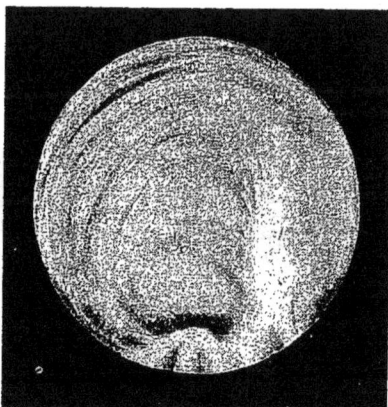

Fig. 167. — Sténose cicatricielle du tiers
moyen de l'œsophage due à la potasse
caustique.

du côté opposé (Voy. fig. 169). D'après leur siège, il est
possible d'en diagnostiquer l'origine, adénopathie, trachéo-
bronchique, goître, tumeur abdominale. — Les ectasies
aortiques sont une cause également de compression de
l'œsophage : on les reconnaît à leur siège au point de croisement de la crosse de l'aorte, aux mouvements d'expansion et de pulsation dont ces tumeurs sont le
siège.

(1) Voir Guisez, rapport au *Congrès de chirurgie*, octobre 1912. —
Revue de chirurgie, février 1908. — *Annales des maladies du larynx*,
août 1910. — *Rapport au congrès de chirurgie*, octobre 1912.

6° *DIVERTICULES DE L'ŒSOPHAGE*. —Le diagnostic des diverticules de l'œsophage n'est guère basé cliniquement que sur des signes fonctionnels (régurgitations, déglutitions vicieuses, amaigrissement et mauvais état général). L'œsophagoscopie permet de les constater objectivement. L'œsophagoscope pénètre dans une poche muqueuse, dont les parois offrent partout de la résistance et

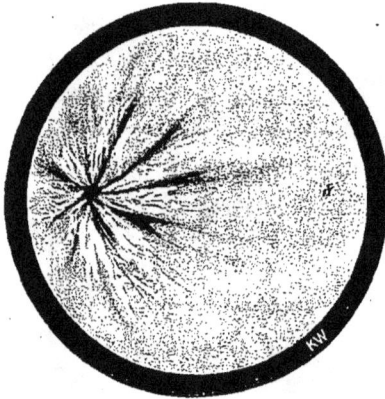

Fig. 168. — Sténose cicatricielle du tiers moyen de l'œsophage à pertuis rejeté à gauche.

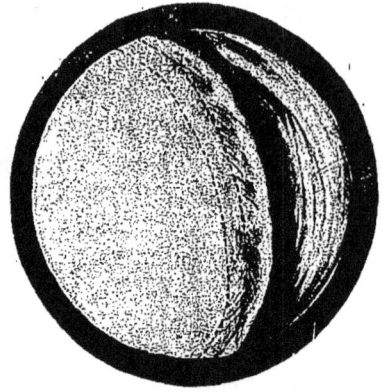

Fig. 169. — Compression de l'œsophage par ectasie aortique. Le pointillé indique les battements de la tumeur.

dans laquelle on n'aperçoit nulle part d'orifice. La plupart des *diverticules* de l'œsophage sont plutôt de l'hypopharynx. C'est à la suite du spasme de l'œsophage qu'ils se produisent. L'orifice supérieur (bouche) restant exactement fermé, les aliments compriment les parois de l'hypopharynx et le diverticule est ainsi constitué. En soignant le rétrécissement spasmodique, en le dilatant de manière forcée, on arrive ainsi peu à peu à la cure du diverticule.

Laryngo-trachéo-bronchoscopie.

Par définition, cette méthode permet l'examen successif du larynx, de la trachée et des bronches, chacun de ces examens se complétant réciproquement.

Laryngoscopie directe.

Manuel opératoire. — Nous avons succinctement exposé le manuel opératoire de cette méthode (Voy. p. 164). Ayant cocaïnisé bien exactement tout le pharynx et le larynx, il est facile de charger sur la spatule l'épiglotte et d'apercevoir tout le larynx et même la trachée.

Indications. — Quand l'épiglotte est molle ou procidente, le tube-spatule la relève très bien et permet de voir toute la région de la glotte. Quand le rapprochement des mâchoires, soit par inflammation, soit par phlegmon, empêche l'introduction du miroir, on peut très bien, par l'une des commissures, glisser un petit tube dans la bouche et avoir ainsi un libre accès dans le larynx. Chez les *malades trachéotomisés*, on sait combien il est difficile de voir le larynx. Toute tonicité a disparu, l'épiglotte, les bandes ventriculaires sont

Fig. 170. — Spatule pour hypopharyngoscopie et laryngoscopie directe.

affaissées. Grâce à la laryngoscopie directe, on peut examiner facilement, surveiller les lésions laryngées,

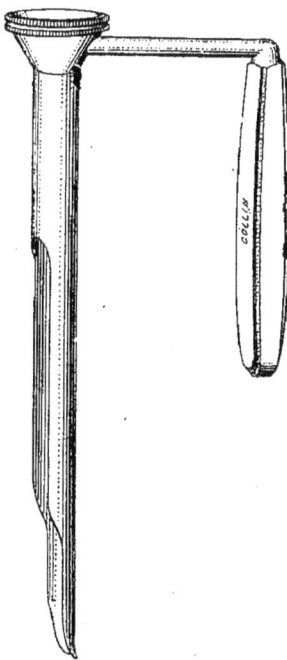

voir à quel moment on pourra décanuler le malade.

Chez les jeunes enfants, c'est grâce à cette méthode que le larynx pourra être examiné : car il est toujours

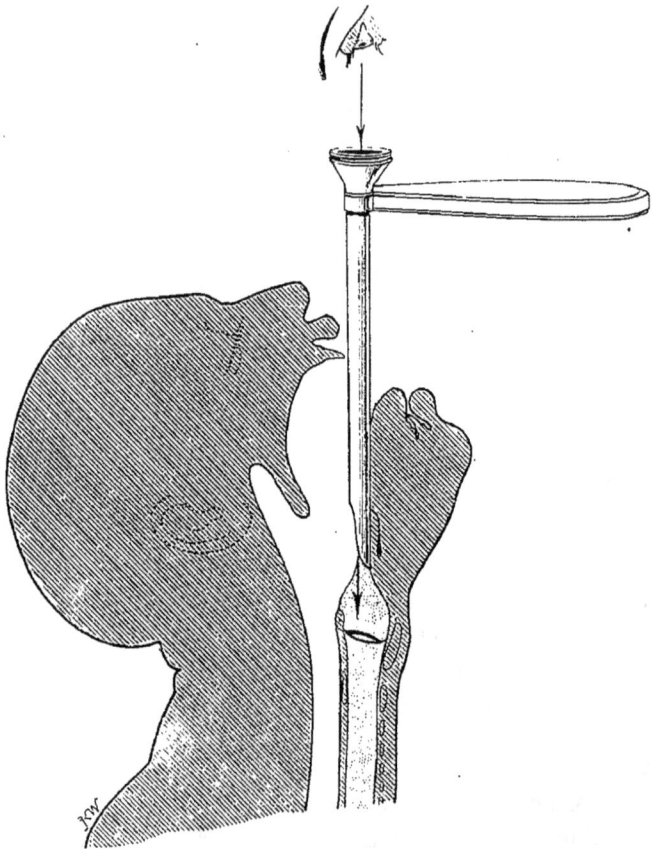

Fig. 171. — Laryngoscopie directe. Schéma montrant la direction des rayons.

difficile chez eux d'employer le miroir laryngoscopique.

Thérapeutique. — Au point de vue thérapeutique, elle rend beaucoup de services, elle permet des interventions sur le larynx des jeunes sujets (ablation de corps étrangers, de papillomes multiples) et leur évite tous les inconvénients de la thyrotomie.

Toutes les opérations sur la face laryngée de l'épiglotte pour tumeurs ou lupus ne seront guère possibles qu'à l'aide du tube spatule. Les rétrécissements du larynx peuvent être dilatés directement sous le contrôle de la vue avec des bougies droites. Il est toute une variété de polypes sessiles ou siégeant près de la commissure antérieure qu'il est facile d'extraire seulement par cette méthode. On peut enlever également par ce procédé des tumeurs sises à l'origine de la trachée.

Trachéo-bronchoscopie.

Bien que la technique soit plus délicate que pour la laryngoscopie directe, *le principe en est le même.*

Choix des tubes. — 1° **Calibre des tubes.** — Tout comme pour l'œsophage, le calibre de la trachée et sa longueur sont soumis à de grandes variations qui dépendent de l'âge et du sexe du sujet à examiner.

Chez l'homme adulte, la glotte mesure, dans le sens antéro-postérieur, 20 à 25 milllimètres à sa base dans l'expiration forcée.

La trachée a un diamètre transversal de 20 millimètres chez l'homme, 16 millimètres chez la femme : son diamètre antéro-postérieur, plus court, est de 14 millimètres chez l'homme et 12 millimètres chez la femme.

On ne doit donc pas en principe introduire de tubes dépassant 14 millimètres de diamètre chez l'homme et 12 chez la femme ; on évitera ainsi au malade toute éraillure de la muqueuse laryngée et tout gonflement inflammatoire de celle-ci.

Chez l'*enfant,* il est toujours assez embarrassant de savoir exactement quels tubes employer. On pourrait bien établir, d'après l'âge, des tableaux pouvant renseigner de suite l'opérateur, mais on est obligé de tenir compte aussi de la taille et du développement du petit malade. Marc Sée donne les chiffres suivants de diamètre moyen de la trachée chez l'enfant : deux ans, 7 à 8 millimètres ; quatre à sept ans, 8 à 10 millimètres ; dix ans, 12 millimètres.

2° **Longueur des tubes.** — Pour ce qui est de la longueur des tubes, on se basera sur les mêmes considérations. On tiendra compte de la région de la trachée à explorer ; on s'aidera de la radiographie s'il s'agit d'un corps étranger à extraire. On se rappellera que la distance qui sépare les arcades dentaires de l'entrée de la trachée est d'environ 14 à 15 centimètres ; quant aux dimensions proprement dites de la trachée, il faudra savoir que celle-ci mesure en moyenne 12 centimètres chez l'homme, 10 centimètres chez la femme.

En résumé, pour la trachéo-bronchoscopie, on emploiera des tubes de 25 à 30 centimètres de long et de 12 à 15 millimètres de diamètre chez l'homme ; chez la femme, toutes ces dimensions seront moindres d'un quart ; chez l'enfant, les tubes mesureront de 15 à 20 centimètres de long sur 5 à 10 millimètres de large.

Pour la *bronchoscopie*, on devra se servir forcément de tubes plus longs et plus étroits ; on devra se rappeler les dimensions des deux bronches ; on saura que la bronche gauche (10 millimètres) est moins volumineuse que la droite (13).

Les tubes bronchoscopiques devront avoir, pour l'examen des grosses bronches, 8 à 10 millimètres de diamètre et 30 à 40 centimètres de longueur.

La *technique* diffère suivant que l'on introduit les tubes par le larynx ou directement par une ouverture trachéale ; que l'on pratique la *trachéo-bronchoscopie supérieure* ou *inférieure*.

TECHNIQUE DE LA TRACHÉO-BRONCHO-

SCOPIE SUPÉRIEURE. — Pour l'introduction des tubes dans le larynx, la technique ressemble à celle que nous avons décrite à propos de la laryngoscopie directe.

Manuel opératoire. — La cocaïnisation se fera de même que pour la laryngoscopie, mais comme les tubes doivent dépasser la glotte, on aura soin d'anes-

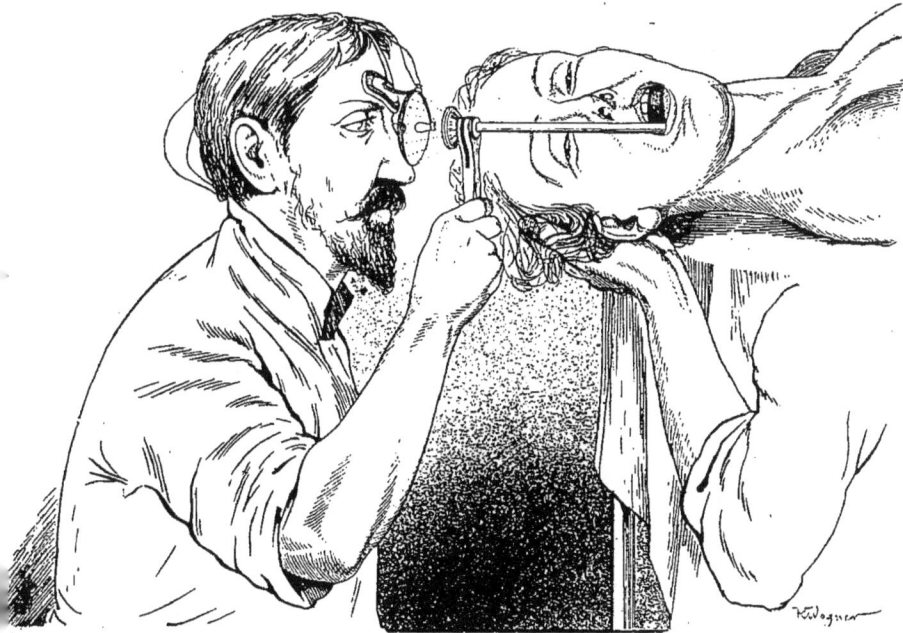

Fig. 172. — Trachéoscopie directe. Le tube est dirigé vers la bronche gauche.

thésier bien exactement la partie supérieure de la trachée.

La position couchée, la tête fortement renversée en arrière, la nuque soutenue par un aide, est la meilleure pour l'examen de la trachée. On peut encore faire cet examen dans la position assise, la tête renversée en arrière étant maintenue par un aide.

Le tube est introduit dans la bouche, il gagne la glotte tout comme précédemment dans la laryngoscopie directe.

Pour franchir la glotte, un tour de main est nécessaire, et c'est, selon nous, le temps essentiel de la trachéo-bronchoscopie supérieure : il consiste en une sorte de mouvement de bascule qu'on fait exécuter à l'extrémité inférieure du tube avec l'index gauche. On récline de cette façon l'épiglotte et on la colle contre la base de la langue (1).

L'observateur, par la lumière du tube, suit bien exactement le mouvement de descente de celui-ci. Il aperçoit le bord supérieur de l'épiglotte, il entend une sorte de bruit canulaire dû à la résonance de l'air expiré sur les parois mêmes du tube : l'ensemble de ces signes lui indique qu'il est en bonne position.

Cocaïnisant de proche en proche, on peut descendre et introduire ainsi le tube jusqu'à bifurcation de la trachée.

BRONCHOSCOPIE. — Pour l'examen des bronches, la position couchée est indispensable, la tête doit être en hyperextension, la face tournée du côté de la bronche à explorer ; on se sert pour introduire les tubes de la commissure labiale droite si l'on veut explorer la bronche gauche (Voy. fig. 172) et réciproquement.

Ayant pénétré jusqu'à l'éperon bronchique, pour le franchir, on devra incliner le tube, de façon à effacer l'angle que fait la bronche avec la trachée.

Au fur et à mesure que le tube pénètre dans la bronche, on la cocaïnise de proche en proche et l'on peut, sans éveiller aucun réflexe, parvenir jusqu'à sa terminaison. Il est remarquable de voir comme la bronche épouse facilement la direction d'un tube rigide que l'on introduit même à son intérieur. Bien que l'anesthésie générale soit même souvent employée pour l'examen des bronches, il est utile alors de cocaïniser la muqueuse trachéale et bron-

(1) Si l'on met le mandrin juste au moment où le tube franchit la glotte, on n'a pas à craindre des lésions de la muqueuse laryngée.

chique ; on supprime de la sorte des réflexes que le chloroforme ne peut abolir.

Difficultés opératoires. — 1º Difficultés provenant de l'opérateur. — Un certain nombre de difficultés
peuvent se présenter, dans l'exécution des différents temps ;
l'épiglotte peut être difficile à accrocher avec le bord du
tube et à relever vers la base de la langue.

Ces obstacles n'existent pour ainsi dire plus depuis que
l'on emploie le tube-spatule. Celui-ci relève et charge très
facilement l'épiglotte. Dès lors rien n'est plus facile, laissant
en place de la main droite ce tube-spatule, d'introduire de
la main gauche des tubes plus étroits pour l'examen de
la trachée ou même des bronches; la spatule sert donc
dans tous les cas de véritable conducteur pour les tubes
de plus petit calibre.

La chloroformisation est parfois nécessaire chez les
sujets nerveux et excitables. Chez les enfants, elle est toujours indispensable ; c'est chez eux surtout, où l'on se sert
de tubes très étroits, où l'épiglotte présente une mollesse
spéciale, que le tube-spatule rend les plus grands services.

2º **Difficultés provenant du malade lui-même.** —
On peut rencontrer un certain nombre de difficultés provenant du malade.

a. NERVOSITÉ. — On fera bien de lui faire prendre,
dans les jours qui précèdent l'examen, 2 à 4 grammes de
bromure dans une potion et de lui faire, une demi-heure
avant l'intervention, une piqûre de 1 centigramme de
morphine. Si l'on éprouve de réelles difficultés, on n'hési-
tera pas à recourir au chloroforme.

b. ABONDANCE DES MUCOSITÉS. — Souvent elles encombrent le champ du tube et la bronche à explorer.

On pourra s'en débarrasser à l'aide des tampons d'ouate
montés à l'extrémité de porte-coton fréquemment renouvelés. La pompe à mucus (fig. 173), s'adaptant à des tubes
plus ou moins longs ou même, dans certains cas, à la tubu-

lure latérale des tubes bronchoscopiques construits spécialement pour cet usage, pourra assécher la région à explorer ;
une injection d'atropine faite un quart d'heure auparavant
est parfois nécessaire.

c. ÉTAT STOMACAL DU MALADE. — Les réflexes peuvent
de ce côté devenir très pénibles et gêner l'intervention ;
aussi, autant que possible, on ne devra opérer que sur des
malades à jeun, et même, dans les cas où l'on est obligé
d'opérer d'urgence, on pourra vider au préalable l'estomac
avec la pompe stomacale.

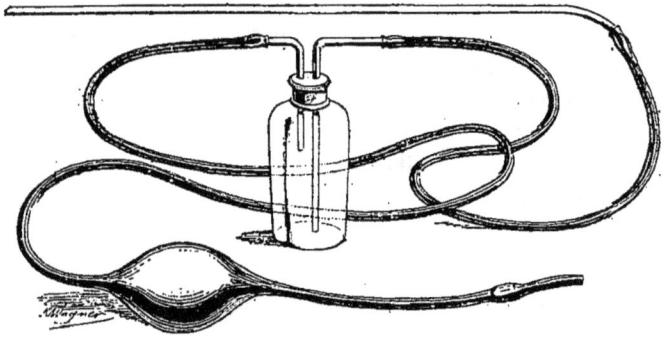

Fig. 173. — Pompe à mucus de Killian.

d. SUFFOCATION. — Il est un fait à prendre en sérieuse
considération : on peut, si l'on pénètre avec un tube dans
une bronche obstruée par un corps étranger, ou lorsqu'une
partie du poumon est privée de ses fonctions d'hématose,
amener un violent accès de suffocation parce que l'air n'entre
pas en quantité suffisante à côté du tube pour aller dans la
partie saine du poumon ; dès lors, il faudra remplacer ce
tube par un autre de même dimension présentant une ou
deux ouvertures latérales à quelques centimètres de
l'extrémité inférieure, permettant à l'air de passer vers
la bronche restée libre.

TECHNIQUE DE LA TRACHÉO-BRONCHOSCOPIE INFÉRIEURE. — Dans certains cas, surtout si le médecin est peu exercé, il est impossible de franchir la glotte ; d'autres fois, les tubes seront trop étroits et trop longs pour permettre une vision bien nette à leur extrémité ;

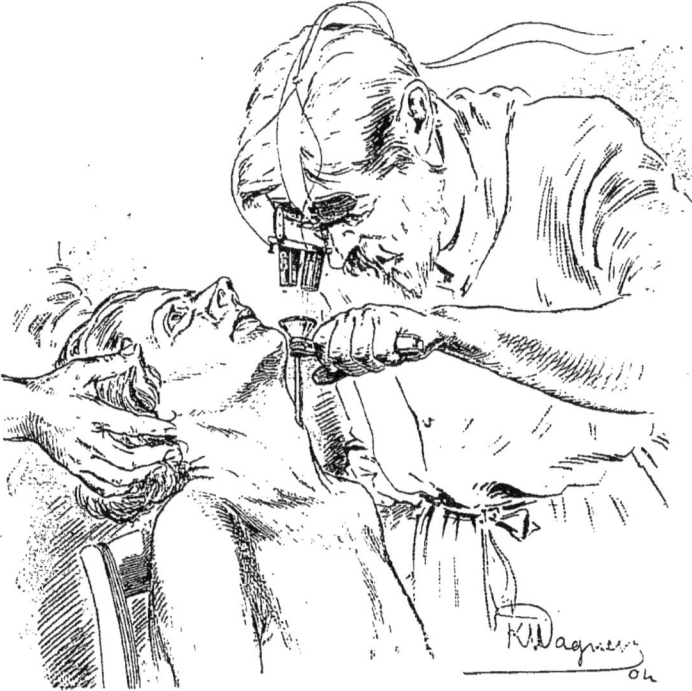

Fig. 174. — Trachéo-bronchoscopie inférieure. Position assise. Exploration de la bronche droite.

quand il y a urgence, lorsque le patient asphyxie, ou bien lorsqu'il s'agit d'un enfant de moins de deux ans, à cause de l'étroitesse de la glotte à cet âge, il convient de recourir le plus tôt possible à la trachéotomie et d'introduire les tubes par cette ouverture temporaire, c'est là ce qui constitue la *trachéoscopie inférieure*.

Manuel opératoire. — Elle se pratique le malade étant dans la position couchée, dans la position assise la tête inclinée de côté et en arrière et la face tournée du côté de la bronche à explorer (fig. 174).

Il est facile, ayant cocaïnisé les bords de la plaie de trachéotomie, la face interne de la trachée au-dessus et au-dessous de son ouverture, d'introduire les tubes et de voir la trachée, l'éperon bronchique.

A l'aide de tubes plus étroits, de proche en proche, on pourra pénétrer dans les bronches et arriver aux premières et même aux secondes ramifications bronchiques.

Dès que l'intervention est terminée, le corps étranger enlevé par exemple, un pansement aseptique est mis sur la plaie, et la cicatrisation s'obtient en cinq ou six jours.

La création de cette plaie de trachéotomie comporte évidemment une complication que l'on devra éviter autant que possible.

Indications de la trachéo-bronchoscopie.

Cette méthode peut être employée avec fruit pour le diagnostic et la thérapeutique d'un grand nombre d'affections de la trachée et des bronches.

Au premier chef, il convient de placer les *corps étrangers des voies aériennes*.

CORPS ÉTRANGERS DU LARYNX
ET DES VOIES AÉRIENNES

Les corps étrangers des voies aériennes, peuvent s'arrêter dans le larynx au niveau des ventricules, ou descendre plus loin dans l'arbre trachéo-bronchique (trachée, bronches).

Tous les corps solides (arêtes, os, etc.), liquides, et même les corps animés (sangsues, lombrics) peuvent y pénétrer.

C'est surtout chez les jeunes enfants qui ont la manie de tout mettre dans leur bouche que l'accident se produit. Celui-ci survient dans un mouvement d'aspiration brusque, dans la toux, ou pour parler, ou crier. Les dents et pièces dentaires peuvent y tomber au moment de l'extraction ou de la chloroformisation.

Certains altérations pathologiques : les troubles de la sensibilité par affections centrales, la destruction de l'épiglotte favorisent la déglutition vicieuse.

Il est une cause que nous avons retrouvée un certain nombre de fois, c'est la *propulsion digitale* : Les parents, témoins de l'accident, veulent enlever le corps étranger du fond de la bouche, du pharynx ; au contraire, ils le poussent, l'énucléent pour ainsi dire à travers la glotte.

Siège. — Les corps étrangers du larynx siègent dans les ventricules, ou sont arrêtés entre les cordes vocales. Quand ils descendent plus loin, ils se logent soit dans la trachée (fait rare, sauf dans le cas de corps étrangers irréguliers), soit dans les bronches, et plus particulièrement dans la bronche droite (1). Sur 38 cas de corps étrangers des voies aériennes que nous avons observés, ils siégeaient 2 fois dans le larynx, 5 fois dans la trachée (grain de café, cure-dent, dentier, écaille d'œuf), 25 fois dans la bronche droite, 6 fois dans la bronche gauche (os, pièces de monnaie, noyau de dattes, de pruneau, 3 anches de trompette, clous, haricots).

Symptomatologie. — 1° Au moment de l'accident, il se produit *un accès de suffocation* très violent. Si le corps étranger, par son volume et sa situation, obstrue le larynx et s'enclave d'emblée, la mort par asphyxie peut être immédiate. S'il siège plus bas et si le corps est de petit

---

(1) La localisation de la bronche droite s'explique : 1° par le volume plus gros de cette bronche ; 2° surtout parce que la bronche droite, presque verticale, continue la direction de la trachée, celle de gauche étant plus oblique.

volume cet accès de suffocation cesse bientôt et la tolérance
s'établit.

2º **Après l'accident, s'il permet le passage de l'air.** —
a) S'il est arrêté dans le larynx, on observera des
troubles de la voix, de la raucité vocale, une toux rauque, de la dyspnée respiratoire et des accès de suffocation
survenant de temps à autre. Parfois on perçoit très nettement un *bruit de clapet ;* le corps étranger buttant
contre la glotte au moment des accès de toux.

Pour ce qui concerne les *corps étrangers trachéaux,*
l'auscultation pourra faire percevoir un bruit de drapeau
de frottement caractéristique dans les efforts de toux ou
uns sorte de ronchus trachéal caractéristique.

b) Les *corps étrangers bronchiques* donnent lieu à des signes
variables. Indépendamment des accès de suffocation,
de la toux, de la dyspnée plus ou moins grande qu'ils déterminent, on constate souvent soit une sorte de souffle rude
vers le hile pulmonaire, soit, si le corps étranger obstrue la
bronche tout entière, de *la diminution de l'ampliation
thoracique* du côté malade, et de l'*abolition du murmure
vésiculaire* de ce même côté. Quelquefois, s'ils sont enclavés
définitivement, ils peuvent être tout à fait latents, ne révélant leur présence que par des complications. Les corps
étrangers métalliques peuvent être ainsi tolérés sans entraîner de troubles notoires. Nous avons extrait une pièce
de 10 francs, qui était depuis 16 mois dans une bronche,
et un clou y siégeant également depuis plus de deux
ans.

Diagnostic. — Jusqu'en ces dernières années, le *diagnostic* des corps étrangers bronchiques était très aléatoire.
Les commémoratifs, le récit du malade, les signes fonctionnels ou locaux ne donnent que des indications très
vagues.

L'auscultation, dans certains cas, peut, par le bruit de
grelottement, le sifflement trachéal, la diminution ou

l'abolition du murmure vésiculaire dans le lobe pulmonaire correspondant à la bronche obstruée, donner quelques éléments au diagnostic.

L'examen aux rayons X constitue un moyen plus perfectionné, mais les corps de faible densité ne se laissent point traverser par les rayons Rœntgen. Seuls les corps métalliques donnent une image nette sur l'écran. L'ombre peut se confondre avec celle d'une côte ou de la colonne vertébrale. Quoi qu'il en soit, c'est une méthode d'examen qui devra être employée dans tous les cas où l'on soupçonnera des corps étrangers des bronches et qui doit précéder la bronchoscopie, lui donnant souvent des indications précieuses.

Méfiez-vous des prétendus corps étrangers que le malade vient vous demander d'extraire ; ils ne seront là comme ailleurs que *purement imaginaires ;* ou bien ils sont restés quelque temps dans la trachée et ont été expulsés dans une quinte de toux sans que le malade s'en aperçoive. Mais, inversement, le nombre de corps étrangers *ignorés* est très élevé relativement, révélé par expulsion spontanée dans une quinte de toux, éclosion d'accident graves, trouvailles d'autopsies. Trois de nos malades étaient soignés pour de la phtisie, alors qu'il s'agissait de corps étrangers bronchiques et tous les symptômes ont cessé après leur extraction ; aussi, lorsqu'un malade rapporte nettement des accidents pulmonaires à la déglutition vicieuse d'un os, haricot, etc., vous devez toujours l'examiner avec soin. La radiographie permet bien de fixer la présence des corps étrangers, mais à la condition qu'ils arrêtent les rayons X. Dans 15 cas sur 23 où la radioscopie avait été faite, celle-ci ne donnait rien. La bronchoscopie directe seule permet le diagnostic de certitude.

Le *pronostic* est donc particulièrement sérieux. Le volume, la nature des corps étrangers influent beaucoup sur le pronostic. Les corps volumineux ou organiques, causent rapidement des accidents de pneumonie, de broncho-pneumonie mortelles. Sauf dans les premiers jours, on ne peut guère compter sur l'expulsion spontanée dans une quinte de toux.

Traitement. — Le seul traitement est évidemment l'extraction, qui doit être aussi rapide que possible.

CORPS ÉTRANGERS DU LARYNX.— 1° *Voies naturelles.* — Autant que possible, l'extraction sera faite par les voies naturelles : sous le *laryngoscope* avec cocaïnisation et avec la pince spéciale, ou mieux par la *laryngoscopie directe* à l'aide de la spatule et de la pince droite. Ce dernier moyen est le seul qui, chez l'enfant, permette d'enlever les corps étrangers du larynx par les voies naturelles.

2° *Voies artificielles.* — Si le corps étranger, soit par son volume soit par son enclavement, ne se laisse pas extraire, il faudra recourir à la *thyrotomie.* Parfois même, quand il y a menace d'asphyxie, on fera d'emblée, pour parer au plus pressé, une *trachéotomie basse* car le corps étranger est peut-être dans la trachée ; dans un deuxième temps, on pourra songer à l'extraction du corps étranger, que l'on enlève en le refoulant de bas en haut par la plaie trachéale ou, quand il est enclavé, par thyrotomie.

CORPS ÉTRANGERS DE LA TRACHÉE ET DES BRONCHES. — 1° *Voies naturelles.* — L'extraction devra être également faite le plus tôt que l'on pourra. Les corps étrangers des bronches sont, en effet, particulièrement dangereux par les phénomènes d'infection auxquels ils donnent rapidement lieu (abcès du poumon, broncho-pneumonie) et qui sont très souvent mortels (44 p. 100). Les corps étrangers organiques septiques, surtout ceux pouvant se gonfler, devront être extraits sur l'heure. Grâce à la bronchoscopie supérieure ou inférieure, sur la technique et les indications de laquelle nous avons insisté plus haut, l'extraction peut être faite dans la plupart des cas. Cette méthode nous a permis jusqu'à présent d'enlever avec succès 28 corps étrangers des bronches et 4 de la trachée. Deux de nos malades, opérés en pleine septicé-mie, sont morts, emportés par les phénomènes de broncho- pneu-monie qui s'étaient déclarés avant l'intervention.

2º *Voies artificielles.* — Au point de vue *thérapeutique*, la bronchoscopie transmédiastinale, proposée et pratiquée par de très bons chirurgiens dans ces der-nières années (Ricard, Amilton), a donné une mortalité de 100 p.100, quoique, au point de vue théo-rique et sur le cadavre, elle semble tout à fait praticable (Schwartz).

Bien plus consolante est la bronchoscopie : dans presque tous les cas, elle n'a eu à enregistrer que des succès.

Au résumé, en cas de corps étrangers des voies aériennes, la conduite du médecin doit être la suivante ;

1º *Vous êtes appelé en pleine asphyxie :* le malade étouffe : pas-sez au plus pressé, faites une tra-chéotomie et faites-la le plus basse possible.

2º *Il n'y a pas urgence :* mettez votre malade en surveillance avec

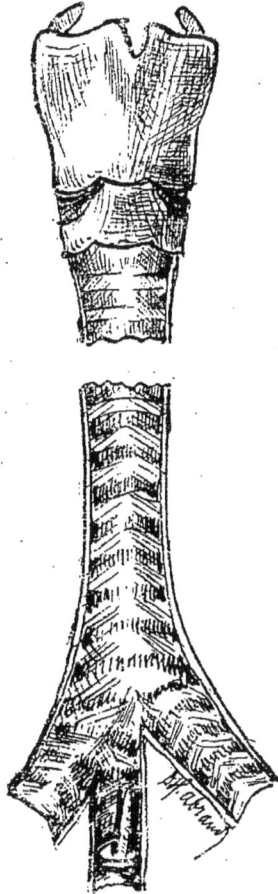

Fig. 175. — Anche de trom-pette fixée dans la bronche, enlevée par bronchoscopie.

tout prêt pour une trachéotomie qui peut devenir urgente dans une crise de suffocation. Dès que le calme est obtenu songez à extraire le corps étranger par la bronchoscopie,

mais pas avant d'avoir posé aussi exactement que possible
le diagnostic : 1º d'existence ; 2º de siège.

Ce qu'il ne faut pas faire. — 1º C'est de passer
à côté du diagnostic en n'accordant pas aux dires du
malade une valeur suffisante et en ne l'examinant pas.
2º Tenter des manœuvres d'extraction digitale par la
bouche, qui ne réussissent qu'à pousser plus loin le corps
étranger. 3º Perdre un temps précieux en manœuvres
éventuelles qui peuvent être dangereuses (vomitifs, suspen-
sion par les pieds, etc. 4º Rechercher un corps étranger
bronchique, extraire un corps étranger laryngien, sans
avoir tout prêt pour une trachéotomie.

**Altérations de la trachée et des bronches. Dia-
gnostic.** — Cette méthode donne des bases solides pour
le diagnostic des altérations des voies aériennes.

Tumeurs de la trachée et des bronches. — La
vision directe permet de reconnaître les *tumeurs bénignes*
de la trachée, fibromes, myxomes, et d'en effectuer immédiatement et de viser l'extraction.

Les *tumeurs malignes* (cancer) se reconnaissent au bourgeonnement saignant putrilagineux qui recouvre les parties
malades. Elles sont rarement primitives, le plus souvent
secondaires à des tumeurs œsophagiennes.

Dans trois cas nous avons pu, grâce à l'examen bronchoscopique, poser le diagnostic de tumeur cancéreuse primitive de la bronche, alors que tous les modes cliniques
avaient échoué dans ce diagnostic, qui a pu être vérifié
par la prise d'un fragment pour l'examen biopsique. L'un de
ces cas a été amélioré pendant assez longtemps par des injections locales de sel de radium.

Adénopathie trachéobronchique. — L'adénopathie trachéo-bronchique pourra être exactement diagnostiquée quant à son siège et à son degré.

Combinée à l'œsophagoscopie, cette méthode rend les
plus grands services dans la différenciation entre les

tumeurs de l'œsophage et de la trachée, les anévrysmes, etc.

Les *compressions de l'arbre aérien* présentent des caractères analogues à ceux que nous avons décrits à propos des compressions œsophagiennes : refoulement d'une des parois ; battements et expansion de celle-ci dans le cas d'anévrysme de l'aorte.

Elle permet de voir le degré de compression de la trachée et des bronches par les tumeurs du médiastin, les tumeurs du corps thyroïde (adénopathies trachéo-bronchiques, goitres).

Sans doute il y a certaines *contre-indications*, dictées par la cachexie, l'âge avancé des malades, les affections cardiaques, pulmonaires graves. Mais, quoi qu'il en soit, la broncho-œsophagoscopie constitue une des conquêtes les plus belles de notre spécialité, la plus précieuse peut-être depuis le miroir laryngoscopique.

Thérapeutique de certaines affections trachéo-bronchiques.

Injections intratrachéales et intrabronchiques. — Il est possible, à l'aide d'une technique très simple, d'agir localement, au moyen de liquides médicamenteux, sur la muqueuse de la trachée, des bronches, et même sur le parenchyme intrapulmonaire.

Pour cela, il suffit de se munir d'une seringue laryngée de grande capacité, 15 à 20 centimètres, à longue canule (Voy. figure 176), d'un miroir laryngien, après anesthésie locale du larynx. Ayant franchi la glotte avec la canule, on peut injecter sans crainte des doses massives de liquide actif et diriger par l'injection soit vers la bronche droite, soit vers la bronche gauche, en inclinant la seringue vers l'une ou l'autre des commissures labiales. Comme substances actives, on peut injecter des solutions huileuses, huile goménolée à 1/20, iodoformée, gaïacolée, etc. D'expériences très précises que le Dr Stodel et nous-même avons faites sur le chien avec des liquides colorés, il ressort que ces injections imbibent rapidement tout le parenchyme pulmonaire (1). On possède donc dans cette thérapeutique locale un moyen d'agir sur les lésions bronchiques et bron-cho-pulmonaires. De fait, il est possible de guérir par cette thérapeutique des affections rebelles de la trachée et des bronches (trachéite chronique, ozène de la trachée et des bronches, suppurations bronchiques) et aussi des affections pulmonaires graves, en particulier certaines formes aiguës de celle-ci. Nous avons eu l'occasion de soigner et de guérir neuf gangrènes pulmonaires à forme grave. Dans la tuberculose, l'effet est moins évident, sans doute à cause des lésions de sclérose qui s'établissent dans les affections pulmonaires chroniques.

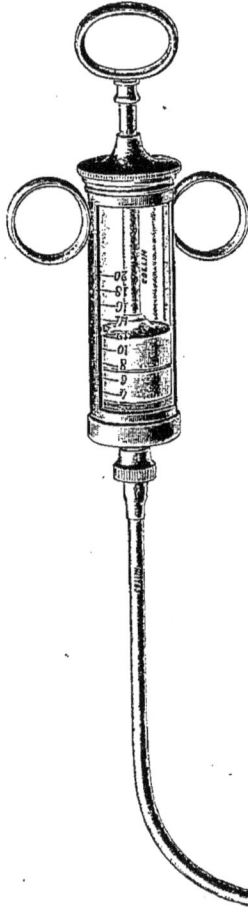

La technique est très simple, tout à fait innocente, puisque sur toute une série de cas traités, nous n'avons pas observé

Fig. 176. — Seringue à injections intratrachéales et intrabronchiques.

d'accidents; elle mérite donc d'entrer dans la pratique.

(1) Voir *Presse Médicale*, 18 septembre 1912.

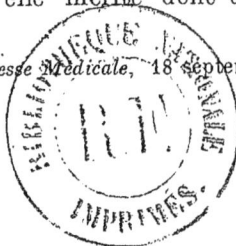

TABLE DES MATIÈRES

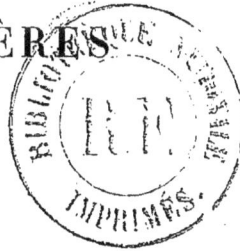

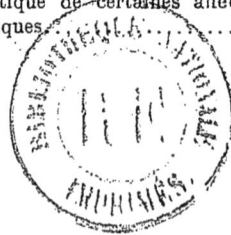

2812-12. — Corbeil. Imprimerie Crété.

DERNIERS VOLUMES PARUS :

Les Applications pratiques de l'Anaphylaxie,
par les Drs J. Minet et J. Leclercq. 1913, 1 vol. in-16 de 96 pages, cartonné.......................... 1 fr. 50

Le Cytodiagnostic,
les méthodes d'examen des sérosités pathologiques et du liquide céphalo-rachidien, par le Dr Marcel Labbé, agr. à la Fac. de méd. de Paris, médecin de l'hôp. de la Charité. 2e édit. 1912. 1 v. in-16, 96 p., cart. 1 fr. 50

La *ponction lombaire* a, au point de vue diagnostique, une grande valeur en permettant d'étudier chez l'individu vivant les infections et les réactions organiques qui se passent au sein du système nerveux. Après avoir traité de l'examen des sérosités pathologiques, M. Labbé expose la technique et les résultats de l'examen du liquide céphalo-rachidien obtenu par ponction lombaire.

Le Sang,
par le Dr Marcel Labbé, agr. de la Fac. de méd. de Paris. 2e édit. 1911. 1 vol. in-16 de 96 p. et fig., cart. 1 fr. 50

Voici les trois grandes divisions du livre : 1° Importance du rôle que joue dans l'organisme le sang. 2° Composition du sang. Équilibre physiologique de cette composition. Modifications apportées à cet équilibre par les états pathologiques. 3° Processus qui président à la naissance et à la mort du sang.

L'Ultra-Microscope,
dans le diagnostic clinique, au laboratoire et dans l'enseignement : Cinématographie et Projections, par le Dr P. Gastou, 2e édition, 1912. 1 vol. in-16 avec 42 figures, cartonné.......................... 1 fr. 50

La Protection de la Santé publique.
Loi et Commentaires de la Loi et des Règlements d'administration, par le Dr Mosny, médecin des hôpitaux de Paris. 1904. 1 vol. in-16 de 96 pages, cart .... 1 fr. 50

Les Accidents du Travail.
Guide du médecin, par Georges Brouardel, médecin des hôpitaux de Paris, médecin-expert près le tribunal de la Seine. 2e édition. 1907. 1 vol. in-16 de 96 pages, cart.......................... 1 fr. 50
Depuis la première édition de cet ouvrage, la loi sur les accidents du travail a subi des modifications qui ont nécessité une refonte complète de l'ouvrage. Cette loi nécessite, en nombre de cas, l'intervention du médecin, il était donc utile de réunir d'une part l'exposé même de la loi, et d'autre part l'étude des faits qui demandent une appréciation médicale.

La Psychologie du Rêve
au point de vue médical, par N. Vaschide, chef des travaux du laboratoire de psychologie expérimentale des Hautes-Études, et H. Piéron. 1902. 1 vol. in-16 de 96 pages, cart.................... 1 fr. 50

Hygiène de la Peau et du Cuir chevelu,

par J. NICOLAS, professeur de clinique dermatologique à l'Université de Lyon, et JAMBON. 1911. 1 vol. in-16 de 96 pages cartonné.. 1 fr. 50

Les auteurs exposent les principes d'hygiène spéciaux à chaque région. hygiène du visage, avec de bonnes formules cosmétiques, des yeux, des oreilles et du nez, de la bouche; l'hygiène des mains, des pieds, de la région ano-génitale. L'hygiène du vêtement est esquissée dans ses traits essentiels. Les auteurs s'occupent assez longuement du cuir chevelu et de la barbe. De bonnes formules de lotions, des indications sur les teintures et l'épilation sont données.

La Cure de Déchloruration dans le Mal de Bright

et dans quelques maladies hydropigènes, par le Dr Fernand WIDAL, professeur à la Faculté de médecine de Paris, médecin de l'hôpital Cochin, et le Dr Adolphe JAVAL. 2e édition, 1912. 1 vol. in-16 de 96 pages, cart.... 1 fr. 50

La Diphtérie, *Bactériologie et Clinique, Prophylaxie et Traitement*, par les Drs H. BARBIER, médecin de l'hôpital Hérold, et G. ULMANN, ancien interne des hôpitaux de Paris. 1899. 1 vol. in-16. 96 pages, 7 figures, cart......... 1 fr. 50

Les Maladies du Cuir chevelu, *Prophylaxie et Traitement*, par le Dr GASTOU, assistant à l'hôpital Saint-Louis. 2e édition. 1907, 1 vol. in-16 de 96 p., 19 fig., cart. 1 fr. 50

Le but de ce livre est de donner un aperçu des maladies du cuir chevelu, d'en donner l'hygiène, la prophylaxie et le traitement, en basant sur les données scientifiques cette étude pratique. Un formulaire cosmétique (lotions et frictions, pommades, huiles, brillantines, teintures) complète l'ouvrage. La pelade, les teignes, certaines folliculites pyogènes peuvent être transmissibles et créer des épidémies. Leur connaissance doit être vulgarisée dans l'intérêt de la prophylaxie sociale.

Traitement de la Syphilis par le 606, par le Dr G. MILIAN, médecin des hôpitaux de Paris. 1912, 1 vol. in-16 de 96 pages avec figures, cartonné.......... 1 fr. 50

Traitement de la Syphilis, par le Dr EMERY, ancien chef de clinique de la Faculté de Paris. Préface de M. le professeur FOURNIER, 2e édition. 1906, 1 vol. in-16, 96 pages, cart.. 1 fr. 50

L'Alimentation des Enfants malades, par le Dr PÉHU, médecin des hôpitaux de Lyon. 1908. 1 vol. in-16, 96 pages, cartonné........................... 1 fr. 50

Voici un ouvrage de la plus grande utilité, très pratique, où l'on trouvera clairement exposés tous les régimes alimentaires qui peuvent convenir aux enfants, avec leurs indications et des conseils pratiques pour leur emploi.

Le Traitement de la Constipation, par le Dr FROUSSARD, ancien interne des hôpitaux de Paris. 2e édition. 1909. 1 vol. in-16 de 96 pages, cartonné...... 1 fr. 50

L'auteur, se basant sur les formes cliniques et les causes variées de la constipation, en montre la grande diversité d'origine, le mécanisme variable, et déduit un traitement méthodique et rationnel. Ce petit traité de la constipation répond aux tendances actuelles de la clinique et de la thérapeutique qui a pour but la recherche et la guérison des causes des maladies par l'hygiène plutôt que par les médicaments.

Les Traitements des Entérites, par le Dr M. JOUAUST. 1905. 1 vol. in-16 de 96 pages, cart. 1 fr. 50

Les régimes alimentaires sont tout d'abord longuement passés en revue. Viennent ensuite les traitements médicamenteux contre la constipation ou la diarrhée, et contre le spasme et la douleur ; puis les traitements, par les agents physiques (lavages, hydrothérapie, massage, ceinture), enfin le traitement chirurgical. Les chapitres suivants traitent de la psychothérapie, de l'isolement et des cures d'air, puis des stations thermales françaises et étrangères, enfin de l'électrothérapie.

Calculs des Voies biliaires et Pancréatites, par le Dr René GAULTIER, chef de clinique à la Faculté de médecine de Paris. 1908. 1 vol. in-16 de 96 pages, avec 16 fig., cartonné.................................... 1 fr. 50

L'Arthritisme, ses principales manifestations et son traitement, par le Dr H. MAUBAN, ancien interne des hôpitaux de Paris, médecin consultant à Vichy. 1911, 1 vol. in-16 de 96 pages, cartonné.......................... 1 fr. 50

Trachéobronchoscopie et Œsophagoscopie, par le Dr GUISEZ, ancien interne des hôpitaux de Paris, chef des travaux d'oto-rhino-laryngologie à la clinique chirurgicale de l'Hôtel-Dieu. 1905. 1 vol. in-16, 96 pages et 20 figures, cartonné................................... 1 fr. 50

C'est une méthode toute nouvelle qui fera bientôt partie de la pratique journalière du praticien. Il était donc nécessaire d'exposer sa technique et ses résultats. Nul n'était mieux désigné pour cela que le Dr Guisez.

La Démence précoce, par le Dr G. DENY, médecin de la Salpêtrière et P. ROY, interne des hôpitaux de Paris. 1 vol. in-16 de 96 pages, avec 11 photographies, cartonné. 1 fr. 50

MM. Deny et Roy croient que, malgré le polymorphisme de ses symptômes, la démence précoce constitue une affection autonome, à évolution spéciale, qui doit être détachée du bloc des psychoses de *dégénérescence*.

Les Folies intermittentes. La Folie maniaque dépressive, par le Dr G. DENY, et P. CAMUS, interne des hôpitaux de Paris. 1907. 1 vol. in-16, 96 pages, avec fig., cartonné.................................... 1 fr. 50

Le Radium, son emploi dans le traitement du Cancer, des Angiomes, Chéloïdes, tuberculoses locales et d'autres affections, par les Drs L. WICKHAM et P. DEGRAIS. 1913, 1 vol. in-16 de 96 p., avec 53 fig., cart. . . . . .   1 fr. 50

L'Ionothérapie électrique, par Louis DELHERM, ancien interne des hôpitaux de Paris, et A. LAQUERRIÈRE, lauréat de l'Académie de médecine. 1908. 1 vol. in-16 de 96 pages, avec 11 figures, cartonné. . . . .   1 fr. 50

Les Rayons de Röntgen et le Diagnostic de la Tuberculose, par le Dr A. BÉCLÈRE, médecin de l'hôpital Saint-Antoine. 1899. 1 vol. in-16, 96 pages et 9 figures, cartonné. . . . .   1 fr. 50

Les Rayons de Röntgen et le Diagnostic des affections thoraciques non tuberculeuses, par A. BÉCLÈRE, médecin de l'hôpital Saint-Antoine. 1901. 1 vol. in-16, 96 pages, 10 figures, cartonné. . . . .   1 fr. 50

Les Rayons de Röntgen et le Diagnostic des maladies internes, par le Dr A. BÉCLÈRE, médecin de l'hôpital Saint-Antoine. 1904. 1 vol. in-16, 96 pages, et figures, cartonné. . . . .   1 fr. 50

« L'emploi des rayons de Röntgen, qui rendait au chirurgien de si grands services, est devenu tout aussi précieux pour le médecin. »

L'emploi médical des rayons de Röntgen comme instrument de diagnostic s'applique soit au squelette et aux autres éléments de l'appareil locomoteur, soit aux organes splanchniques.

Aux diverses cavités splanchniques, aux cavités cranienne, rachidienne, thoracique et abdominale, correspondent autant de divisions d'une importance très inégale et qui ne relèvent pas de la même technique.

La Fulguration, son rôle et ses effets en thérapeutique, par le Dr ZIMMERN, professeur agrégé à la Faculté de médecine de Paris. 1909, 1 vol. in-16, 96 pages avec 6 figures, cartonné. . . . .   1 fr. 50

Ce qu'est la fulguration, comment elle se pratique, ce qu'on peut en attendre, son rôle et ses effets, dans le traitement des cancers et des plaies atônes, voilà ce que l'on trouvera clairement exposé dans cette nouvelle actualité.

Les Courants de haute fréquence et la D'Arsonvalisation, par le Dr ZIMMERN, professeur agrégé à la Faculté de médecine de Paris et TURCHINI. 1910. 1 vol. in-16 de 96 pages avec 22 figures, cartonné.   1 fr. 50

Un grand nombre d'applications ont reçu la consécration du temps : c'est ainsi que la haute fréquence figure en bonne place dans l'arsenal du dermatologue et que les traités de chirurgie reconnaissent son efficacité dans le traitement de la fissure anale, etc. Mais si la valeur thérapeutique des courants de haute fréquence en application locale n'est pas contestée, il n'en est pas de même des applications générales, et en particulier de l'application par auto-conduction, à laquelle se rapporte plus spécialement le néologisme *D'Arsonvalisation.*

Les Rayons N et les Rayons N', par le Dr BOR-DIER, professeur agrégé à la Faculté de médecine de Lyon. 1905. 1 vol. in-16 de 95 pages et 16 figures, cart...   1 fr. 50

Les découvertes de MM. Blondiot et Charpentier passionnent les esprits ; or, jusqu'à présent, ce n'est que dans les journaux ou dans des articles peu détaillés qu'ont dû puiser ceux qu'intéresse cette question.

M. Bordier a rassemblé dans cette *Actualité médicale* tout ce qui a été publié sur les rayons N ; il l'a ordonné avec la clarté, la précision et la compétence dont il a déjà fait preuve dans ses autres publications.

Traitement chirurgical des Néphrites médicales, par le Dr A. POUSSON, professeur agrégé à la Faculté de médecine de Bordeaux. 1904. 1 vol. in-16 de 96 pages, cartonné..........................   1 fr. 50

Le traitement chirurgical des néphrites médicales a tout d'abord provoqué la méfiance des médecins ; cependant les résultats obtenus dans les néphrites infectieuses aiguës et dans les néphrites chroniques ont fini par forcer leur attention ; cette question a suscité dans ces derniers temps des expériences fort intéressantes et soulevé des discussions de la part des cliniciens les plus compétents.

Radiothérapie et Photothérapie, par le Dr L. RÉGNIER, chef du Laboratoire d'électrothérapie de l'hôpital de La Charité. 1902. 1 vol. in-16 de 96 pages et fig., cartonné................................   1 fr. 50

La Mécanothérapie, *Application du mouvement à la Cure des maladies*, par le Dr L.-RÉGNIER. 1901. 1 vol. in-16, de 92 pages avec figures, cartonné........   1 fr. 50

Le Rein mobile, par le Dr F. LEGUEU, professeur agrégé à la Faculté de médecine de Paris. 1 vol. in-16 de 96 pages avec figures, cartonné.......................   1 fr. 50

Le Dr Legueu passe en revue les sujets suivants : Le rein mobile et les éléments de fixation du rein. Les lésions. Les causes. Clinique. Diagnostic. Complications : appendicite, hématurie, néoplasme, tuberculose, hydronéphrose, etc.

Le traitement du rein mobile forme la partie principale du volume.

Les Auto-Intoxications de la Grossesse,

par le Dr Bouffe de Saint-Blaise, accoucheur des hôpitaux de Paris. 1899. 1 vol. in-16, 96 pages, cartonné.... 1 fr. 50

M. Bouffe de Saint-Blaise s'inspirant des idées de son maître, M. Pinard, pense que, pendant la grossesse, la femme doit avoir à lutter d'une façon particulière, l'équilibre de ses fonctions pouvant se rompre plus aisément. Il attribue à une intoxication spéciale à la grossesse certains troubles, de même que les accès éclamptiques.

Les Médications nouvelles en Obstétrique,

par le Dr G. Keim, ancien interne des hôpitaux de Paris. 1908. 1 vol. in-18 de 84 pages, cart..................... 1 fr. 50

Sucre en obstétrique; opothérapie placentaire; opothérapie de la phlegmatia alba dolens, sérum leucocygène; déchloruration dans la phlegmatia, collargol; eau oxygénée, anesthésie rachidienne, etc.

Liqueur de Labarraque, iode en applications locales, pansement glacé dans les infections mammaires.

Cancer et Tuberculose, par le Dr H. Claude, médecin des hôpitaux. 1900. 1 vol. in-16, 96 pages et figures, cartonné.. 1 fr. 50

Syphilis et Cancer, par le Dr René Horand. 1908. 1 vol. in-16, 96 pages et 10 fig., cart............. 1 fr. 50

Les Albuminuries curables, par le Dr Teissier, professeur à la Faculté de Lyon, corresp. de l'Académie de médecine. 1905. 1 vol. in-16, 96 p., cart.......... 1 fr. 50

A quoi peut-on reconnaître la curabilité d'une albuminurie? Dans quelles conditions cette curabilité peut-elle s'obtenir et dans quelles limites est-on en droit de l'espérer? Telles sont les questions que M. Teissier résout. Il passe en revue les albuminuries fonctionnelles ou organiques, sans lésion déterminée du rein, puis les albuminuries rénales.

Les Régénérations d'organes, par le Dr P. Carnot, docteur ès sciences, agrégé à la Faculté de médecine de Paris. 1899. 1 vol. in-16, 96 pages, 14 fig., cart.... 1 fr. 50

Après avoir distingué la *régénération physiologique* de la *régénération accidentelle* ou *traumatique* et de la *régénération pathologique*, l'auteur expose le *mécanisme de la régénération* et le *processus de régénération* des tissus. L'auteur a toujours en vue les applications thérapeutiques.

L'Obésité et son traitement, par le Dr P. Le Noir, médecin de l'hôpital Saint-Antoine. 1907. 1 vol. in-16 de 96 pages, cartonné................................. 1 fr. 50

Voici un aperçu des matières contenues dans ce petit volume :
Symptômes et formes cliniques. — Étiologie. — Pathogénie. — Comment on devient obèse. — Traitement. — Régime alimentaire. — Régimes réduisant les aliments. — Régimes réduisant les boissons. — Cures de terrain et exercices. — Traitement médicamenteux. — Purgatifs. — Alcalins. — Cure thermale. — Médication iodée et thyroïdienne.

L'Artériosclérose et son traitement, par

A. GOUGET, professeur agrégé à la Faculté de médecine de Paris, médecin des hôpitaux, 2ᵉ *édition*, 1912. 1 vol. in-16 de 96 pages, avec figures, cartonné.............. **1 fr. 50**

Les Traitements du Goître exophtalmique,

par les Dʳˢ SAINTON, ancien chef de clinique de la Faculté de médecine de Paris et DELHERM. Préface de M. le professeur GILBERT BALLET. 1908. 1 vol. in-16, 96 pages, cartonné **1 fr. 50**

Les Dʳˢ SAINTON et DELHERM passent en revue tous les traitements tant médicaux que physiothérapiques ou chirurgicaux actuellement mis en œuvre pour le goître exophtalmique. Ils critiquent la valeur de chacun et exposent leurs indications et contre-indications.

Le Cloisonnement vésical et la division des urines.

Applications au diagnostic des lésions rénales, par le Dʳ CATHELIN, chef de clinique à la Faculté de médecine de Paris. 1903. 1 vol. in-16 de 96 p., avec 23 fig., cart. **1 fr. 50**

Moustiques et Fièvre jaune, par A. CHANTEMESSE,

professeur d'hygiène à la Faculté de médecine de Paris, et F. BOREL, directeur de la 2ᵉ Circonscription sanitaire maritime. 1906. 1 vol. in-16 de 96 pages, avec fig., cart.. **1 fr. 50**

La fièvre jaune provient de la piqûre du *Stegomya fasciata* : elle ne peut s'étendre que là où il existe et trouve des conditions favorables à son développement. A l'aide de ces données très simples, les auteurs ont indiqué les mesures prophylactiques à prendre pour se préserver de toute contagion.

Mouches et Choléra, par CHANTEMESSE, professeur à

la Faculté de médecine de Paris, inspecteur général des services sanitaires, et BOREL, directeur de la 2ᵉ Circonscription sanitaire maritime. 1906. 1 vol. in-16 de 96 pages, avec carte et graphique, cartonné.................. **1 fr. 50**

Le choléra est en Europe. Il est donc tout d'actualité d'indiquer comment se fait la marche de l'épidémie et quelles sont les mesures prophylactiques qui peuvent permettre de se préserver de la contagion.

Les Enfants retardataires (*arrêts de la croissance

et troubles du développement), par le Dʳ E. APERT, médecin des hôpitaux de Paris. 1902. 1 vol. in-16 de 96 pages, avec figures, cartonné.......................... **1 fr. 50**

Le Dʳ APERT passe en revue les différents types nosologiques qui peuvent résulter des arrêts de développement ; il montre l'utilité de l'étude anthropométrique et radiographique de ces sujets au point de vue du pronostic ; enfin, il donne la conclusion pratique et fournit au médecin les éléments d'une thérapeutique rationnelle.

Les Médications reconstituantes. La Médication phosphorée (Glycérophosphates, Lécithines, Nucléines), par Henri LABBÉ, chef de laboratoire à la Faculté de médecine de Paris. 1904. 1 vol. in-16 de 96 p., cart. **1 fr. 50**

L'exposé des applications thérapeutiques des substances phosphorées est aussi complet que l'a permis l'état actuel des connaissances. Un chapitre rappelle la posologie générale de toute la médication phosphorée. Le praticien et le pharmacien y trouveront d'utiles renseignements, leur permettant de reconnaître la falsification ou la fraude, si fréquentes dans la préparation de ces composés.

L'Acétonurie, sa valeur sémiologique, son traitement, par le Dr H. MAUBAN. 1912, 1 vol. in-16 de 96 pages, cartonné.................................... **1 fr. 50**

La Diathèse urique, par Henri LABBÉ. 1908. 1 vol. in-16, 96 pages, cart........................... **1 fr. 50**

La Médication surrénale, par les Drs R. OPPENHEIM et M. LŒPER, agrégé à la Faculté de médecine de Paris. 1904. . 1 vol. in-16, 96 pages, cartonné................. **1 fr. 50**

Les Médications préventives ; Sérothérapie et Bactériothérapie, par le Dr NATTAN-LARRIER, chef de clinique à la Faculté de médecine de Paris, 1905. 1 vol. in-16, 96 pages, cartonné................. **1 fr. 50**

Les Opsonines et les traitements opsonisants, par le Dr René GAULTIER, chef de Clinique de la Faculté de médecine de Paris. 2e édition. 1913. 1 vol. in-16 de 80 pages, avec 9 fig. cart.................... **1 fr. 50**

Le Traitement de la Surdité, Prophylaxie et Hygiène, par le Dr CHAVANNE, médecin de la clinique oto-rhino-laryngologique de l'hôpital Saint-Joseph de Lyon. 1905. 1 vol. in-16 de 96 pages, cartonné.......... **1 fr. 50**

Il arrive bien souvent que l'on ne s'inquiète de la surdité qu'à un moment où elle est devenue incurable. Le nombre des sourds diminuerait si on soignait au début les affections dont l'évolution amène ou prépare la surdité Le Dr CHAVANNE fait un exposé très clair et très pratique où le médecin praticien trouvera des indications utiles qui lui permettront de rendre souvent service à ses malades.

Hygiène du Visage (cosmétique, esthétique et massage), par le Dr P. GASTOU, directeur du laboratoire central de l'hôpital Saint-Louis. 1910, 1 vol. in-16 de 70 pages avec 14 fig., cart.. 1 fr. 50

Montrer ce qu'il faut faire pour éviter les maladies du visage, conserver ce qui est, prévenir ce qui n'est pas, cacher ce qui est défectueux ou donner ce qui manque : c'est-à-dire l'hygiène préventive, les soins de la toilette, la question des cosmétiques et de la coquetterie, font l'objet de ce volume.

Le Tétanos, par les Drs J. COURMONT et M. DOYON, professeur et professeur agrégé à la Faculté de médecine de Lyon. 1899. 1 vol. in-16, 96 pages, avec figures, cart. 1 fr. 50

Les auteurs étudient le *poison tétanique*, le *tétanos expérimental par injection de toxine tétanique*, le *mode d'action de la toxine*, la *localisation des effets de la toxine*, les *lésions nerveuses chez les tétaniques*.
Un chapitre est consacré au diagnostic et au pronostic, et l'ouvrage se termine par le traitement au sérum antitétanique.

Le Rhumatisme articulaire aigu *en bactériologie*, par les Drs H. TRIBOULET, médecin des hôpitaux de Paris, et A. COYON, ancien interne des hôpitaux. 1900. 1 vol. in-16, 96 pages, avec figures, cartonné............ 1 fr. 50

L'infection secondaire est vraisemblablement la seule raison d'être des différences cliniques qui s'observent dans l'évolution des polyarthrites fébriles aiguës, à début souvent identique. Cette infection, la bactériologie la révèle par la présence de germes variés : bacille d'Achalme, diplococcus et quelquefois staphylocoques qui font les complications viscérales. Les auteurs attirent l'attention sur un diplococcus, hôte du tractus gastro-intestinal, qui peut passer dans le sang et donner lieu à des phénomènes de septicémie, parmi lesquels l'endocardite dite rhumatismale.

Le Pneumocoque, par LIPPMANN, interne des hôpitaux de Paris. Introduction par le Dr DUFLOCQ, médecin des hôpitaux de Paris. 1900. 1 vol. in-16, 96 p. et fig., cart. 1 fr. 50

Tuberculinothérapie et Sérothérapie antituberculeuse, par le Dr SÉZARY, chef de clinique adjoint de la Faculté de médecine de Paris, médecin du dispensaire antituberculeux de l'hôpital Laennec. 1912, 1 vol. in-16 de 96 pages, cartonné.................... 1 fr. 50

Les Oxydations de l'Organisme (oxydases), par E. ENRIQUEZ et J.-A. SICARD, médecins des hôpitaux de Paris. 1902. 1 vol. in-16, 96 pages, cartonné....... 1 fr. 50

Les États neurasthéniques, *diagnostic, traitement*, par le Dr André RICHE, médecin adjoint de l'hospice de Bicêtre. 1908. 1 vol. in-16, 96 p., cart........... **1 fr. 50**

Le volume de M. ANDRÉ RICHE, « Les États neurasthéniques », est une mise au point très intéressante et très soignée de cette question toute d'actualité : *la Neurasthénie* ; « de cette nouvelle venue dont le nom de plus en plus compréhensif sert trop souvent à masquer des erreurs de diagnostic. La neurasthénie n'est pas une maladie, une entité morbide, c'est un état ou plutôt une réunion d'états qu'il faut savoir différencier. »

Élève de Gilles de la Tourette, ANDRÉ RICHE a fait œuvre originale, tout en profitant des idées chères à son maître.

Le traitement y tient une place importante ; tous les procédés modernes sont passés en revue.

Les Myélites syphilitiques, *formes cliniques et traitement*, par GILLES DE LA TOURETTE, agrégé à la Faculté de Paris. 1899. 1 vol. in-16, 92 pages, cartonné..... **1 fr. 50**

Le Traitement pratique de l'Epilepsie, par GILLES DE LA TOURETTE. 1901. 1 vol. in-16, 96 p., cart. **1 fr. 50**

Les Névralgies et leur traitement, par les Drs Fernand LÉVY et BAUDOUIN, anciens internes des hôpitaux. 1909, 1 vol. in-16 de 96 pages et figures, cartonné. **1 fr. 50**

Voici les divisions de cette intéressante actualité où l'on trouvera les nouveaux traitements des névralgies faciales par les injections d'alcool. *Traitement des névralgies en général.* — Thérapeutique étiologique et symptomatique (Révulsion. Massage. Électricité. Traitements chirurgicaux. Injections). — *Traitement des névralgies en particulier.* — Névralgie faciale. Névralgie sciatique. Névralgies du plexus cervical et du plexus brachial. Névralgies intercostales. Névralgies du plexus lombaire et du sympathique.

Les Thérapeutiques récentes dans les maladies nerveuses, par les Drs LANNOIS, professeur agrégé et POROT, chef de clinique à la Faculté de médecine de Lyon. 1907, 1 vol. in-16 de 96 pages, cartonné. **1 fr. 50**

Voici un aperçu des matières traitées :

I. Les thérapeutiques rachidiennes. Ponction lombaire évacuatrice. Injections sous-arachnoïdiennes. Injections épidurales.

II. La rééducation et le traitement des tics.

III. Les injections mercurielles dans la syphilis nerveuse.

IV. Le traitement arsenical de la chorée.

V. Les injections gazeuses dans les névralgies et les névrites.

VI. Thérapeutiques chirurgicales récentes.

La Syphilis de la moelle, par A. GILBERT, professeur à la Faculté de médecine de Paris, membre de l'Académie de médecine et G. LION, médecin de l'hôpital de la Pitié. 1908. 1 vol. in-16, 96 pages, cartonné................. **1 fr. 50**

ENVOI FRANCO CONTRE UN MANDAT SUR LA POSTE

Le Rachitisme et sa pathogénie, par le professeur A.-B. MARFAN, médecin de l'hôpital des Enfants-Malades. 1911, 1 vol. in-16 de 93 pages. Cartonné. 1 fr. 50

Le rachitisme est une affection de l'enfance caractérisée par du gonflement, des déformations et du ramollissement des os.

Ce travail très original du savant médecin de l'hôpital des Enfants-Malades, en sus de son utilité immédiate pour la pratique médicale, sera très certainement l'origine de nouvelles investigations et marquera une étape nouvelle dans la médecine infantile.

Le Rhume des Foins, par le Dr GAREL, médecin des hôpitaux de Lyon. 1899. 1 vol. in-16, 96 pages, cart. 1 fr. 50

L'Odorat et ses Troubles, par le Dr COLLET, professeur agrégé à la Faculté de Lyon, médecin des hôpitaux. 1904. 1 vol. in-16 de 96 pages et fig., cart........ 1 fr. 50

L'odorat et les odeurs n'intéressaient que quelques naturalistes ou quelques médecins chercheurs : il n'en est plus de même aujourd'hui.

L'étude des organes des sens est toujours pleine d'attraits, à cause de la multiplicité des points de vue qu'elle découvre : le physiologiste, le psychologue, le neurologiste, le pathologiste, l'aliéniste y trouvent des problèmes. L'olfaction ne fait pas exception à cette règle.

Voici les principaux chapitres :

L'appareil nerveux de l'olfaction. — Les odeurs. — L'olfaction normale. — Mesure de l'odorat. — L'anosmie en général. — Classification des anosmies. — Hyperosmie et Parosmie. — Névrose de l'odorat. — Traitement.

Thérapeutique oculaire, *nouvelles médications, opérations nouvelles*, par le Dr F. TERRIEN, ophtalmologiste des hôpitaux de Paris. 1899. 1 vol. in-16, 96 pages et 12 figures, cart.. 1 fr. 50

Parmi les médications nouvelles, l'auteur étudie les collyres huileux, les injections d'huile biiodurée dans la syphilis oculaire, le protargol, le bleu de méthylène, l'ichtyol et le traitement des blépharites sèches.

Les opérations nouvelles dont il donne le manuel opératoire, les indications et les résultats sont nombreuses :

Extraction des corps étrangers intra-oculaires. — Ablation de la glande lacrymale dans le larmoiement chronique. — Glaucome chronique simple. — Extraction totale de la cataracte secondaire. — Traitement de la myopie par l'extraction du cristallin transparent. — Manuel opératoire du strabisme. — Nouvelle opération du ptosis. — Opérations conservatrices.

La Fatigue oculaire et le Surmenage visuel, par le Dr Louis DOR, chef de laboratoire à la Faculté de médecine de Lyon. 1900. 1 vol. in-16, 94 pages, cartonné. 1 fr. 50

LIBRAIRIE J.-B. BAILLIÈRE ET FILS

La Goutte et son traitement, par le Dr APERT,

médecin des hôpitaux de Paris. 1902. 1 vol. in-16 de 96 pages,
cartonné .... **1 fr. 50**

Voici un aperçu des matières traitées :

I. L'accès de goutte. — II. Le tempérament goutteux. Symptômes de
prédisposition goutteuse chez l'enfant. Croissance et puberté chez les
prédisposés. — III. Évolution de la goutte. Variété des attaques. Goutte
monoarticulaire. Goutte polyarticulaire. Succession des attaques. Goutte
chronique. — IV. Goutte abarticulaire. Goutte nerveuse. Goutte musculaire. Goutte viscérale. — V. Étiologie. Goutte saturnine. — VI. Traitement hygiénique. Régime. Exercices. — VII. Traitement hydrominéral. — VIII. Traitement prophylactique. — IX. Traitement de l'accès
de goutte. — X. Traitement de la goutte chronique invétérée.

Le Diabète et son traitement, par le Dr R. LÉ-

PINE, professeur de clinique à la Faculté de Lyon, correspondant de l'Institut. 3e *édition*, 1912. 1 vol. in-16,
92 pages, cartonné .... **1 fr. 50**

Les Complications du Diabète et leur

traitement, par le Dr LÉPINE. 1906. 1 vol. in-16, 96 p.,
cartonné .... **1 fr. 50**

M. LÉPINE vient de résumer toutes les recherches nouvelles sur la
pathogénie et surtout le traitement du diabète. L'auteur donne les résultats de sa pratique personnelle et de sa longue expérience.

Diagnostic des Maladies de la Moelle (siège

des lésions), par le Dr GRASSET, professeur de clinique à
l'Université de Montpellier, associé national de l'Académie de
médecine, lauréat de l'Institut. 3e *édition*, 1908. 1 vol. in-16,
96 pages et figures, cartonné .... **1 fr. 50**

Étant donné un malade chez lequel on a reconnu une maladie de la
moelle, comment peut-on cliniquement déterminer le siège précis de
l'altération médullaire? Quel est le système ou quels sont les systèmes
de la moelle qui sont exclusivement ou principalement atteints? A quelle
hauteur de l'axe spinal siège la lésion? Voilà les questions qu'étudie
M. GRASSET.

Diagnostic des Maladies de l'Encéphale,

par le Dr GRASSET, professeur de clinique médicale à l'Université de Montpellier. 2e *édition*, 1908. 1 vol. in-16 de 96 pages,
avec 6 figures, cartonné .... **1 fr. 50**

Pour l'encéphale, comme pour la moelle, le professeur GRASSET étudie
successivement le syndrome des divers grands systèmes nerveux de
l'encéphale.

Il passe en revue le syndrome de l'appareil encéphalique sensitivo-
moteur avec le *diagnostic général de l'hémiplégie organique*, le syndrome
de l'appareil central de la vision ; le syndrome de l'appareil encéphalique de l'orientation et de l'équilibre, le syndrome de l'appareil nerveux du langage ; le syndrome de l'appareil encéphalique de la circula-
tion, des sécrétions et de la nutrition, de la digestion et de la respiration.

ENVOI FRANCO CONTRE UN MANDAT SUR LA POSTE